全球健康案例分析

主 编 梁晓晖 毛宗福
主 审 程 峰 任 苒

科学出版社
北京

内 容 简 介

随着科学技术的发展和全球经济一体化，健康问题跨越国界发展为一个跨学科、跨部门、兼具研究和实践的新兴学科。"实践性"是该学科的一个重要特征。本教材以增强读者对全球健康相关概念的理解和对全球健康问题的感性认知为目的，参考我国首套全球健康学专业教材之一《全球健康概论》的核心内容，通过对典型案例进行深入探讨，以开放和互动的教学方式来启迪学生思维、巩固相关教学内容，从而提高学生分析问题和解决问题的能力。

本教材适用于全球健康专业、预防医学本科专业的学生，亦可作为临床医学、卫生管理、国际关系和其他专业的学生了解全球健康的辅助教材。此外，还可用作从事卫生外交以及卫生外事工作人员的参考用书。

图书在版编目（CIP）数据

全球健康案例分析 /梁晓晖，毛宗福主编. —北京：科学出版社，2019.7
ISBN 978-7-03-059784-7

Ⅰ. ①全… Ⅱ. ①梁… ②毛… Ⅲ. ①健康–卫生管理–案例–世界 Ⅳ. ①R19

中国版本图书馆 CIP 数据核字（2018）第 270345 号

责任编辑：赵炜炜 胡治国 ／ 责任校对：郭瑞芝
责任印制：徐晓晨 ／ 封面设计：陈 敬

科 学 出 版 社 出版
北京东黄城根北街 16 号
邮政编码：100717
http://www.sciencep.com

北京捷迅佳彩印刷有限公司 印刷
科学出版社发行 各地新华书店经销

*

2019 年 7 月第 一 版　开本：787×1092　1/16
2020 年 1 月第二次印刷　印张：14 3/4
字数：430 000

定价：128.00 元

（如有印装质量问题，我社负责调换）

《全球健康案例分析》编写人员

主　　　编	梁晓晖　毛宗福	
主　　　审	程　峰　任　苒	
副　主　编	何启强　梁小尹	
编　　　委	（以姓氏笔画为序）	

毛宗福（武汉大学健康学院/武汉大学全球健康研究中心）
任　苒（大连医科大学全球健康研究中心）
孙　强（山东大学医药卫生管理学院）
苏小游（中国医学科学院/北京协和医学院公共卫生学院）
何启强（武汉大学健康学院）
张彦平（中国疾病预防控制中心）
陈国勋（美国田纳西州立大学）
周晓农（中国疾病预防控制中心寄生虫病预防控制所）
郑　英（中国医学科学院卫生政策与管理研究中心）
官亚宜（中国疾病预防控制中心寄生虫病预防控制所）
梁小尹（中南大学法学院）
梁晓晖（武汉大学健康学院/武汉大学全球健康研究中心）
程　峰（清华大学公共健康研究中心）
傅佩佩（山东大学医药卫生管理学院）

秘　　　书　　他福慧（武汉大学健康学院/全球健康研究中心）
其他参编人员（中文姓氏以姓氏笔画为序；英文姓氏以首字母排序）

丁　玮	马　琳	马春雪	王云屏	王亚丽	王伊凡
戈三玉	巴　璐	邓海骏	石力文	龙　倩	叶　清
田秋诗	田懋一	他福慧	冯　理	冯子健	宁　岩
戎　彧	朱立国	伍卫平	任晓萌	刘远立	刘明威
刘瑜琳	关　佳	许　静	孙维帅	李石柱	李佳迅
李　波	李　艳	李　超	李　锐	杨子嘉	余宏杰
汪　瑶	张少森	张利佳	张利娟	陆　姗	陈　晨
金　楠	周水森	周智利	周　蕾	胡诗琪	
哈拿提·海拉提	顾思琪	钱颖骏	高摘星	陶炫辰	
黄文婷	阎丽静	梁亚平	程梦娜		

Adebisi Yusuff Adebayo　Aniekan Ekpenyong　Anna Zhu
Blaise Ntacyabukura　Chang Liu　Don Eliseo Lucero-Prisno Ⅲ
Elina Hemminki　Johanne Sundby　Leonardo Chavane
Muhammad Ali　Saara Parkkali　Shuai Shao　Tavares Madede
William A. Haseltine　Xu Lin　Zeyu Zhao

序

随着"推动构建人类命运共同体"被写入中华人民共和国宪法,"一带一路"暨"健康丝绸之路"建设倡议越来越被国际社会认同,我国亟待培养一批全球健康专业人才,有效参与全球健康治理,提升人类健康福祉。事实上,一批有识之士早已意识到人类健康与公共卫生安全问题已经超越单纯医学范畴,跨越了国家民族边界,任何国家民族无法独善其身。北京大学、复旦大学和武汉大学等率先建立了全球健康相关机构,探索全球健康专业人才培养的路径。2015 年,在武汉大学悉心组织下,全国首套全球健康专业规划教材顺利出版,极大地推动了我国全球健康相关专业人才培养与培训工作的发展。

全球健康是致力于改善全人类的健康水平,实现全球人人公平享有健康的一个跨学科、兼具研究和实践的新兴领域。其关注的是具有全球意义的健康问题及其治理,需要超越国界和政府,在国家、地区或全球层面动员并协调各方力量采取有效行动予以应对。其领域的特点是融合了以人群为基础的预防医学和以个体为对象的临床医学,运用卫生领域各学科以及卫生领域学科之外的政治、外交、社会、经济等多学科的研究方法与实践经验,倡导跨学科参与和合作。

跨学科"实践性"是该学科重要特征,武汉大学在教学实践中,深感"案例"内容对丰富理论教学、提高人才培养质量的重要性。为此,武汉大学全球健康研究中心的梁晓晖、毛宗福教授教学团队,根据《全球健康概论》的构架体系,组织国内外专家编写《全球健康案例分析》,主要作为全球健康学、预防医学专业相关课程配套辅助教材。书中案例涉及内容广泛,包括传染性疾病、慢性非传染性疾病、环境与控烟、卫生筹资与服务体系、科学技术与健康产品等内容;案例体例按照全球健康相关事件内容、性质、发生、影响、解决措施等编写,注重从多学科、跨部门视角进行剖析,不仅仅是"以案释义",更重要的是通过案例讨论,洞察全球健康理论与实践的机遇挑战、经验教训,启迪全球健康学习、研究与实践的思维能力,加深对全球健康学科基本概念的理解。

全球健康属于成长中的新兴学科,全球健康人才培养与对培养规律的认识尚处于起步阶段。因此,《全球健康案例分析》教材难免存在局限,但其作为现实需要的一种积极探索、作为我国学者编写的第一部全球健康领域案例教材,我乐见其成,愿意推荐给大家,并期待以后不断更新完善,丰富我国全球健康专业人才培养教材品种,提高教材编写质量。

2018 年 7 月 1 日于武汉

前　言

全球人口老龄化、极端气候变化、重大传染性疾病、慢性非传染性疾病等已经构成全球人类健康与发展的共同挑战。国际公共卫生问题越来越突出，为推进构建人类命运共同体，提升全人类健康福祉，亟需跨国界、跨领域、跨学科的全球行动，由此催生了全球健康学科的诞生与发展，并亟待培养大批全球健康专业人才。2015年，经武汉大学全球健康中心倡导，我国首套全球健康专业规划教材顺利出版。为了配合该套教材教学、加强案例讨论，根据《全球健康概论》构架体系，武汉大学全球健康研究中心再次组织国内外专家编写《全球健康案例分析》。

作为教学参考书籍，本教材旨在通过案例阐述全球健康学科的思维方法，增强读者对全球健康相关概念术语的理解；另外，通过系统分析典型全球健康相关事件的发生、原因、解决措施、经验教训及其影响，增强读者对全球健康问题的感性认知，激发学习热情并启发思维。本教材共八章，包括传染性疾病与全球健康、非传染性疾病与全球健康、突发公共卫生事件与全球健康、特殊人群与全球健康、药物安全与可及性、科学技术与健康大数据、健康因素干预与服务体系、全球健康合作与发展。本教材既可用作全球健康学、预防医学专业相关课程辅助教材，也可供卫生外交、国际卫生合作发展相关工作人员作为培训教材。

全体编委本着积极参与、严谨务实、甘于奉献、乐于分享的工作态度，使得本教材编写工作得以圆满完成，彼此建立了深厚友谊。任苒教授和程峰教授花费很多宝贵时间审阅了全部书稿，并提出许多建设性意见；陈国勋教授百忙之中协助审阅英文案例；特别是武汉大学常务副校长、全国高等学校全球健康学专业教材评审委员会主任委员冯友梅教授，一直关心全球健康专业教材建设并为本教材作序；科学出版社为本教材的编写出版做了大量细致的工作；国家疾病预防控制中心、武汉大学健康学院等单位给予了大力支持。在此，一并表示诚挚的感谢。由于我们理论水平和实践经验有限，书中难免存在疏漏之处，恳请同行专家学者、读者不吝赐教，惠予指正。

梁晓晖　毛宗福

2018年4月于珞珈山

目 录

第一章 传染性疾病与全球健康 1
    第一节 全球消灭的第一种传染病——天花 1
    第二节 泰国人类免疫缺陷病毒成功控制达标的经验与展望 4
    第三节 中国血吸虫病防治标准的实践经验与未来展望 9
    第四节 中国血吸虫病防治的历史经验与非洲地区展望 15
    第五节 中国消除淋巴丝虫病的策略与全球意义 19
    第六节 中国疟疾防治"1-3-7"策略实施与启示 21
    第七节 Neglected Tropical Diseases in Sub-Saharan Africa 23

第二章 非传染性疾病与全球健康 30
    第一节 世界卫生组织慢性非传染性疾病的防控策略及目标 30
    第二节 中、印农村资源匮乏地区心脑血管疾病防控的实践 33
    第三节 全球行动"一起来聊抑郁症" 39
    第四节 精神分裂症疾病经济负担的典型案例研究 45

第三章 突发公共卫生事件与全球健康 50
    第一节 寨卡病毒病的全球应对 50
    第二节 西非埃博拉病毒病疫情应对 56
    第三节 中东呼吸综合征的全球应对 62
    第四节 从尼泊尔地震看世界卫生组织的紧急救援机制 70
    第五节 从松花江水污染案例探析国际水资源治理机制 74

第四章 特殊人群与全球健康 80
    第一节 全球老龄化背景下荷兰"乐老模式"的启示 80
    第二节 增进全球妇女和儿童健康的策略与实践 85
    第三节 莫桑比克孕产妇保健的政策与实践 92
    第四节 "儿童伤害"——不容忽视的公共卫生问题 95
    第五节 中国改善贫困地区儿童营养的实践 98

第五章 药物安全与可及性 103
    第一节 全球疫苗免疫联盟与儿童免疫规划 103
    第二节 从印度仿制药反思药物可及性的知识产权障碍与对策 107
    第三节 反应停案例对国际药物监管政策的启示 115
    第四节 从"超级细菌"到抵御抗生素耐药性的全球行动 118
    第五节 健康教育促进儿童合理使用抗生素 124
    第六节 Antimicrobial Resistance in Africa 127

第六章 科学技术与健康大数据 132
    第一节 推广艾滋病自我检测的国际趋势和挑战 132

	第二节	全球抗疟中科学技术的应用及其挑战	137
	第三节	远程医疗在巴西儿童心脏病诊治中的应用及启示	142
	第四节	医疗大数据在日本的应用研究与实践	145
	第五节	从英国 Care. Data 始末看医疗大数据共享	150
	第六节	美国国际开发署抓住"数字机遇"促全球健康项目的发展	154

第七章 健康因素干预与服务体系 … 158

	第一节	马来西亚戒烟服务的成功经验	158
	第二节	儿童营养包的中国经验与反思	165
	第三节	The Story of Fortified Sugar to Combat Vitamin A Deficiency in Central America	169
	第四节	Singapore Healthcare System in Transition: Responding to an Ageing Population	176
	第五节	Agency for Integrated Care-Integrating Healthcare in Singapore	183

第八章 全球健康合作和发展 … 190

	第一节	从"中加西非心脏中心"探究援外医疗新模式	190
	第二节	江苏省援马耳他共和国与桑给巴尔医疗队的实践	193
	第三节	"一带一路"卫生合作典范——以中国-东盟公共卫生人才培养百人计划项目为例	198
	第四节	中国参与世界卫生组织全球健康治理的历史与展望	204
	第五节	从马达加斯加鼠疫防控看世界卫生组织的筹资途径	210
	第六节	从疫情防范创新联盟探讨全球健康中的公私合作模式	218
	第七节	非政府组织在全球治理中的作用——以绿色和平组织为例	220

主要参考文献 … 226

第一章 传染性疾病与全球健康

第一节 全球消灭的第一种传染病——天花

一、案例介绍

千百年来，天花（smallpox）对人类而言都是可怕的灾难。据记载，天花可追溯到古埃及时期，考古学家在古埃及法老的木乃伊的面部就发现有感染天花遗留的瘢痕。在公元前1000多年前，贸易商队把天花从古埃及传入印度。据《肘后备急方》中记载，天花在东汉建武年间传入中国，并逐渐在中国流行。6世纪，天花因中国与周边国家贸易增加而被传入日本。7世纪，随着阿拉伯殖民扩张，天花被传播到北非、西班牙和葡萄牙。11~12世纪，十字军把天花带入欧洲。15世纪，天花随西班牙殖民者进入美洲大陆。16世纪，欧洲殖民者和非洲奴隶贸易将天花输入加勒比地区和南美洲。17世纪，欧洲殖民者将天花输入北美洲。18世纪，英国的探索者将天花带到澳大利亚，此后，天花几乎在全球开始流行。

中国是国际上公认的最早发明人痘接种技术的国家。根据历史记载，人痘接种技术大概出现在唐朝时期，但是当时接种人痘有较大风险，死亡率极高。在1796年，一位英国医生爱德华·琴纳（Edward Jenner）研究发现接种牛痘能够有效预防天花，是因为人接种牛痘后，人体产生的抗体可以对牛痘病毒感染及与其密切相关的天花病毒感染起抵抗作用。天花疫苗是人类第一次获得的安全有效的疫苗，它开创了免疫预防的先河，同时也为消灭天花带来了希望。

1967年，世界卫生组织（World Health Organization，WHO）发起了全球性的消灭天花的运动。经过各国的努力和国际合作，1975年，在全球大部分国家和地区消灭了天花。1977年，全球被报道的最后一例天花病例发生在非洲的索马里。患者阿里·马奥·马阿林（Ali Maow Maalin），23岁，索马里马尔卡（Merca）港口一所医院里的厨师，是天花根除计划工作的疫苗接种者之一。1977年10月12日，Maalin曾和两名患有天花的儿童接触过，但接触时间不超过15min。9日后，他开始感觉不适。出疹后，他被诊断为水痘，但是Maalin意识到，他得的并不是水痘而是天花。一位医院的男护士报告Maalin得了天花，但Maalin没有进入医院，而是住在家里。为了防止天花传播，医院停止接诊，并且对院内每位职工进行牛痘疫苗接种和隔离观察。与此同时，对Maalin家附近的50户居民进行疫苗接种。后来疫苗接种又扩展到792户，2周内共有54 777人接种了牛痘疫苗。此后2年内再无天花病例的报告。Maalin成为全球最后一个天花患者。

1980年5月8日，世界卫生组织在肯尼亚首都内罗毕正式宣布：在全世界范围内已经消灭天花。目前，经世界卫生组织许可的保存天花病毒的实验室为美国疾病预防控制中心（亚特兰大）和俄罗斯新西伯利亚的国家病毒和生物技术研究中心，但其他国家和实验室是否销毁全部的天花病毒不得而知。天花是人类与疾病抗争的过程中，全球共同行动消灭的第1个传染性疾病，消灭天花是世界各国共同努力取得的伟大成果。

二、案例分析

（一）背景知识

天花是由天花病毒引起的一种烈性传染病，其传播途径主要是人与人之间经空气传播，也可以因直接接触而感染。天花的传染性强，死亡率在30%左右。天花病毒属于痘病毒科正痘病毒属，痘病毒科包括天花病毒、类天花病毒、猴痘病毒、牛痘病毒等。这些痘病毒科病毒在大小、形态、分子结构、抗原性、对外界抵抗力、免疫性等方面均十分相似，但它们的致病能力却不同，故可通过接种致病力较低的牛痘疫苗来获得抵抗天花的免疫力。天花病毒在宿主外生命力较强，可在干燥、低温环境下生存，在湿热环境下存活时间不长，在痂皮、衣物、尘土上可存活3～18个月。人是天花病毒唯一的宿主，不同年龄阶段感染天花的机会是均等的。

天花的临床表现主要是急起高热、全身脓疱疹、严重毒血症状，受感染后12～14日出现发热、头痛、晕厥、背部剧痛等症状，患病过程可能有腹痛、呕吐等伴随症状。2～3日后，体温逐渐下降，患者身上开始出现皮疹，皮疹出现顺序一般是先面颊部、手、前臂等部位，然后是躯干；皮疹类型包括斑疹、丘疹、疱疹、脓疱疹，脓疱疹结痂脱落后，皮肤上会留下凹凸不平的永久性瘢痕，也就是俗称的"麻子"，"天花"也因此得名。

在天花疫苗尚未出现前，人们对天花病毒完全没有免疫力。16～18世纪，在欧洲，每年大约有50万人死于天花，而亚洲每年因天花死亡的人数更多，约为80万人。据不完全统计，历史上先后有约5亿人因天花失去生命，因此天花是对人类危害最大的传染性疾病之一。

由于天花病毒只在人群之间传播，未发现动物宿主，且无隐性感染，因而没有临床患者，即可认为消灭天花。根据世界卫生组织规定，消灭天花的定义是指在全世界范围内消除由天花病毒引起的临床病例。在天花监察系统相对完善的国家，自报告的最后1例天花发病起，2年以上未再发现新的天花病例，就可以认为天花在该国已经消灭。

（二）干预措施

世界卫生组织消灭天花的主要干预措施是一旦发现天花病例或者可疑病例，立即做紧急疫情报告，并派专业人员到疫源地进行流行病学调查，尽快明确诊断，以缩小天花传播范围。选择接种过牛痘疫苗并且具有免疫力的医务人员对天花病例进行治疗和护理，对已经确诊的患者进行隔离和治疗。对患者接触过的物品和排泄物进行彻底的消毒。以天花患者为中心，搜寻全部接触者，对接触者进行预防性接种疫苗，并对这些接触者单独隔离观察两周时间。对于那些机体免疫力较低的儿童和年老者可同时肌内注射抗天花或抗牛痘球蛋白，以加强抵抗天花病毒的能力。在出现天花病例的地区，除了普遍接种疫苗外，还要对该地区的主要交通出入口实行交通卫生检疫，防止天花病毒沿交通路线向外传播。

（三）世界卫生组织根除天花的相关实践

世界卫生组织自创建之日起就把天花的控制列为重要议题，并成立以解决天花问题为目标的联合研究小组，此后，世界卫生组织大力支持开展与天花相关的研究项目，如不同菌株疫苗的效果研究，改进疫苗的生产、保存和接种方法等相关的研究。

1959年，世界卫生组织提出了全球根除天花的倡议。因受资金、专业人员和疫苗缺乏的影响，到1966年末天花仍然在全球31个国家和地区肆虐，特别在南美洲、非洲和亚洲的多个国家经常暴发流行。

1966年，第十九届世界卫生大会通过了在全球范围内加强根除天花规划的重大决议，大会报道通过的新战略由两个内容组成：其一是开展大规模天花疫苗接种，使接种人群达到人口数量的80%；其二是采取预防天花新举措，即监测和控制，要求所有医疗机构的根除天花行动小组每周报告天花病例，以便检查和控制疫情。

1967年1月，世界卫生组织开始实施加强根除天花的计划，向各国提供消灭天花的技术支持，消灭天花的计划在各个国家稳步推进。

天花在北美洲（1952年）和欧洲（1953年）被消灭。1971年南美洲的天花被根除，接下来，1975年，亚洲宣布消灭天花，最后是非洲。

1977年世界卫生组织加大搜索天花病例的力度，索马里南部海滨城市马尔卡的患者是最后一例自然天花患者。此后两年，世界卫生组织继续在世界范围内对天花病例进行搜寻，以确定自然发生的天花病例不再出现。

1980年5月，世界卫生组织宣布根除天花的全球目标已经实现。

在医学发达的今天，天花依然没有治愈的方法，但由于天花已被消灭，接种天花疫苗已无必要。1999年12月，世界卫生组织天花病毒咨询委员会得出的结论是，接种疫苗是预防和控制天花暴发的唯一公共卫生措施。但天花疫苗的储量是有限的，并且疫苗的效果及保存时间需要进一步验证才能决定是否需要生产更多的疫苗。

虽然天花再次发生流行的可能性比较小，但是为了应对那些无法预测的情况，也要有所准备。因为在人群中早已停止接种疫苗，所以大部分人群都是易感者。为了应对突发情况，世界卫生组织在荷兰国立公共卫生和环境保护研究所的世界卫生组织合作中心保存了58万份冰冻的天花疫苗，并定期检查其效力，同时保存接种疫苗所需的双叉针和牛痘病毒。

（四）成本与效益

天花是历史上人类第一次通过不懈努力彻底消灭的一种烈性传染病。据估计，在天花大流行时期，发展中国家每年都会因天花遭受10亿美元左右的经济损失。在1967～1980年，根除天花运动每年的花费约为2300万美元，总费用约达3亿美元，1/3来自国际援助，2/3由天花流行国家自己承担。全球根除天花后，世界卫生组织宣布在全球逐渐停止疫苗接种工作，每年能因此节省10多亿美元。消灭天花是全球在公共卫生干预方面取得的最好的成就之一。

（五）成功经验

曾为世界卫生组织总干事的哈夫丹·马勒（Halfdan Mahler）说过，"消灭天花是一个管理模式的胜利，而非医学的胜利"。在根除天花运动中，世界卫生组织要求所有成员要及时报告天花病例，积极参与根除天花运动并为此投入资金，适时调整根除天花的实施计划以适应当地情况，鼓励各国加大对天花病毒的研究。虽然后来根除天花计划取得了很大的成功，但计划在实施过程中也遇到了很多困难，包括资金和疫苗的短缺的问题，缺乏全民健康服务的问题，对在内战和饥荒中被感染的难民的控制和监测问题，传统的文化观念及因天气和地形造成的诸多问题，但这些困难最后都被克服了。

因地制宜的战略规划、强有力的研究工作、创新的卫生工作策略、对流行病学和传染病的控制与监测的重视是根除天花计划取得成功的关键要素。根除天花计划创新做法之一是使用了监控、搜寻病例和大范围接种疫苗联合的方法，这为通过疫苗控制其他可预防的疾病打下了重要基础。根除天花计划中的创新方法包括了监测和控制疫情的发生；把疫苗接种工作集中在新病例和密切接触者上，以阻止天花病毒的传播；使用天花识别卡并挨家对天花患者进行特别搜寻；把病例集中在家里、村庄或特别场所对其进行隔离；对密切接触者进行识别和监控等。事实证明，天花的疫情监控工作比想象中的更加有成效。接种牛痘疫苗后抵抗天花病毒的能力较强，有持久的免疫力，不需要重复接种，这为后来的常规免疫铺平了道路。在根除天花的运动中，社区的积极参与为以后社区疾病控制项目的开展奠定了良好的基础。

根除天花计划不仅本身取得了成功，它还激发了人们对消除其他应用疫苗可预防疾病的信心。目前，全球正在开展消灭脊髓灰质炎的行动，脊髓灰质炎有望成为第二个被人类消灭的传染病。从1974年开始实施的免疫扩大计划主要针对白喉、百日咳、破伤风、脊髓灰质炎、麻疹和结核6种传染病。许多国家将逐步把乙型肝炎和流感嗜血杆菌B等纳入国家免疫规划。

（六）问题与挑战

首先，天花根除后，有部分人担心埋在西伯利亚冻土中的天花患者尸体中的病毒会随着全球气候变暖而被释放到大气中，造成未经牛痘疫苗接种的人群患病，引起天花局部暴发，最终引起天花在世界发生大流行。还有一部分人担心在世界其他地方的实验室中也保留着天花病毒，而实验室事故很有可能将天花病毒释放出来导致天花暴发。在1999年，世界卫生组织专家委员会就是否应该销毁天花病毒展开讨论，但是基于上述风险，最终决定在美国和俄罗斯的两个实验室留下天花病毒以供研究使用。

其次，在世界范围内，1970年后出生的人群大部分对天花没有免疫力，也没有接种过天花疫苗，均是天花的易感人群，因为天花没有治愈的方法，一旦天花病毒被恐怖分子用来制备生物武器，后果将不堪设想，因此全球许多国家都对天花疫苗进行了储备。迄今为止，天花疫苗的研制已经进入第四代。

根除天花是全球公共卫生领域最成功的传染病防控案例，其他传染病防控的工作将继续从根除天花的经验中受益。

三、思 考 题

1. 天花为什么可以在全球被消灭？消灭天花最关键的原因是什么？
2. 根除天花计划中，除了科技创新，更离不开全球的通力合作和共同努力。世界卫生组织根除天花计划的干预措施有哪些？其对全球其他传染性疾病的控制有什么借鉴意义？
3. 讨论未来可能被根除的传染性疾病，如脊髓灰质炎、病毒性肝炎在全球根除行动计划中可能面临的困难或挑战。

（陆　姗　毛宗福　梁晓晖）

第二节　泰国人类免疫缺陷病毒成功控制达标的经验与展望

一、案例介绍

1985年，泰国确诊了第一例获得性免疫缺陷综合征（艾滋病）的患者。1988年，泰国报道了首例由患艾滋病母亲分娩的新生儿。20世纪90年代初期至中期，泰国经历了一场人类免疫缺陷病毒（human immunodeficiency virus，HIV）在母婴群体的流行，孕妇艾滋病患病率峰值达到 2.5%，突破当时亚洲最高纪录，HIV 垂直传播率更是一度高于 20%。

为了遏制艾滋病在泰国的传播，泰国多部门开展合作共同应对。早在 1989 年，泰国公共卫生部门就在全国范围内迅速建立起监测系统，对高风险人群进行每年两次的哨点监测。结合监测数据和 1988~1997 年的流行病学调查数据，学者建立起 HIV 垂直传播的流行病学模型。早期应对 HIV 垂直传播的主要措施包括公众健康信息推广运动、100%安全套计划、向患病母亲免费提供婴儿配方奶粉、红十字会的齐多夫定捐赠计划等。

1991~1999 年，泰国公共卫生部门开展了预防 HIV 垂直传播的区域试点项目，主要措施包括艾滋病咨询、为孕妇提供艾滋病筛查服务、抗病毒疗法预防 HIV 垂直传播及实施预防垂直传播监控系统等。试点项目成绩斐然，试点区域 HIV 垂直传播率下降 50%。2000 年，泰国公共卫生部发布第一个全国预防 HIV 垂直传播政策，并向所有公立医院发布指南，将预防 HIV 垂直传播工作纳入常规母婴健康服务。随着预防科学研究的发展，泰国预防 HIV 垂直传播政策也不断革新，各项预防措施逐步发展完善。

经过各方努力，2015 年，泰国的全国孕妇艾滋病感染率降至 0.6%，HIV 垂直传播率降至 1.9%。2016 年 6 月，泰国成功达到世界卫生组织（WHO）设立的目标，成为第一个成功消除 HIV 垂直传播的亚洲国家。

二、案例分析

（一）背景知识

1988~1997 年泰国的流行病学调查阐述了以垂直传播为主的艾滋病传染链。泰国红十字会和东西方研究中心合作建立了亚洲流行病学模型（图 1-1）来描述艾滋病流行的高危人群和传染模式，并量化分析影响艾滋病传播的主要因素。泰国从 1990 年启用该模型并沿用至今。

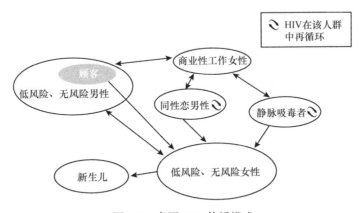

图 1-1　泰国 HIV 传播模式

在泰国，性传播是艾滋病传播的主要模式。泰国的传统文化允许男性与多位女性发生婚前性行为，或与商业性工作女性发生婚外性行为；同时，泰国文化反对女性的婚前、婚外性行为。泰国社会在性需求与满足上的性别差异促成了泰国庞大的性交易市场。泰国疾病预防控制中心 1990 年对性工作者的年度普查结果显示，全国 6160 个性交易场所有 86 494 位性工作者，而其他的调查估计此人群数有 500 000 人。此外非商业的婚外性行为在泰国传统中也很普遍，这都成为男性感染艾滋病的途径。泰国艾滋病大流行初期，男性安全套使用率低，20 世纪 90 年代初期调查显示，只有 30%的已婚男性报告长期使用安全套，这可能助长了艾滋病在低风险女性中迅速扩散。

由于泰国社会歧视和谴责患艾滋病的女性，患病女性会倾向于不公开自己的患病状态，这成为 HIV 垂直传播预防工作的严重阻碍。有定性研究表明：患病女性担心自己公开患病状态将会遭到谴责，可能的后果包括被认为滥交、被家人朋友冷漠对待、被雇主解雇和被社区排斥。因此，泰国很多患艾滋病的女性会选择不再回到检测出自己血清 HIV 阳性的医院，也不接受医务人员上门随访，她们一般不向自己的性伴侣、家人、朋友公布自己的血清检查结果，有些人甚至搬离了她们原来住的社区。在这种情况下，患病女性未采取任何预防、治疗措施，使垂直传播率大大上升，并成为艾滋病感染婴儿的主要途径。

（二）干预措施

1. 建立完善有效的监测系统 完善有效的监测系统是泰国成功消除 HIV 垂直传播的重要前提。监测系统为建立艾滋病流行病学模型提供数据和信息来源，一方面有助于泰国多部门联合外国多种非政府组织开展大量、目标一致的合作；另一方面，有助于定位艾滋病高危人群、高危行为和流行严重地域，有利于合理分配医疗资源。1989 年，泰国军方和公共卫生部流行病学部门启动针对高风险人群每年两次的哨点监测，其中包括在产前护理诊所对孕妇进行监测。最初只有 14 个府产前护理诊所提供孕妇的监测数据，到 1990 年，监测点覆盖了全国所有 76 个府与直辖市。

为了监督预防 HIV 垂直传播工作，泰国公共卫生部健康部门于 2000 年启动围生期 HIV 干预监测系统（perinatal HIV intervention monitoring system，PHIMS）。PHIMS 收集医院的月度报告，内容包括孕妇及其伴侣的 HIV 检查结果、预防垂直传播的抗病毒治疗覆盖情况，并整合为医院常规报告活动。至 2015 年，PHIMS 已覆盖泰国 92% 的公立医院，占所有医疗机构的 77%。

为了监测围生期 HIV 结果，泰国公共卫生部流行病学部门于 2001 年启动了围生期 HIV 结果监测系统（perinatal HIV outcome monitoring system，PHOMS）。最初，由 4 个府的 64 所公立医院提交数据，包括出生于患艾滋病母亲的新生儿数、HIV 感染婴儿数及母婴传染率。2004～2007 年，PHOMS 扩大覆盖到 14 个府的 191 所医疗机构。2008 年，国家艾滋病计划（national AIDS programme）取代了 PHOMS。该计划报告的 HIV-DNA-PCR 检查结果用于计算垂直传播率，更好地实现了监督全国艾滋病治疗和护理工作。

2. 促进 HIV 垂直传播的初级预防 为实现 HIV 垂直传播的初级预防，泰国启动了"100% 安全套计划"、HIV 性传播风险教育、孕妇及其配偶的 HIV 咨询和筛查等项目。这些措施能够打破 HIV 从患病性工作女性到男性顾客再到一般女性的传染链，有效预防 HIV 感染育龄妇女。

"100% 安全套计划"是由泰国府级政府负责的，通过当地公共卫生官员、性交易业主、当地警察、性工作者务实合作，督促性交易男性顾客 100% 使用安全套。一方面，泰国的性传染病诊所组成了一个广泛的监测网络，筛查性交易工作女性或男性顾客是否感染 HIV，为规范性交易使用安全套施压。一旦发现新发感染，感染病例将作为特定性交易场所违法的证据，业主将受到警告，并最终可能面临交易场所永久关闭的处罚。另一方面，公共卫生部门提供了大约 6000 万个免费安全套，鼓励安全性行为。为确保安全套质量，降低成本，公共卫生部门指导批发供应商在低湿度无光环境下合理储存。这些安全套通过性传染病诊所分发给性交易场所的工作者、男性顾客，也分发至工作场所、旅店，以及非政府组织（non-governmental organizations，

NGOS）。"100%安全套计划"使泰国性交易顾客的安全套使用率大大提高（由1989年的25%升至1993年的94%），此计划同时减少了泰国男性婚前、婚外性生活的发生率（由1989年的28%降至1993年的15%）和商业性交易率（由1990年的22%降至1993年的10%）。

自1990年起，公共卫生部门在学校开展HIV传播风险教育，传统的艾滋病教育内容也根据泰国对HIV传播风险的研究结果不断改变。例如，研究发现，在艾滋病流行初期，很多人误认为只有与特定的高危人群（静脉吸毒者、妓院里的性工作者）接触才有感染风险，而与一位外表干净整洁、在妓院外从业的性工作者接触感染风险低。因此教育内容做出调整，通过解释驱动HIV流行内在的社会、文化、经济力量的方式，使大众理解HIV传播的原因和危险因素。泰国儿科学会通过1995~2006年的试点项目，发展新的公众教育方法——同辈教育，目的在于提高公众对艾滋病、HIV个体社会影响、感染风险行为的认知。首先对招募的11~15岁学生进行为期2日的培训，内容包括教师主导和学生主导的课程与活动，培训结束后，再要求参与学生把所学知识传授给同龄人。同辈教育不仅改变学生的行为，更培养了学生的生活技能，通过同辈人的文化、压力和行为规范促进公众采取更安全的性行为方式。2009年一项针对泰国女性的调查结果显示，15~24岁女性中85.2%曾接受过有关性行为、计划生育、生殖道感染的正规教育。

泰国卫生系统自2010年开始向孕妇及其配偶提供咨询和自愿HIV筛查服务，旨在促进夫妻双方公开患病状况，预防水平传播和相互谴责。咨询服务强调保密，预防HIV水平传播，预防和解决社会心理问题。孕妇及其配偶可以选择自愿接受HIV筛查，筛查阳性者将立即接受$CD4^+$ T淋巴细胞跟踪检测及抗病毒药物治疗，根据风险程度不同，不同人群还要接受其他相关疾病的检查。2016年，泰国预防HIV垂直传播计划将配偶咨询和自愿HIV筛查纳入了产前护理综合服务包。因为泰国产前护理服务利用率很高（2009年为98.9%），所以夫妻咨询和自愿筛查覆盖范围广泛。HIV垂直传播一级预防的效果显著，成年女性HIV新发病例估算数据从1992年的34 710例降至2016年的2226例。

3. 利用抗逆转录病毒疗法预防HIV垂直传播 1994年，ACTG076临床试验报告了第一种有效降低HIV垂直传播率的抗逆转录病毒药物——齐多夫定（又名叠氮胸苷）。此后，为提出一套有效同时经济的抗逆转录病毒治疗方案用以预防HIV垂直传播，泰国展开了许多与抗逆转录病毒治疗相关的研究和实践探索。

根据ACTG076疗法，HIV感染孕妇需从妊娠14周开始服用齐多夫定直至分娩，并在围生期注射齐多夫定。新生儿应该服用齐多夫定6周，配合使用配方奶喂养。此疗法能降低约2/3的HIV垂直传播风险。但是，由于齐多夫定的成本高昂，此疗法难以在全国大范围内推广。为解决这一问题，1998年，泰国政府与世界卫生组织、美国疾病预防控制中心等机构合作在国内进行短期齐多夫定疗法试验与试点项目，结果证明短期疗法可以降低一半的HIV垂直传播率。接着，泰国将短期齐多夫定治疗纳入了常规的产前护理服务，此项政策使预防HIV垂直传播的预算经费翻了3倍，同时降低了生产齐多夫定仿制药的成本。

为进一步提高抗逆转录病毒治疗覆盖率，泰国颂莎瓦丽王妃于1996年向泰国红十字会捐赠了100万泰铢，成立预防HIV垂直传播基金，向患艾滋病的孕妇提供免费的齐多夫定治疗，预防垂直传播。公众都可以向该项基金捐赠，捐款可减免税费。泰国任何医院都可以向红十字会该项基金申请预防HIV垂直传播用药物，药物会通过快递送达，而受捐赠医院需要反馈报告HIV传染、药物治疗副作用等。同时，依据新的研究证据，泰国红十字会预防HIV垂直传播的治疗方案也在不断改进。例如，由于研究发现最初24周的产前药物治疗与8周疗程等效，红十字会缩短了药物治疗的标准时间;2000 年,单剂量的奈韦拉平加入齐多夫定的疗法;2004 年,红十字会又将预防 HIV 垂直传播药物疗法修改为妊娠 14 周开始使用 3 倍药物,包括齐多夫定、拉米夫定、以及奈韦拉平、依法韦仑、洛匹那韦或利托那韦中的一种。治疗方案还包括提供新生儿 6 周齐多夫定治疗,以及 12 个月的免费配方婴儿奶。1996~2015 年,泰国 94 所医院的 7786 位患者接受了颂莎瓦丽王妃预防 HIV 垂直传播基金资助。2004~2010 年,研究结果显示 1832 位参与红十字会 3 倍药物治疗的孕妇,垂直传播率仅为 1.1%。

2010 年,泰国公共卫生部门统一了 3 倍药物治疗标准,泰国政府开始向所有 HIV 感染孕妇提供免费的高效抗逆转录病毒治疗(世界卫生组织方案 B),包括妊娠期和产后。此项政策出台以后,医院患者对红十字会药物请求显著下降,于是,此项资金转而用于覆盖不能接受政府免费治疗的非法移民。2014 年,全国治疗标准升级为终身高效抗逆转录病毒治疗(世界卫生组织方案 B+)。2015 年年底的数据显示泰国全国 HIV 垂直传播率低于 1.90%,达到了世界卫生组织设立消除 HIV 垂直传播率的目标。

(三)挑战

在全国施行药物治疗世界卫生组织方案后,泰国的 HIV 垂直传播率没有像期望中降至 1% 以下。泰国 HIV 的预防要进一步降低垂直传播率,仍存在着诸多挑战。

第一,迟到或缺失的产前护理。2014 年,泰国 HIV 感染孕妇首次接受产前护理时的孕龄中值是 19 周,8%的感染孕妇没有接受产前护理。社会、政府应该采取措施,促进所有孕妇在妊娠更早期接受产前护理,这样有助于及早检测出 HIV 感染,保证产前用药有效降低病毒负荷。另外,在预产期前 2~4 周检测 HIV RNA 数量是较为理想的措施,此举可以筛查出病毒负荷未表现抑制的孕妇,为实施剖宫产或提高药物治疗强度提供依据。泰国正在试点一项强化药物治疗方案,目标人群是接受标准疗法小于 12 孕周或在 36 孕周病毒负荷高于 1000copies/ml 的 HIV 感染孕妇,以期通过增加雷特格韦用药来加速抑制孕妇产前病毒负荷。

第二,孕妇在 HIV 筛查之后的妊娠期或母乳喂养期间发生 HIV 血清转阳。2015 年,该发生率在婴儿 HIV 感染中大约占 10%。通过在妊娠晚期实施第二次 HIV 检查,鼓励性伴侣在产前护理诊所进行 HIV 检查等措施可以部分解决这一问题。尽管这些措施已经被推荐,但 2015 年仅有 42%的性伴侣在孕妇产前或产后进行了 HIV 检查。

第三,外国移民女性没有被全国预防 HIV 垂直传播政策所覆盖,她们难以获得免费的产前护理等服务。作为应对,注册外国移民可以通过社会保险计划获得健康保险,未注册的外国移民可以获得移民健康保险卡。为改善移民 HIV 垂直传播情况,还需要完善这些健康保险系统,鼓励外国移民的参与,保证这一群体及时获得 HIV 垂直传播预防服务。

三、思 考 题

1. 结合案例,请分析泰国政府在预防 HIV 垂直传播应对措施中有哪些关键环节?各环节工作的主要角色分别是什么?

2. 讨论泰国在预防 HIV 垂直传播应对的关键环节和主要承担者是否可移植到其他国家?若可行,其他国家该做哪些调整?

(刘明威　何启强)

第三节　中国血吸虫病防治标准的实践经验与未来展望

一、案例介绍

　　血吸虫病是危害人们身体健康、阻碍社会经济发展的重要传染病之一，流行于全球 78 个国家和地区，每年感染人数约为 2.4 亿。目前在全球仅有少数国家消除了血吸虫病，在全球范围内也没有形成一套完善的、可供借鉴的血吸虫病消除标准。中国的国家卫生标准是以保障各类人群健康为直接目的而正式批准颁布的标准，是针对与人的生存、生活、劳动和学习有关的各种自然和人为环境因素所做的一系列量值规定，并提供为保证实现这些规定所必需的技术行为规定。中国消除（消灭）血吸虫病标准的制订，是随着中国血吸虫病防治工作的实践进程及血吸虫病流行病学的发展而不断完善的，对血吸虫病防治标准的判定和防治工作起到了积极的推动作用。本案例通过梳理中国血吸虫病消除（消灭）标准的演变历程并总结该标准在血吸虫病防控工作中的作用，分析其可能的问题和挑战，期望为全球其他国家制订血吸虫病消除标准及科学评价防治进程提供参考。

二、案例分析

（一）背景知识

　　血吸虫病是流行于热带、亚热带及温带地区的一种人畜共患寄生虫病。感染人体的血吸虫主要有 6 种：日本血吸虫、曼氏血吸虫、埃及血吸虫、间插血吸虫、湄公血吸虫和马来血吸虫。不同种类的血吸虫其流行的国家不同，如日本血吸虫病主要流行于中国、菲律宾及印度尼西亚的局部地区；湄公血吸虫病流行于老挝和柬埔寨；马来血吸虫病则主要分布在马来西亚；曼氏血吸虫病、埃及血吸虫病、间插血吸虫病则广泛分布于非洲大陆及南美洲。据世界卫生组织数据显示，2010 年世界卫生组织非洲合作区域有 42 个血吸虫病流行国家，主要流行的是埃及血吸虫病和曼氏血吸虫病，其中有 40 个国家的 2.2 亿血吸虫患者需要接受治疗，占 2010 年世界卫生组织合作区域内需要接受治疗人数的 92.99%。特别在撒哈拉以南的非洲地区，每年约有 20 万人死于血吸虫病。

　　血吸虫生活史包括虫卵、毛蚴、胞蚴、尾蚴、童虫和成虫，中间宿主主要为淡水螺，居民或哺乳动物因接触含有血吸虫尾蚴的水体而感染血吸虫病。血吸虫的尾蚴、童虫、成虫和虫卵均可对宿主的健康造成损害。血吸虫病的主要症状由人体对虫卵的反应所致。肠道血吸虫病的临床症状主要是腹痛、腹泻、便血，肝脾肿大是晚期病例的最重要的体征。尿路血吸虫病的典型症状是血尿，肾脏受损是晚期病例的常见症状，膀胱和输尿管纤维化为最主要的病理改变，晚期还可能并发膀胱癌。尿路血吸虫病女性患者可能会并发生殖器损伤、阴道出血、性交疼痛和外阴结节等症状。慢性血吸虫病会影响患者的工作能力，会导致儿童贫血、发育迟缓、学习能力下降等，在某些情况下会导致死亡。血吸虫病给患者造成相当严重的疾病负担和健康影响。

（二）消除（消灭）标准制订

　　1. 国际血吸虫病消除标准制订现况　　早在 1990 年，世界卫生组织西太平洋区域办公室曾就血吸虫病消除提出了有关的参考标准，即连续 5 年内未发现新感染者，有一个健全的基层保健网。虽然这一标准没有明确指标要求，但有些国家或地区仍按照这一标准达到了消灭血吸虫病的目标。2012年世界卫生组织发布了《2012—2020血吸虫病防治规划》，规划提出消除血吸虫病的进程包括疾病控制、消除公共卫生问题、传播阻断和消除，其标准分别对应于中国现行的2006版标准中的疫情控制、传播控制、传播阻断和消灭阶段。但该行动计划中仅将居民感染率作为考核一个地区是否达到消除血吸虫病公共卫生问题或者消除血吸虫病的关键指标，并没有对中间宿主和保虫宿主提出标准。血吸虫病生活史及流行病学特征决定了血吸虫病防控工作的长期性、复杂性和艰巨性，因此该行动计划提出的关键指标很难科学评估各地的血吸虫病流行现况及防治进程。

2. 中国血吸虫病消除标准制订的意义及演变历程 中国仅流行日本血吸虫病，且中国血吸虫病的历史最早可追溯到西汉，20世纪70年代在长沙出土的西汉女尸和湖北江陵出土的西汉男尸体内均查到血吸虫虫卵，这证实早在西汉时期，血吸虫病就已经广泛流行。中华人民共和国成立前，血吸虫病在我国广为流行，严重危害广大劳动人民的身体健康。调查数据显示，中国南方12个省（自治区、直辖市、区）共有435个血吸虫病流行县（市、区），受威胁人口达1亿，全国累计感染者1160万人，病牛120万头，钉螺面积148亿平方米。1955年底，党中央发出要消灭血吸虫病的号召。1956年1月，中央政治局通过了《1956年到1967年全国农业发展纲要（草案）》，在纲要中把防治和基本消灭血吸虫病作为一项重要内容，标志着我国血吸虫病防治运动的开始。

就防治目标而言，中国血吸虫病的防治规划中，1956~1995年，防治目标分为基本消灭和消灭；1984年世界卫生组织提出疾病控制概念后，中国也将疾病控制引入防治目标和指标，并在1992年开始的世界银行贷款中国血吸虫病防治项目中将其作为考核指标之一。《全国预防控制血吸虫病中长期规划纲要（2004—2015年）》提出了全国于2008年、2015年分别达到疫情控制、传播控制的目标。2017年3月"十三五"全国血吸虫病防治规划又提出了全国90%的县达到传播阻断、75%的县消除血吸虫病的目标。《"健康中国2030"规划纲要》中进一步制订了2030年全国所有流行县消除血吸虫病的长远目标。至今中国曾提出的防治目标有疾病控制（morbidity control）、感染控制（infection control）、传播控制（transmission control）、传播阻断（transmission interruption）和消除（elimination）等。其中，疾病控制的主要目的是减少血吸虫病对人体的危害，使血吸虫病患者病情不再发展，减轻患者的疾病负担。感染控制即疫情控制，其主要目的是降低人群感染率，最大限度地使一个地区的发病人数减少和人群发病率降低（<5%）。传播控制相当于早期所称的基本消灭，其主要目的是控制血吸虫病在一个地区的流行，可持续将血吸虫病流行率控制在较低水平（<1%）。传播阻断相当于早期所称的消灭，其主要目的是消除当地的血吸虫病传染源（包括人、畜传染源），切断传播途径（包括虫卵和钉螺）。当一个地区在达到传播阻断标准后，即进入世界卫生组织提出的传播后阶段（post transmission）。本地区能持续保持5年以上无当地感染的患者和病畜，表明这一地区的血吸虫病防治成果巩固，可证实血吸虫病已被消除（局部消除）。全球各国对血吸虫病控制的目标与阶段的划分，均是依据各国血吸虫病的流行现况和防治的实践而完善和推进的。

在确定中国血吸虫病防治目标的同时，其考核标准也在不断完善，对当时中国血吸虫病防治工作起到了积极的推动作用。血吸虫病消灭（消除）标准先后修改制订了如下7个版本。

（1）1958年，中国颁布了第一个血吸虫病消除（消灭）标准，即《基本消灭血吸虫病和根除血吸虫病暂行标准》，就钉螺控制、粪便管理、人畜查治提出了要求，该暂行标准确定了基本消灭血吸虫病和根除血吸虫病的考核指标，受当时的历史条件和技术水平的局限，该标准行政要求强而指标欠缺科学性，但在当时起到了指导血吸虫病基层防治工作的作用。

（2）第二个标准《根除血吸虫病的标准》于1977年12月南方13省、自治区、直辖市血吸虫病防治工作会议上制订，该标准对上一个标准中的基本消灭标准进行了修改，修改后的标准主要缺点是"基本消灭"缺乏流行病学基础，以相对数指标来反映血吸虫病防治成就，忽视了各流行区传染源基数的差异和传播环节中各传播途径的动态变化。

（3）第三个标准《消灭血吸虫病试行标准》于1980年提出，该标准对消灭阶段中的钉螺指标提高了要求，要求连续3年查不到钉螺并且没有新感染病例。而湖沼和高原地区环境复杂，消灭钉螺困难，因此缺少可操作性。

（4）第四个标准《消灭血吸虫病标准》于1985年提出。鉴于高效、低毒的治疗药物吡喹酮的问世，因此该标准提高了对消灭传染源的要求，如对人畜感染率要求<2‰；鉴于灭螺工作在湖沼型和部分山丘型流行区遇到的困难，而相应放宽了对钉螺控制指标的要求，变更为要求1年以上查不到当地钉螺等。

（5）第五个标准《中国控制和消灭血吸虫病标准》（GB15976—1995）于1995年制订，该标准由国家技术督导局和卫生部联合颁布，是中国正式颁布的第一个血吸虫病防治的国家标准。这一国家标准较之前的标准有了质的飞跃。该标准以流行病学基本概念为基础，将原标准中基本消灭和消灭标准定义为传播控制标准和传播阻断标准，同时新增加了疫情控制标准，这不仅仅与当时中国血吸虫病的防治进程相适应，而且与国际上使用的防治标准的概念相接轨。该标准不仅包括了控制和消灭的技术指标，还规定了防治措施的导向。

（6）2006年，基于世界银行贷款项目结束后血吸虫病疫情回升、防治工作面临严峻考验，卫生部再次组织专家颁布了第六次国家标准修订版，即《血吸虫病控制和消灭标准》（GB15976—2006）。该标准调整了疫情控制阶段家畜感染率的指标，对急性血吸虫病发病情况这一敏感指标进行了量化，同时提高了在传播控制和传播阻断阶段对钉螺控制指标的要求。这一标准在新的以传染源控制为主的综合防治策略推动下，使血吸虫病流行区从疫情控制阶段迈向传播控制阶段。但随着血吸虫病防治工作的开展，由于缺乏必要的理论基础支撑、钉螺控制技术尚无重大突破，螺情控制指标的合理性和科学性的问题日益凸显。

（7）鉴于国家标准《血吸虫病控制和消灭标准》（GB15976—2006）中一些条款存在可操作性差和欠缺科学性等不足，受国家卫生和计划生育委员会卫生监督中心委托，中国疾病预防控制中心寄生虫病预防控制所承担了对国家标准GB15976—2006的修订工作。在对9省23个已达传播控制或传播阻断县开展疫情回顾性调查，分析不同地区在防控过程中的血吸虫病疫情变化规律及其影响因素，结合血吸虫病流行病学特征、钉螺繁殖规律实验室及现场试验、血吸虫病疫情指标体系调查等工作，对《血吸虫病控制和消灭标准》（GB15976—2006）进行了修订，新版标准《血吸虫病控制和消除》标准（GB15976—2015）于2015年6月颁布，于2016年1月正式实施（图1-2）。与国际标准GB15976-2006相比，新版标准重点对传播阻断和消除的指标进行了修订，将传播阻断阶段"连续2年查不到钉螺"修改为"连续5年查不到感染性钉螺"，在传播阻断阶段增加了"敏感有效的监测体系"，并将消除阶段独立列为1个阶段。

纵观中国血吸虫病消灭（消除）标准的演变历程，自1977年以来，大约每隔10年有一次修订（图1-3），每次修订均经过了现场调研、理论探索、专家讨论、标准制订与论证等过程，以确保标准制订中的各项指标能与当时的血吸虫病防治阶段相适应，并能进一步引领血吸虫病防治工作的进程，促进新策略和新技术的应用。

【消除】
达传阻后，连续5年无当地感染的患者、病畜和感染性钉螺

【传播阻断】
连续5年无当地感染的患者、病畜
连续5年以上无感染性钉螺
以县为单位，监测体系的建立

【传播控制】
居民、家畜感染率均<1%
无当地急感
连续2年以上无感染性钉螺

【疫情控制】
居民、家畜感染率均<5%
无急感暴发

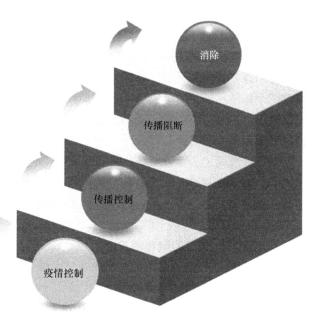

图1-2 《血吸虫病控制和消除》标准（GB15976—2015）各阶段关键指标

1958年	·提出了《基本消灭血吸虫病和根除血吸虫病暂行标准》 ·标准较粗，欠缺科学性
1977年	·仅对第一个标准中的基本消灭标准进行了修改 ·"基本消灭"缺乏流行病学基础，以相对指数反映血吸虫病防治成就
1980年	·提高了消灭阶段的要求，要求连续3年查不到钉螺和没有新感染病例；缺少可操作性
1985年	·人畜感染率要求<2‰，1年以上查不到当地钉螺 ·缺少对在短期内无法达到基本消灭、消灭两个阶段的考核评价
1995年	·以流行病学基本概念为基础，将血吸虫病的防治目标划分为疾病控制、传播控制、传播阻断
2006年	·放宽了疫情控制标准中家畜血吸虫感染率的指标，并对急性血吸虫病指标进行了量化，但在传播控制和传播阻断标准中，提高了对钉螺指标的限制
2015年	·传播阻断阶段"连续2年查不到钉螺"修改为"连续5年查不到感染性钉螺"，增加了"敏感有效的监测体系"；将消除阶段独立列为1个阶段

图1-3 中国血吸虫病消除（消灭）标准演变历程

（三）实践

1. 标准在指导血吸虫病防治规划实施中的作用 随着中国血吸虫病防治工作的进程，先后修改制订了7个版本的血吸虫病消除（消灭）标准，现行血吸虫病消除（消灭）标准将科学指导下一阶段血吸虫病防治规划的实施，并进一步推动血吸虫病消除进程。

（1）明确了不同阶段的防治技术指标：新版标准《血吸虫病控制和消除》（GB15976—2015）于2015年6月颁布，在2016年1月正式开始实施。该版标准与GB15976—2006版相比，主要变化之处在于明确了不同阶段的防治技术指标：①传播阻断阶段，"连续2年查不到钉螺"的指标修改为"连续5年以上查不到感染性钉螺"；②传播阻断阶段，增加了"以县为单位，建立和健全敏感、有效的血吸虫病监测体系"的要求；③消除阶段（原标准中"消灭阶段"）的考核指标由"达到传播阻断标准后，连续5年未发现当地感染的血吸虫病病例和家畜"修改为"达到传播阻断要求后，连续5年未发现当地感染的血吸虫病患者、病畜和感染性钉螺"；④对附录进行了精简合并，仅规范了各防治阶段考核的时间、人、畜以及钉螺感染情况调查的样本量，调查方法则按已颁布的国家标准和卫生行业标准作为依据。新标准对血吸虫病监测体系提出了要求，包括能力、队伍、档案及监测巩固措施等，为今后进一步完善和加强中国消除血吸虫病监测预警体系工作提出了新的方向。

（2）引领了走向消除的监测重点方向：中国血吸虫病防治《全国血吸虫病防治"十三五"规划》（以下简称"十三五"规划）的制订标志着防治工作从传播控制向传播阻断乃至消除迈进，体现在疫情指标上则是从"量变"向"质变"的转变。在当前血吸虫病低度流行水平情况下实现这一变化，需要将血吸虫病防治模式从原来的粗放防治向精准防治转变，调整传统的干预措施，创新并应用关键性的防控技术，建立敏感有效的监测体系，及时有效地发现传染源和传播风险因素，并采取高效措施及时阻断血吸虫病传播。

在监测方面，明确血吸虫病监测将作为主要的干预措施。为适应新形势下防治工作的需求，2014年中国修订出台的《全国血吸虫病监测方案（2014年版）》对血吸虫病监测的范围、方式和内容作了较大的调整，包括以下几个方面：①血吸虫病监测点由2011年的81个扩大至所有血吸虫病流行县及4个三峡库区县；②常规监测中明确提出了"1-7-2"病例管理模式，加强对血吸虫病病例的报告和确诊病例的流行病学个案调查，以追根溯源，及早处置疫点，逐步做到拔根清源；③实行主动监测和被动监测、医疗机构和疾病预防控制机构相结合的工作模式；④引入了环介导等温扩增技术群体检测感染性钉螺和野粪监测等风险监测措施等。

2. 标准在精准导向今后消除血吸虫病工作中的作用 血吸虫病的传播和流行是极其复杂的过程，要实现阻断乃至消除血吸虫病的目标不是一蹴而就的事情，除强有力的政府主导、多部门的配合、科学的防治策略和技术方案外，更需要有一支业务水平高、技术过硬的血吸虫病防治队伍落实"十三五"规划。根据中长期规划和当时实施的血吸虫病国家和行业标准，卫生部2006年组织编写并印发了《血吸虫病预防控制工作规范》，在规范各级疾病预防控制机构的血吸虫病预防控制和防治工作进程中发挥了重要作用。但要开展精准血吸虫病防治工作，实现血吸虫病传播阻断乃至消除目标，该工作规范已不能适应当前工作需要。一是由于社会经济发展、人们生产生活方式的转变、科学技术的进步，一些技术方案中的工作模式，如人畜查治、钉螺调查和控制等的范围、频次或技术等需要进行修订，以提高血吸虫病的查治效率实现精准查治。二是需要增加疫点调查和处置方案、风险评估方案等内容，以指导基层及时有效处置血吸虫疫点，及早发现、识别和评估血吸虫病传播或流行的可能性和风险。三是亟须鼓励基层血吸虫病防治人员根据血吸虫病防治形势特点，因地制宜地调整防控措施，从防治实际中发现问题，将精准医学和血吸虫病防治工作相结合，形成精准血吸虫病防治机制，加强消除血吸虫病技术及消除后防控能力的研究，精准判断血吸虫病的流行状态，及时调整防控策略并提出解决方案。

《血吸虫病消除工作评估方案》的编制及下发是《血吸虫病控制和消除》指导消除工作比较典型的例子。《血吸虫病消除工作评估方案》坚持属地管理、依法科学、分类指导及客观公正的原则,同时将中国血吸虫病流行地区分为一般防治地区和重点防治地区进行消除评估,但无论一般防治地区还是重点防治地区,其地区监测能力的评估均作为重要的评估内容,这与标准中的要求是严格一致的。该方案对于各地科学规范评价血吸虫病消除达标工作起到了重要的指导作用,并为消除后的血吸虫病防治工作提供了科学依据。

(四)效果与影响

在中国"十一五""十二五"期间,党和政府一直高度重视血吸虫病防治工作,2004年国务院办公厅印发了《全国预防控制血吸虫病中长期规划纲要(2004—2015年)》,卫生部、发展和改革委员会、财政部、水利部、农业部、林业局基于国务院的中长期规划纲要先后联合制订了《血吸虫病综合治理重点项目规划纲要(2004—2008年)》和《血吸虫病综合治理重点项目规划纲要(2009—2015年)》。为科学评价中长期规划纲要及综合治理重点项目实施情况,评估各地血吸虫病防治进程,根据当时实施的国家标准《血吸虫病控制和消灭标准》(GB15976—2006),卫生部组织专家分别编制并下发了《关于开展血吸虫病疫情控制达标考核评估工作的通知》(卫办疾控发〔2008〕98号)、《血吸虫病防治地区达标考核评估方案》(卫办疾控函〔2010〕757号)。颁布的标准及其考核评估文件在各地制订防治计划、落实各项防治措施、科学评价防治效果等方面提供了强有力的导向作用。

全国各地落实以传染源控制为主的综合防治策略,积极贯彻执行有螺地带禁牧、以机代牛、家畜圈养、改水改厕及建沼气池等传染源控制措施,强化对人畜粪便管理,结合农、林、水、国土等各部门综合治理项目改变钉螺滋生环境,压缩钉螺面积。由于重视传染源的控制,全国血吸虫病疫情显著下降。2015年全国血吸虫病病人数为7.72万,比2004年的84.25万下降了90.84%,全国急性血吸虫病病例数由2004年的816例下降至2015年的0例。全国血吸虫病病畜数下降显著,2015年耕牛存栏数为74.03万头,比2004年下降59.29%,全国所有流行村的耕牛感染率均降至1%以下。2015年,全国钉螺面积为35.63亿平方米,比2004年的38.46亿平方米减少了2.83亿平方米;2015年全国未发现感染性钉螺,因此血吸虫病传播风险环境大大减少。对《全国预防控制血吸虫病中长期规划纲要(2004—2015年)》的评估表明,2015年全国达到血吸虫病传播控制标准,中国已经具备了消除血吸虫病的工作基础。

中国血吸虫病防治正值攻坚克难的关键时期,为指导基层科学开展血吸虫病防治工作,按照2014年全国血吸虫病防治工作会议部署,国家卫生和计划生育委员会组织相关专家经过2年的调研和论证,编制"十三五"规划,规划对中国下一个五年血吸虫病防治工作进行了全面部署,并提出具体的工作目标和指标。"十三五"规划提出到2020年年底的总体目标:全国90%以上的流行县达到传播阻断标准,75%以上的流行县消除血吸虫病。依据各省的实际情况,以省为单位,提出的具体目标如下:到2016年年底,上海、浙江、福建、广东、广西5省(自治区、直辖市)完成消除血吸虫病复核,到2020年年底,通过加强监测,进一步巩固消除成果。四川、江苏、云南、湖北、湖南5省达到传播阻断标准,达到消除标准的流行县分别占流行县总数的95%、85%、60%、55%、35%以上。安徽、江西2省分别有90%、70%以上的流行县达到传播阻断标准,达到消除标准的流行县分别占流行县总数的45%、60%以上。该目标的制订标志着中国血吸虫病防治工作正式从控制迈向消除阶段。

(五)问题与挑战

血吸虫病的传播和流行是极其复杂的,要实现全国血吸虫病防治"十三五"规划确定的2020年目标和《"健康中国2030"规划纲要》提出的2030年目标,仍面临巨大挑战。除需要有强有力的政府主导、多部门的配合、科学的防治策略和技术方案等为基础，还需要有实时的、有效的血吸虫病监测体系以适应低度流行态势及防治工作的需求。《血吸虫病控制和消除》（GB15976—2015）对传播阻断、消除阶段的考核指标提出了明确要求，但标准颁布后开展的宣贯效果评价工作显示，基层对血吸虫病控制和消除标准的知晓情况虽有所改善，特别是标准主要的修订内容，如标准实施的时间、传播阻断的指标、达标考核的时间、感染性钉螺定义及消除的要求等方面的问题回答正确率达到90%以上，但对标准实施的范围、检测钉螺的数量要求、监测体系的具体要求等问题的正确率尚低于60%（来源于中国疾病预防控制中心寄生虫病所调查数据，尚未发表）。因此，为充分发挥新版标准《血吸虫病控制和消除》（GB15976—2015）对各地血吸虫病防治工作的指导作用，应提高基层防治机构对标准的理解和执行力，需要依托各级卫生和计划生育委员会、医疗卫生机构，结合平时的工作，开展《血吸虫病控制和消除》标准宣传和贯彻工作，提高管理人员和技术人员的知晓率、对标准的理解力和在实际工作中的执行力。

（六）展望

《血吸虫病控制和消除》标准作为血吸虫病防治的国家标准，它不但推动了中国各地政府将血吸虫病防治工作从控制走向消除，同时引领了多部门制订规划、确定血吸虫病防治投资方向、技术规范等文件的出台。2017年5月，世界卫生组织西太平洋区域在上海组织了"亚洲血吸虫病消除工作研讨会"，会上对血吸虫病的消除标准进行了激烈的讨论，会议最后完全采纳了中国的《血吸虫病控制和消除》（GB15976—2015）消除阶段的指标，表明该标准的科学性和先进性得到国际的认可，可为其他国家开展血吸虫病消除及评估工作提供有效参考。

在中国，血吸虫病消除标准如何精准指导今后血吸虫病防治工作，如何发挥好血吸虫病技术标准对新策略新技术的推广应用、提升基层队伍素质水平的引领作用已成当务之急。此外，血吸虫病防治工作涉及面广，但目前正式颁布和实施的国家卫生标准仅《血吸虫病控制和消除》（GB15976—2015）和《血吸虫病诊断标准》（WS2006—261）两项，卫生行业标准《钉螺调查》（WS/T563—2017）于2017年8月1日正式颁布。为开展精准血吸虫病防治工作、达到消除血吸虫病的高要求，防治人员在加强对现行标准的宣传和执行力度的同时，需要深入现场基层，在开展调查研究或试点示范的基础上，组织好学者和专家的研究团队，制订出既能适应当前消除血吸虫病工作需求又能引领消除血吸虫病监测技术应用的技术标准，如血吸虫毛蚴死活鉴定、血吸虫病快速检测技术、血吸虫病预警技术、血吸虫病传播风险评估方法等，从而更好地规范技术要求。此外，需要加强血吸虫病专业机构的防治队伍的能力建设，不断提高防治人员的专业素质与防治技术水平。

三、思　考　题

1. 如何充分发挥血吸虫病消除（消灭）标准在血吸虫病防治工作中的作用？
2. 中国《血吸虫病控制和消除》标准对于全球消灭血吸虫病标准的制订有什么启示？

（许　静　钱颖骏　李石柱　周晓农）

第四节　中国血吸虫病防治的历史经验与非洲地区展望

一、案　例　介　绍

血吸虫病是危害全球人民身体健康的重大传染病之一，被世界卫生组织列为17种被忽略的热带病之一。中国为日本血吸虫病流行区，是日本血吸虫病 4 个流行国家（中国、菲律宾、印度尼西亚、日本）中最严重的国家。日本血吸虫病流行因素复杂，是所有血吸虫病中对健康危害最严重的一种。中华人民共和国成立初期，中国血吸虫病患者高达 1200 余万，中国政府十分重视血吸虫病防治工作，60 多年以来，中国血吸虫病防治经历了三个阶段，不同阶段的防治策略均与当时的社会及经济发展相适应，取得了巨大成效。近年来，中国提出了"2025 年消除血吸虫病"的目标，并及时调整防治策略，制订切合农村经济发展水平的防治方案，有利于实现消除血吸虫病的新目标。经过 60 多年的防治，中国已较好地控制了血吸虫病疫情。截至 2015 年年底，据统计全国血吸虫病流行县（市、区）为 453 个，其中 343 个达到传播阻断标准，110 个达到传播控制标准。全国血吸虫感染人数为 7.72 万，其中晚期血吸虫病患者 3.08 万，病牛 315 头，钉螺面积 35.63 亿平方米，所有数值均达到历史最低水平。

二、案例分析

（一）背景知识

日本血吸虫病是由日本血吸虫引起的，流行于日本、印度尼西亚、菲律宾和中国。两栖淡水螺类湖北钉螺是日本血吸虫的唯一中间宿主，除了人类之外有超过 40 种哺乳动物可以作为日本血吸虫的终宿主。人类在从事经济、休闲和家庭活动时接触含有日本血吸虫尾蚴的水，可感染日本血吸虫。血性腹泻、腹痛、肝硬化和门静脉高压症是典型的血吸虫感染症状。经常接触尾蚴的疫区居民会发展成慢性血吸虫病。慢性血吸虫病病例表现为无症状或非特异性间歇性腹痛、腹泻、直肠出血，这些症状的频率与感染的强度相关。如果得不到及时、充分的治疗，患者就可能表现为晚期血吸虫病的症状，如脾大、腹水、结肠肿瘤样增殖或生长迟缓。

中华人民共和国成立之后，国家领导人高度重视血吸虫病防治工作。1955 年，毛主席发出了"必须消灭血吸虫病"的号召，同时一个强有力的国家防治规划随之形成。通过 60 多年的努力，使得中国的许多地区已经阻断了血吸虫病传播，其他地区也有效控制了血吸虫病。在过去的 60 多年，中国对日本血吸虫病的控制始终坚持"预防为主，综合控制，群防群控"的基本方针。基于对阻断血吸虫生活史中的任何一个环节均可阻断血吸虫传播的认知，血吸虫病防控策略的形成与调整，始终与流行病学的见解、技术进步及政治环境保持一致。

（二）策略与实践

根据社会经济发展水平和技术水平，中国的血吸虫病防治策略可以划分如下三个不同阶段。

1. 第一阶段（1950 年至 20 世纪 80 年代初期） 以消灭钉螺为主的防控策略。在此期间，掀起了全国消灭血吸虫病行动，采取以药物灭螺与环境改造灭螺为主，个体防护为辅的防治策略。

（1）主要措施：在这一阶段消灭血吸虫病的关键步骤是通过改造环境和喷洒灭螺药来控制钉螺。钉螺的防治策略主要取决于环境、可用资源和所要考虑的成本效益，开展钉螺控制的基本原则是灌溉系统中从上到下灭螺。大量的群众被动员参与到消灭钉螺活动中。20 世纪 80 年代之前，酒石酸锑钾和酒石酸锑钠是当时最有效的药物。1978 年开始，吡喹酮因毒性低、治愈率高的特点在临床上得到应用，降低了晚期血吸虫病患者的发病率和死亡率。其他的控制措施，如使用化学驱虫剂或氯硝柳胺浸渍的衣服等自我防护措施，提供安全用水和卫生厕所等作为补充的干预措施。

（2）主要成绩：经过 30 年的积极防治，中国日本血吸虫病的感染率、重症患者数量及钉螺面积均已明显下降。到1981年，全国的有螺面积减少了110亿平方米。到1984年年底，全国共有1100万患者得到治疗。1985年，上海和广东分别达到了血吸虫病消灭标准，福建和广西也分别在1987年、1989年达到了血吸虫消灭标准。

（3）经验教训：经验表明，通过控制钉螺消灭血吸虫病是可以在水位得到控制及经济相对发达的地区实现的。在此期间血吸虫病防治取得了巨大进展，但1986~1988年，全国血吸虫病急性感染病例数仍然很高。有螺面积从1980年的27.5亿平方米增加到1988年的34.7亿平方米。由于药物灭螺与环境改造成本高、操作复杂，该策略在环境复杂、经济发展水平不高的湖沼地区、丘陵和山区效果较弱且难以继续实施。

2. 第二阶段（20世纪80年代中期至2003年） 以化疗为主的防控策略。这一阶段由于高效低毒的治疗药物吡喹酮的应用，中国政府将血吸虫病防治工作的方向从阻断传播调整为以化疗为主要措施的疾病控制。

（1）主要措施：1986年，国家制订的新防治措施有四点：预防为主、因地制宜、科学防治、反复防治。自1987年，安徽、江西、湖北、湖南等省已经开始实施以疾病控制为主的策略以降低居民和牲畜的感染率。1992年在世界银行贷款血吸虫病防治项目中，应用这一血吸虫病防治目标与策略，开展了大规模高危人群和家畜的吡喹酮服药，实施了多种健康教育，减少疫水接触频率，提高人群筛查和服药的依从性，同时辅以钉螺控制。

（2）主要成绩：该策略的实施使得浙江省1995年达到阻断血吸虫病标准，全国血吸虫病例数也从1992年的170万人减少到2001年的82.8万人。2001年，世界银行贷款项目覆盖的219个县中，47个县达到传播控制标准，82个县达到传播阻断标准。

在世界银行贷款项目实施之前的1989年、实施期间的1995年和结束之后的2004年，全国开展了三次全国血吸虫病流行病学抽样调查，调查结果证明了世界银行贷款项目对中国血吸虫病防治的影响，但是也突出了疾病控制策略的不足之处。全国血吸虫病病例数从1986年估计的1 638 103例下降到1989年的865 084例，平均感染率也从9.7%下降到4.9%。家畜的感染率从13.2%下降到9.1%。

（3）经验教训：世界银行贷款项目结束之后，由于财政支持不足，加之1998年的特大洪水和大型水利工程建设引起生态环境发生变化等原因，血吸虫病疫情回升。以化疗为主的疾病控制策略可以迅速降低血吸虫病的感染率，但在高度流行地区，因为化疗不能预防再感染从而不能阻断血吸虫病传播。虽然防治成效显著，但由于钉螺滋生地没有得到根本改变，人群和家畜重复感染依然存在，从中长期看防治成效难以巩固和持续。21世纪初，血吸虫病再次成为中国公共卫生领域关注的重点。

3. 第三阶段（2004年至今） 在这一阶段主要采用的是以传染源控制为主的综合防治策略。为解决人群和家畜重复感染问题，中国在2004年以后开展的防治工作中，采取了以控制传染源为主的血吸虫病防治新策略。

（1）主要措施：除了常规化疗、钉螺控制、健康教育以外，该策略还联合多个部门开展联防联控工作，国家卫生和计划生育委员会联合农业部、水利部、林业局、财政部、发展和改革委员会等多个部门制订《血吸虫病综合治理重点项目规划（2004—2008）》《血吸虫病综合治理重点项目规划（2009—2015）》，推行以传染源控制为主的策略。这2个规划分别覆盖了流行区中的164个县、189个县，实施了以机代牛、封洲禁牧（主要指禁止人畜在有血吸虫感染风险的湖滩、洲滩活动和放牧）、家畜圈养、安全放牧、提供安全用水、建设厕所和沼气池，并提供渔船民粪便储存器等多项措施。

每个县的干预措施根据当地情况而有所不同，如下所示。

1）在以控制感染为目的的流行县，干预措施重在控制传染源，包括人畜同步化疗、高危地带控制钉螺、以机代牛、封洲禁牧、家畜圈养等。尽可能结合农田改造项目、林业项目彻底改造钉螺滋生环境。

2）在旨在达到传播控制或传播阻断的区域，除了上述干预措施外，还要加强残存传染源监测，通过农业、水利、林业项目彻底消灭钉螺滋生环境。

（2）主要成就：以控制传染源为主的血吸虫病防治策略在试点阶段即取得了很好的效果。事实证明，该策略的实施在历经几个传播季节后，血吸虫病的发病率可以降低并保持在非常低的水平。该策略经推广后，进一步证明可以非常有效地降低血吸虫病的传播，经过近11年的实施，血吸虫病防治工作取得了相当大的成就。2015年，全国血吸虫感染人数和急性血吸虫病病例数分别为7.72万人和0例。

在综合防治策略实施11年之后，2015年全国顺利实现传播控制目标。5个达到传播阻断的省份防治成果巩固，连续20年未发现本地感染的病例、病畜或者感染性钉螺。据估计，血吸虫病感染者从2004年的842 525人减少到2015年的77 194人，下降了90.84%。耕牛感染率从2003年的4%减少到2015年的0.06%。血吸虫病在国内的疫情降至历史最低水平，提示"以传染源控制为主的综合防治"是当前社会经济发展水平下最佳的血吸虫病防治策略。

（三）启示与建议

近年来中国提出了"2025年消除血吸虫病"目标，结合新的防治目标，及时调整防治策略，特别是要思考切合农村经济发展的防治策略，有利于实现消除血吸虫病目标。为此，应继续巩固当前实施的"以传染源控制为主"的防治策略，以"以机代牛"为主的综合治理措施最大限度清除主要传染源。但由于全国钉螺面积分布广、血吸虫病传染源种类众多、各地环境和经济发展差异较大，综合防治措施落实不均衡等因素影响，血吸虫病防治走向消除仍面临诸多挑战。必须因地制宜地采取以控制传染源为主的防治措施，对于山区、湖区，传播阻断及传播控制地区，根据其不同流行特点，在传染源控制综合治理策略的引导下，采取有针对性的防治措施，同步实现控制血吸虫病、发展社会经济和改善生态环境三重效应。

为实现消除血吸虫病这一重大目标，主要建议如下所示。

（1）进一步加强各部门，特别是农业、林业、水利等相关部门的密切合作，完善信息沟通和交流机制。

（2）利用综合集成及优化组合等各种消除传染源的关键技术，创新发展"甄别外来传染源"技术，以细化各项传染源控制措施，提高防治效果。

（3）针对输入性血吸虫病日益增多的现状，各地应加强国外输入性血吸虫病诊断技术培训，加强监测，防止继发传播，巩固中国血吸虫病防治成果。

（4）加强国际交流合作，引进国外先进技术，推广应用先进科技成果。

（四）经验与展望

据估计，全球有超过2.5亿人感染血吸虫，近8亿人有感染血吸虫的风险。全球90%以上的病例集中在撒哈拉沙漠以南的非洲地区，那里卫生状况堪忧，人们缺乏基本的生活卫生用水。目前，非洲地区亟须清晰的血吸虫病分布图，以提高诊断水平和药物覆盖率，并通过综合防治的手段来改善环境卫生，同时加强信息、教育与沟通和中间宿主螺的控制。因此，中非合作使中国帮助非洲在制订血吸虫病防治规划与现场应用方面开展探索性研究成为可能。同时，还能优化资源配置，努力将血吸虫病严格控制在非洲这一有限的范围内。

中国曾是严重流行日本血吸虫病的国家，经过 60 多年来不懈的努力，中国血吸虫病防治已取得了长足的进步，目前正在逐步走向消除阶段。长期以来，超过 90% 的血吸虫病的病例都集中在非洲，因此非洲地区是全球血吸虫病防控的重心。中国将从自己的成功经验出发，高度凝练血吸虫病防治过程中及在国际合作中的经验，包括疾病管理和部门协作、中间宿主的有效控制、诊断工具、加强风险管理、监测与快速应对机制等，采用针对非洲政府官员与技术专家的培训及现场调查等手段促进中非血吸虫病防治合作。目前的关键问题是如何进一步凝练中国经验和教训，使其经转化后能适用于非洲地区的血吸虫病防控工作，以提高当地公共卫生干预的效果。在后续工作中，中国将开展一系列的试点研究，为后续中国血吸虫病防治经验转化与推广提供必要的实证依据。

三、思 考 题

1. 结合中国血吸虫病防治策略的演变及非洲血吸虫病的防控现状，如何将中国血吸虫病的防治策略用于非洲血吸虫病的防控？
2. 以人畜化疗为主的血吸虫病防治策略为例，阐述为什么不能消除血吸虫病的传播？

（张利娟　许　静）

第五节　中国消除淋巴丝虫病的策略与全球意义

一、案 例 介 绍

丝虫病是危害人类最严重的热带病之一。淋巴丝虫病所致象皮肿、乳糜尿、鞘膜积液和反复发作的急性淋巴系统炎症等损害导致劳动力丧失。迄今为止，淋巴丝虫病在全球 73 个国家流行，感染人数达 1.28 亿。

中国曾是淋巴丝虫病流行最严重的国家之一，中华人民共和国成立之初，该疾病主要流行于中部和南部的山东、河南、湖北、安徽、江苏、上海、浙江、江西、福建、广东、海南、湖南、广西、贵州、四川和重庆 16 个省、自治区、直辖市的 864 个县、市，其中班氏丝虫病流行于 462 个县、市；马来丝虫病流行于 221 个县、市；而这两种丝虫病同时流行的县、市有 181 个。共有淋巴丝虫感染者 3099.4 万（其中 2559.4 万为有传染源作用的微丝蚴血症者，540 万有淋巴系统急性炎症或淋巴水肿/象皮肿、鞘膜积液、乳糜尿等临床表现），受威胁人口 3.3 亿。在党和政府的高度重视和支持下，经过 50 多年的艰苦奋斗，丝虫病的防治工作取得了重要的进展，特别是具有应用价值和科学意义的创新性成果"中国阻断淋巴丝虫病传播的策略——以控制传染源为主"策略的确立，在推动消除丝虫病的进程中发挥了关键性作用，为中国消除淋巴丝虫病带来了深远的影响。

2000 年，世界卫生组织发起了"全球消除淋巴丝虫病规划"，确立以覆盖所有高危人群大规模化疗，阻断传播为重点的策略，同时强化病例管理与残疾预防等措施，这些措施积极推动了全球消除淋巴丝虫病的行动。

中国积极参与到全球行动之中，2006 年实现了全国消除丝虫病的目标，2007 年中国获得世界卫生组织的确认，成为自 1997 年第 50 届世界卫生大会通过"消除作为一个公共卫生问题的淋巴丝虫病"决议以来第一个消除该病的国家。

二、案例分析

(一) 背景知识

淋巴丝虫病的病原虫为班氏丝虫、马来布鲁丝虫和帝汶布鲁丝虫,可分别引起班氏丝虫病(占淋巴丝虫病病例的90%)、马来丝虫病(其余大部分病例)和帝汶丝虫病三种疾病。淋巴丝虫病是经蚊媒传播、与贫困相伴的热带病,也是全球范围的重要公共卫生问题。由于患者多为弱势的群体,长期以来处于"被忽视"地位。

据世界卫生组织报告,淋巴丝虫病广泛流行于73个国家(其中2/3在东南亚和非洲),全球共有患者1.28亿,1.15亿人感染班氏丝虫,1300万人感染布鲁马来丝虫并集中在东南亚区。受威胁人口13.4亿(其中95%在东南亚区和非洲),8.74亿(65%)分布在东南亚区的9个流行国家,3.96亿(30%)分布在非洲区的39个流行国家,湄公河区域的6个国家占3%,美洲区7个国家、东地中海区3个国家及大洋洲地区17个国家共占2%。

(二) 干预措施

1. 中国防治和消除淋巴丝虫病的经验 中华人民共和国刚一成立、百业待兴之时,党和政府对于丝虫病的防治就予以了高度重视,将丝虫病列入农业发展纲要中重点防治的疾病。几代寄生虫病防治研究工作者直面疫情严重、资源匮乏、缺乏可资借鉴经验的困难,深入防治实践,针对丝虫病传播与流行的各个环节,积极开展寄生虫学、病原与媒介生物学、流行病学、防治策略与技术等方面的研究,历时近半个世纪,取得了具有应用价值和科学意义的创新性成果《中国阻断淋巴丝虫病传播的策略和技术措施》,2007年5月中国消除淋巴丝虫病获得了世界卫生组织的确认,成为自1997年第50届世界卫生大会通过"消除作为一个公共卫生问题的淋巴丝虫病"决议以来第一个实现消除该病的国家。其中成功经验主要是依托于防治科技进步的技术支持和有完善的组织管理保障。

2. 成功的经验被世界卫生组织采纳、推广到全球

(1) 采纳与推广:中国在消除淋巴丝虫病的成就和经验受到国际上的高度评价,阻断淋巴丝虫病传播的策略和技术措施被世界卫生组织采纳并积极推广。1994年,世界卫生组织防治淋巴丝虫病新策略研讨会全面采纳了中国以消灭传染源为主导的防治策略与技术研究成果,包括:确定了在一个防治单位微丝蚴率降至1%以下为停止干预措施的指标;将普服乙胺嗪药盐作为防治淋巴丝虫病群体防治方案之一;在消灭丝虫病地区开展纵向与横向结合的主动监测。中国专家所编著的《中国丝虫病防治》,在2003年被世界卫生组织组织翻译成英文,印发给全球其他国家供参考。

中国实现消除淋巴丝虫病的目标,不仅向世人证明危害人类久远的丝虫病可以被消灭,而且作为一个成功的典范,为全球消除淋巴丝虫病提供了有效的途径和方法。

(2) 实施与成效:截至2015年,世界卫生组织自"全球消除淋巴丝虫病规划"启动以来,已向64个国家8.2亿人提供了62亿次抗丝虫化疗,有效控制了淋巴丝虫病的传播。数据显示,已减少43%高危人群中的淋巴丝虫病传播。

"全球消除淋巴丝虫病规划"实施后,全球消除淋巴丝虫病的工作取得显著成效:中国与韩国通过不懈努力分别在2007年5月和2008年3月宣布消除淋巴丝虫病,之后,又有7个国家即柬埔寨、库克群岛、马尔代夫、纽埃、斯里兰卡、瓦努阿图、多哥先后被世界卫生组织确认达到了消除淋巴丝虫病的目标。此外,另有13个国家已经成功实施了世界卫生组织所推荐的消除淋巴丝虫病策略，进展良好，现已停止了群体治疗，达到监测阶段，并在接受世界卫生组织监督，这也表明成功实现淋巴丝虫病的消除。其他4个国家（东南亚区的泰国；西太平洋区的基里巴斯、马来西亚、汤加）已经达到微丝蚴血症的安全阈值，可能无须进一步的干预。另一些地区，如布基纳法索、科摩罗、埃及、加纳、印度、菲律宾，已完成了至少5轮的群体药物治疗，并且明显减低了淋巴丝虫病患病率。

（三）展望

自2000年以来，全球卫生状况发生了巨大变化。《全球消除淋巴丝虫病规划》现已成为全面控制被忽视热带病规划中的重要组成部分，其中预防性群体化疗、媒介控制和发病管理在全球、国家及地区层面上以综合性的多种干预形式得以实施。《全球消除淋巴丝虫病规划》首要任务依然是及时提供、采购高质量药物。它提倡加强合作、动员资源、为科学研究提供支持，以及将该规划整合至其他被忽视的热带病防治中去。

基于定期提供捐赠药物在防治和阻断淋巴丝虫病传播的过程中起着至关重要的作用。淋巴丝虫病作为全球重要的公共卫生问题和一种被忽视的热带病，在采取世界卫生组织有针对性的公共卫生策略和措施，同时获得合作相关技术与资源的支持，特别是在联合国《2030年可持续发展议程》中可持续发展目标的积极推动下，通过跨部门和各种综合方法到2020年之前有望消除淋巴丝虫病。

三、思 考 题

1. 从中国成功消除淋巴丝虫病的实践，讨论其对全球消灭寄生虫病的启示。
2. 目前，世界卫生组织对全球消除淋巴丝虫病所采取的公共卫生策略和措施有哪些？

（官亚宜　丁　玮　伍卫平）

第六节　中国疟疾防治"1-3-7"策略实施与启示

一、案 例 介 绍

根据疫情报告，2002～2015年中国疟疾发病数由35 298例下降到3288例，发病率由0.35/万下降到0.024/万，数据表明近年来中国疟疾流行得到有效控制。疟疾防治的成功与中国自2011年实施的疟疾监测与响应模式密切相关，该模式为以特定时限要求的疟疾病例发现、报告与疫点处置为核心开展疟疾监测和响应，即要求所有疟疾病例在确诊后1日（24h）内上报传染病网络直报系统，3日内完成病例个案流行病学调查和病例核实，7日内完成疫点调查与处置（概括为"1-3-7"工作模式）。该模式自实施以来，提高了疟疾病例发现和疟疾疫点的处置效率，有效的阻断了本地疟疾传播，促进了中国消除疟疾进程，"1-3-7"工作模式可以为目前和即将实施消除疟疾的国家在制订本国策略时提供借鉴。

二、案 例 分 析

（一）背景知识

疟疾、艾滋病、结核病是全球三大严重危害人民健康和生命安全的重大传染病。2016年全球估计有 2.16 亿疟疾病例和 44.5 万死亡病例，约 90%的疟疾病例和 90%以上的疟疾死亡病例发生在撒哈拉以南的非洲。为了遏制疟疾流行，联合国千年发展目标提出在全球消除疟疾的倡议，世界卫生组织于 2015 年发布了《全球疟疾技术战略（2016—2030）》，提出到 2030 年在全球至少 35 个国家消除疟疾。早在 2010 年，中国政府就颁布了《中国消除疟疾行动计划（2010—2020 年）》，在全国全面启动消除疟疾工作，目标是到 2015 年在全国除云南部分边境地区外实现无本地感染疟疾病例，到 2020 年全国实现消除疟疾的目标。根据 2006～2008 年全国疟疾流行情况，中国消除疟疾行动计划将全国以县为单位划分为四类地区：一类县（75 个县，2006～2008 年均有本地病例报告，且发病率高于 1/10 000）、二类县（687 个县，2006～2008 年有本地病例报告，但发病率低于 1/10 000）、三类县（1432 个县，2006～2008 年无本地病例报告，但具备传播条件）和四类县（664 个县，不具备疟疾传播条件，无疟区）。为确保消除疟疾的目标如期实现，中国在消除疟疾实践中总结凝练提出了"1-3-7"的疟疾病例报告和监测工作模式。这一策略是在世界卫生组织疟疾病例管理"3T"原则[病例检测（test）、病例治疗（treat）、病例追踪（track）]基础上，结合中国实际情况进一步具体化的结果。

（二）干预措施

及时发现和治疗疟疾病例是疟疾传染源管理和疟疾防治的重要措施，疟疾监测在消除疟疾阶段至关重要，因此在现有的监测系统和监测策略的基础上，总结提出了"1-3-7"疟疾病例报告与监测的工作模式。该模式重点为在一定时限下的以疟疾病例报告、调查核实和疫点处置为核心，旨在及时发现和处置传染源，进而阻断疟疾传播。该措施的具体内容如下所示。

"1"是指所有的医疗机构必须在疟疾病例诊断 24h 内上报国家传染病网络直报系统，该病例信息通过系统完成对县-市-省-国家四级的信息通报，以实现逐级实时响应。

"3"是指由疾病预防控制中心工作人员在 3 日内对报告的疟疾病例进行流行病学个案调查与核实。调查内容包括病例基本情况、流行病学史、治疗史，以及本次发病、诊断和治疗情况。用以判定病例的感染来源，同时开展实验室诊断复核，以确认病例的判定。

"7"是指对疟疾疫点在 7 日内完成调查与处置。调查内容包括疫点周围媒介调查、主动病例侦查等，处置内容包括针对活动性疫点的室内滞留喷洒、周围人群的健康宣传教育等。

（三）实践与效果

"1-3-7"工作模式为中国消除疟疾阶段的病例管理、疫点调查与处置措施的有效实施提供了科学指导。截至 2015 年 12 月 31 日所有的疟疾病例均在诊断后 24h 上报，未发现延迟上报的情况。而 3 日个案调查的及时完成率为 97.5%，7 日疫点调查处置完成及时率为 96.4%。较好的指标完成情况保障了中国消除疟疾的工作：在每年有大量输入性疟疾病例的情况下，国内感染的疟疾病例逐年下降，在 2017 年首次实现全年无本地感染疟疾病例报告，而输入病例中的死亡病例也呈下降趋势，2016 年仅有 15 例死亡病例报告。

（四）经验与教训

1. 有执行力的政策保障 中国消除疟疾取得的阶段性进展和"1-3-7"工作模式的有效推广，均离不开国家政策强有力的支持。2010 年 13 个部委联合颁发了《中国消除疟疾行动计划（2010—2020 年）》，2011 年中国疾病预防控制中心下发了《消除疟疾技术方案（2011 年版）》，此后，2012 年和 2015 年先后发布《全国消除疟疾监测方案（2012 版）》和《全国消除疟疾监测方案（2015 版）》。这些行动计划和方案的颁布对消除疟疾的关键技术措施起到了重要的指导作用,特别是"1-3-7"模式提出了细致而严格的要求,从而在政策层面上保障了该项措施在全国范围内的有效推广。

2. 疾控体系建设是根本　中国的"1-3-7"模式的实施基于已经建成的国家-省-市-县四级疾病预防控制专业体系和相应的网络直报系统。由于系统化的网络和专业人员、业务硬件等方面的保障,病例报告、疫点处置得以高质量且有效的开展和执行。这个完善的专业的疾病控制网络,不仅有助于疟疾防控,同时对其他传染病的防控也提供了十分重要的保障。这也是中国疟疾和其他传染病防控取得巨大进展的重要原因之一。

(五)启示与展望

世界卫生组织关于消除疟疾和疟疾监测的官方文件中强调将监测作为消除疟疾阶段的主要工具,特别在最新的消除疟疾监测指南中,将中国的"1-3-7"模式作为成功案例向全球推广。处在与中国相似条件下的国家,正在借鉴"1-3-7"模式并结合本国的实际情况,制订相应的策略和措施。期待在实现2030年全球消除疟疾阶段性目标时,会有更多的"1-3-7"的衍生策略。

三、思 考 题

1. 中国疟疾监测与响应"1-3-7"工作模式实施成功的根本保障是什么?其核心内容是什么?
2. 从中国控制疟疾的阶段性成果,讨论中国"1-3-7"模式实施对全球消除疟疾的影响和借鉴意义。

(张少森　周水森)

第七节　Neglected Tropical Diseases in Sub-Saharan Africa

I　Case Introduction

Onchocerciasis. "*I am embarrassed because my whole body is covered with Onchocerciasis... It is shameful for having tough skin like a frog... I am embarrassed because it has destroyed my body....I am ashamed when it itches me in the midst of a crowd... It embarrasses me...I use a long wrap whenever I go out....It causes disrespect when one scratches in public....People laugh... People won't want to be close to someone with Onchocerciasis... Onchocerciasis leads to disrespect because it causes blindness and destroys the skin*". These are the words of victims of the disease (also called river blindness) from Nigeria (Brieger et al., 1998). There is equal discrimination on both women and men. Everyone is stigmatized due to fear of contracting the disease or having the disease. It reduces the chance of the victim to lead a normal life and at times break families apart.

Filariasis. Sub-Saharan Africa is home to one-third of the world's lymphatic filariasis (elephantiasis), a painful and disfiguring disease affecting all age groups. They are present in 37 countries in this region placing 432 million people at risk (Sodahlon, Malecela and Gyapong, 2016). The disease can be acquired during childhood with visible manifestations occurring later in life which causes temporary or permanent disability. There is an observed decline in the prevalence in the region since 1997, but only 37% of the population in 24 countries were reached in 2013. 37% of the total population requiring preventative chemotherapy live in the African region (35 countries). There are some reasons for this current scenario such as insufficient political commitment to provide resources and instability. Among the affected countries, the disease has a major social and economic impact which causes an estimated annual loss of $1 billion. It also affects the economic activities by up to 88% (Katabarwa *et al.*, 2008).

Schistosomiasis. In Sub-Saharan Africa, schistosomiasis is quite prevalent. Among the causative agents, *Schistosoma haematobium* causes urogenital schistosomiasis while intestinal schistosomiasis is caused by either *S. guineensis*, *S. intercalatum*, *S. mansoni*, *S. japonicum*, or *S. mekongi*. The morbidity and mortality as a result of schistosomiasis cannot be overemphasized in Sub-Saharan Africa which is partly tropical and subtropical, areas where the disease thrives. It is the second among the most widespread parasitic diseases in various nations in Sub-Saharan Africa, which is also called a disease of poverty as they have no access to adequate sanitation and safe drinking water. The prevalence in the region is also attributed to climatic changes and global warming, irrigation and dam construction, proximity to bodies of water and occupational activities. The disease has effects on child development, pregnancy, and productivity. There were 11.7 million treated for schistosomiasis from Sub-Saharan Africa out of 17.5 million people treated globally in 2008 (Adenowo *et al.*, 2015). At least 92% among those affected require much needed treatment. The region still has many challenges to eradicate the disease which has already been eliminated in other countries. Globally, there have been many attempts towards the elimination of schistosomiasis which is given hope through efforts in vaccine development, alternative drug design, as well as new point-of-care diagnostics.

II Case Analysis

(I) Background of Neglected Tropical Diseases

The above three cases presented are what are called Neglected Tropical Diseases or NTDs. They are a number of diseases which have been "abandoned" or underestimated and are endemic among populations who are living in abject poverty. They do not receive as much public attention as other diseases mostly in comparison with malaria, Tuberculosis (TB) and Human Immunodeficiency Virus/Acquired Immune Deficiency Syndromes (HIV/AIDS). NTDs in the tropics are mainly caused by viruses, bacteria, protozoa and helminthes, which affect mostly the poorest population in the developing regions of Sub-Saharan Africa, America and Asia. They attributed to the fact that larger percentages of the low-income earners are concentrated in these regions. Many of the patients work with animals which increase their risk of being infected by NTDs which are zoonotic diseases. Helminth infections such as hookworm diseases account for 85% of the burden caused by NTDs.

In contrast with the three common diseases (malaria, TB, and HIV/AIDS), NTDs receive a small percentage of funding for treatment. Determinants of NTDs normally show endemicity among poor populations deprived of amenities such as clean water supply, functional sewage system and refuse disposition and various opportunities available in the urban settings. Unavailability of these facilities predispose them to NTDs and make them bear the highest burden as well (Hotez *et al.*, 2006). The effects of some NTDs result into quick death while some rarely cause death rapidly because they are chronic. These neglected drugs are those drugs that need to be administered once in a year in which they are relatively safe and cheap. There are also drugs that are expensive due to the fact that they need improvement and also little profits are made from the drug since the victims are poor and cannot afford the payment. When it comes to funding for research, they are also neglected as they receive less than 1/10 of the fund allocated for research in comparison with malaria, TB and HIV/AIDS.

(Ⅱ) List of Neglected Tropical Diseases

The World Health Organization (WHO) identified seventeen diseases as NTDs. They are caused by various infectious agents such as viruses, helminths (worms), bacteria, various parasites, protozoa, etc.(WHO, 2010). Transmission can take place through vectors such as snails, mosquitoes, tsetse fly, sand fly, black fly, fomites, worms or through fecal-oral route. NTDs are normally characterized by the following.

1. Organisms causing NTDs thrive well among the poor in the developing countries and some developed countries due to lack of access to safe drinking water, poor community sanitation and unaffordability of health services. Population of high income groups are seldom affected by NTDs.

2. NTDs cause damage and havoc at unnoticeable rate in which most of them are usually life-threatening, characterized by serious complications and most of the cases are irreversible if left untreated or undetected.

3. Apart from pain, deformation, long-term complications and disabilities, they also have serious consequences on the family of the victim who has to take care of the person affected.

4. People who are suffering from NTDs are beset by stigmatization and exclusion, which affect most of them socially and mentally (Molyneux, 2013).

These seventeen (17) Neglected Tropical Diseases as follow (Table 1-1).

Table 1-1 List of the seventeen NTD and their characteristics

NTD	Characteristics
1. Rabies	A deadly viral disease that spreads to people from the saliva of infected animals; rabies virus is usually transmitted through bites by dogs, bats, coyotes, foxes, raccoons and skunks
2. American trypanosomiasis	Also known as Chagas disease, a tropical parasitic disease caused by the protist *Trypanosoma cruzi*; spread mostly by insects known as Triatominae or "kissing bugs"; symptoms change over the course of the infection
3. Dengue fever	A vector-borne disease caused by the dengue virus transmitted by mosquito bite (similar to Chikungunya which is also transmitted by bite of mosquito and only on the WHO list)
4. Trachoma	Caused by bacterium *Chlamydia trachomatis* that can lead to blindness
5. Fasciolosis	Also known as fascioliasis, fasciolasis, distomatosis and liver rot is a parasitic worm infection caused by the common liver fluke *Fasciola hepatica* and *Fasciola gigantica*; disease is a plant-borne trematode zoonosis
6. Endemic treponematoses	Also known as Yaws; caused by *Treponema pertenue*, which is subspecies of *Treponema pallidum* that causes sexually transmitted syphilis
7. Echinococcosis	A parasitic disease of tapeworms of the Echinococcus type; two main disease types are cystic echinococcosis and alveolar echinococcosis
8. African trypanosomiasis	Caused by the bite of tse-tse fly; also known as sleeping sickness; caused by protozoa of the species Trypanosoma brucei (two types that infect humans: *Trypanosoma brucei gambiense* and *Trypanosoma brucei rhodesiense*)
9. Leishmaniasis	A disease caused by parasites of the Leishmania type; spread by the bite of certain types of sandflies; disease may be cutaneous, mucocutaneous, or visceral leishmaniasis
10. Leprosy	A chronic, progressive bacterial infection caused by the bacterium *Mycobacterium leprae*; affects the nerves of the extremities, the lining of the nose, and the upper respiratory tract; produces skin sores, nerve damage, and muscle weakness
11. Lymphatic filariasis	Also called elephantiasis; a parasitic disease caused by an infection with roundworms of the Filarioidea type; spread by blood-feeding black flies and mosquitoes; categorizes under helminthiases; humans are definitive hosts
12. Onchocerciasis	Also known as river blindness; caused by the worm called *Onchocerca volvulus*; causes severe itching, bumps under the skin, and blindness; second-most common cause of blindness due to infection, after trachoma

Continued

NTD	Characteristics
13. Buruli ulcer	Caused by bacterium called *Mycobacterium ulcerans*; a chronic, debilitating, necrotizing disease of the skin and soft tissue; third most common mycobacterial disease of the immunocompetent host, after tuberculosis and leprosy
14. Schistosomiasis	Known as snail fever and bilharzia caused by parasitic flatworms (schistosomes); urinary tract or the intestines may be infected; symptoms include abdominal pain, diarrhea, bloody stool, or blood in the urine
15. Soil-transmittedhelminthiasis	Also known as worm infection; is any macroparasitic disease of humans and other animals in which a part of the body is infected with parasitic worms, known as helminthes such as *Ascarislumbricoides*
16. Cysticercosis	A parasitic tissue infection caused by larval cysts of the tapeworm, *Taenia solium*, the cysts infect the brain, muscles, or other tissues, and cause adult-onset seizures
17. Dracunculiasis	Commonly known as guinea-worm disease; a crippling parasitic disease caused by *Dracunculus medinensis*—a long, thread-like worm; transmitted exclusively when people drink stagnant water contaminated with parasite-infected water fleas

Mycetoma was approved by the 69th World Health Assembly as an NTD on 28th May 2016 based on a proposed resolution. The decision is hinged on a systematic and technically-driven approach which provides some insights in the inclusion of additional diseases to the list of the NTDs.

(Ⅲ) **Social Impact of Neglected Tropical Diseases**

In the Sub-Saharan region, the burden caused by NTDs is enormous such that it is comparable to the effect caused by malaria and Tuberculosis (Hotez et al., 2009). NTDs cause about 534,000 deaths annually in the region and an estimated 57 million disability-adjusted life-years (DALYs) are lost annually, which is the fourth largest disease burden of all infectious diseases (Murray and Lopez, 1996; Hotez, 2009). NTDs has about 23 million healthy life lost which is the highest in Africa (Hotez and Kamath, 2009). NTDs exert great health, social and financial burden on economies of households and governments (Adenowo et al., 2015). About five hundred million poor people who live in Sub-Saharan Africa contribute to the burden caused by NTDs. This is equivalent to 150% of the burden caused by the region's malaria and more than double of the burden caused by TB. The burden resulting from NTDs quantify disability, morbidity and mortality (Murray and Lopez, 1996) which are determined through DALYs—the year that denotes the number of healthy life lost due to premature death or disability.

NTDs generally cause disfigurement and deformation, permanent disablement, impairment of physiological and psychological functions, stigmatization, and social discrimination which have great negative impact on the victim socially, emotionally and mentally. Even stigma which is common among people with leprosy could be dated back as far as olden days to depict a mark of disgrace on the NTD victims. People with NTDs endured torture, maltreatment, stigmatization and execution in some cases, rejection socially and physically (Weiss, 2008). Discrimination and stigma increase NTD victims' susceptibility to ill health and even death. In virtually all the countries of the world both the developed and the developing, the difficulty posed by the disease is borne by defenseless and helpless groups that are mainly endemic in the tropics, who often suffer from other social inequity (WHO, 2017).

The expression of stigma is similar worldwide despite the fact that there are cultural diversities. Effect of stigmatization can be felt in marriage, relationships with others, mobility, leadership position, employability and participation in both religious and social events. It is obvious that gender relations, roles and expectations do have an impact on the depth and detail of stigmatization.

(Ⅳ) Gender Impact of Neglected Tropical Diseases

Women are more affected by the stigma associated with NTDs (Hotez et al., 2009). Due to occupational hazards and exposure to vectors, women tend to be more susceptible to leishmaniasis and trypanosomiasis than their men counterpart. Women tend to suffer more from stigmatization because of complications and consequences manifested due to the infections. Such complications include amenorrhea, dysmenorrhea, infertility and miscarriage due to pressure imposed by the bigotry (WHO, 2010). Women tend to be more affected by NTDs than men in the Democratic Republic of Congo because of their role as a mother and their caregiving role of the sick relatives and family members (Pèpin et al., 2002). Women tend to suffer more from the complications of NTDs especially during pregnancy (WHO, 2010). When it comes to Buruli ulcer, women tend to be more predisposed. Women suffering from schistosomiasis have been found to be more susceptible to HIV. Schistosomiasis being the second most common NTD makes the victim susceptible to life threatening health complications (Norris et al., 2012).

Stigma is experienced in a number of ways such as physical, emotional, psychological and social. Social stigma has economic consequences and also results into hatred towards oneself, self-deprivation, low self-esteem, scared of the illness experience (Goffman, 1963). All the outcomes of stigmatization affect the health sector in various ways. According to Weiss (2008), the ways to address this prejudice include the provision of support to the victims, setting up of rules of law, and challenging sociocultural norms and behaviours through creation of awareness among the population.

(Ⅴ) Economic Impact of Neglected Tropical Diseases

The economic impact of NTDs on endemic populations cannot be overemphasized. It adds to the effect of the disease as marginalized communities are usually the ones affected by NTDs. One of the common characteristics of NTDs is that they afflict the poorest of the poor and seldom affect the high-income earners (Hotez et al., 2006). There is a strong interaction between economic status and risk to NTDs. According to the World Bank, 50% of people that are poorly fed are likely to develop intestinal worm diseases which are usually characterized by increase in gastrointestinal motility causing diarrhea due to poor water, sanitation and hygiene. Over 3 billion USD is lost per annum due to trachoma which is the global leading cause of blindness.

Apart from the health and life expectancy loss due to NTDs, reduction in workforce set in which affect the economic sector of the country. For instance, if the number of people with NTDs increases, the total number of people available to work will be reduced drastically which directly affects the economic status of the region. There is a decline in the productivity, concentration in school is reduced, and high costs for long-term stay in health care institution which further catalyze the cycle of poverty among the population.

Molyneux (2013) documented additional social and economic impact of NTDs. As they are normally treated by traditional herbalists, this brings about inappropriate spending which contributes to the poverty burden of families affected by NTDs. Victims and even some of the household members have little or no opportunity to access good education. When it comes to work, due to disability and deformation, victims cannot engage in farming. These all contribute to the chronic depression among the patients and their households. These aggravate survival in rural environments made difficult by stigmatization. The impact of NTD is not limited to the victim alone but affects across generation. Members of a family withdraw from school due to the economic constraints imposed on the family by the victim of NTD.

(Ⅵ) Control of Neglected Tropical Diseases

Neglected Tropical Diseases are of global concern as their occurrence affects many countries and the control needs global cooperation. The World Health Organization leads in many of the global programs being implemented particularly in Sub-Saharan Africa. Previously, approaches have been to tackle diseases individually until the concept of NTDs came into being. For example, in 1995, the African Programme for Onchocerciasis Control was launched which led to the decrease in the number of infected individuals from 37.9 million in 1995 to 15.4 million in 2011 (Fobi et al., 2015). In 1997, the World Health Assembly called for the elimination of lymphatic filariasis and recognized it as a disease with public health importance. This filariasis control strategy has two components—to stop the spread of infection or interrupt transmission, and to alleviate the suffering of affected populations or controlling morbidity. This WHO-led Global Programme to Eliminate Lymphatic Filariasis envisions to eliminate the disease by 2020. In 2012, during the 65th World Health Assembly (WHA), the body observed that some countries have achieved the control of morbidity due to schistosomiasis and have interrupted transmission. WHA at the same time adopted a resolution to encourage members to intensify schistosomiasis control efforts towards elimination for low transmission countries as the burden of disease remains high.

Present global control programs are now focused on placing together all NTDs under one umbrella such as the End Neglected Tropical Diseases in Africa funded by the USAID. Such programs focus on active government participation, integrating disease control and the delivery of preventive chemotherapy into national strategic plans, collaboration among a wide range of stakeholders, transparency and accountability, data sharing, and co-management of diseases to increase cost efficiencies.

In terms of approaches, generally, soil transmitted helminths and schistosomiasis control are carried out using school-based systems whereas lymphatic filariasis, onchocerciasis and trachoma require community-wide treatment of all eligible populations which are usually the poor. Some countries have adopted maternal and child health days (or weeks) when various endemic diseases are targeted by administration of vaccines, deworming (with various anthelmintics) and vitamin A supplementation. Some of these activities have targeted only pre-school children, but some have included school-aged children as well (Hopkins, 2016).

When it comes to cost-effectiveness of treatment, NTDs are relatively seen as cheap to treat. For example, to treat a child with schistosomiasis will only cost 0.20 USD every year. A single dose of treatment against elephantiasis (lymphatic filariasis) per annum costs 0.03 USD per person while the treatment cost per annum in an endemic population was valued to be equivalent to 2 USD per patient (Norris et al., 2012). One issue in budgeting in these countries is under-appropriation wherein the cost of NTDs is greater than the amount the government allocated on the health sector which was seen among Ashanti Ghanian due to Buruli ulcer thus resulting into cost burden to household member of people affected by the disease (Amoakoh and Aikins, 2013).

Progress in NTD control or elimination in Sub-Saharan Africa has shown varying results.

Some countries in Africa have been benefited from financial and technical support to carry out integrated distribution of drugs over several years by the means of bilateral funding arrangements although implementation of such arrangement has often been coordinated through non-governmental development organizations (Hopkins, 2016). On the other hand, drugs donated by pharmaceutical companies have low coverage intensity. In 2012, only 3% of the population at risk and the victim were reached (WHO, 2017).

(Ⅶ) Challenges and Prospects

NTDs are a global challenge affecting billions of the world's poorest particularly those from Sub-Saharan Africa. They are a challenge to global health because one of the aims of global health is to ensure equity in health access particularly by the poorest among the poor. The intervention of various organizations, companies, NGOs and governments are commended but more needs to be done so as to ensure complete eradication of these diseases. More innovative initiatives should be encouraged to help millions of individuals affected and to address the stigma that they suffer. There is a need for intersectionality of actions because the impact of NTDs is multifaceted in which most of the time it is often missing when policies about health are made. To achieve success in these programs, it requires scaling up, close monitoring, frequent evaluation, operational research, internal technical support and documentation of the success. Advocacy, awareness and research are required to ensure the recognition of these various poverty-related diseases.

Ⅲ Questions

1. Describe the reason why the word 'neglected' is used in NTDs. Why do NTDs affect more the poor than the non-poor?
2. Suggest some solutions on how to address NTDs at the global level.
3. Identify key stakeholders and their roles in the control and prevention of NTDs.

(Don Eliseo Lucero-Prisno Ⅲ　Adebisi Yusuff Adebayo　Blaise Ntacyabukura　Xu Lin)

第二章　非传染性疾病与全球健康

第一节　世界卫生组织慢性非传染性疾病的防控策略及目标

一、案例介绍

2010年12月27日,网络知名"抗癌日记"的女主人——复旦大学的女博士被诊断为乳腺癌晚期。由于癌症晚期伴骨转移,她只能选择化疗。而化疗药物25 000元一支,每21日一个疗程;1万多元一盒的药,只能维持一个疗程14日的治疗需要,她的家庭全力以赴,卖掉了两套房子,希望能挽救她的生命。然而,2011年4月20日凌晨3:00,32岁的患者仍然不幸去世了,微博上的"生命日记"成为永恒的记忆:此前她历经海外留学的艰辛,成功获得了硕士、博士学位;刚刚工作,就拿到了4个研究课题;不仅有了幸福的另一半,还有了一个可爱的儿子,却在癌症面前永远倒下了!这样的悲剧仍然在世界各地持续发生……

目前,全球癌症死亡人数占总死亡人数的近1/4,每年约有880万人死于癌症,而且每年还有1400多万新发癌症病例,预计到2030年这一数字将增加到2100多万。另外值得注意的是,除了癌症,其他的慢性非传染性疾病的发病率也在不断增加。世界心脏联盟统计显示,每年死于心脑血管疾病的人数高达1500万人左右,预计到2020年心血管病死亡率将增加50%;心血管疾病已成为人类死亡威胁的第一大杀手。世界卫生组织发布的"全世界脑血管病死亡地图"显示,中国是脑血管病死亡率最高的国家。目前,中国心脑血管疾病患者已经超过2.7亿人,每年新发病例在250万以上,平均每12s就有一人发病。除肿瘤和心血管疾病外,慢性呼吸系统的疾病也成为一个主要的死亡原因。2017年,世界卫生组织的报告显示,慢性阻塞性肺疾病(COPD)是全球第四大死亡原因,《柳叶刀·呼吸医学》杂志的统计数据表明,大约320万人死于慢性阻塞性肺疾病。

上述与慢性非传染性疾病相关的案例及数据引起了国际社会的极大关注——随着城市化、工业化进程的加快,人类生活方式的显著变化,目前慢性非传染性疾病已经开始成为威胁人类健康的首要病因,成为国际社会重要的公共卫生问题,是死亡和疾病负担的主要缘由。

二、案例分析

(一)背景知识

慢性非传染性疾病,是肿瘤、心脑血管疾病、糖尿病、慢性阻塞性肺疾病、骨质疏松症、神经精神病、慢性牙病(龋齿、牙周病)、慢性肝肾疾病、良性前列腺增生、慢性骨关节病和先天异常等疾病的总称。常见的非传染性疾病主要包括癌症、心血管疾病、慢性呼吸道疾病及糖尿病等4大类疾病。非传染性疾病具有发病率高、易复发、伴有严重并发症和预后差等特点。世界卫生组织的统计报告显示,慢性非传染性疾病已经成为导致人类死亡、威胁人类健康的首要疾病,占年度死亡总人数的63%。例如,2012年,全球共3800万人因非传染性疾病死亡,占总死亡人数的68%。而心脑血管疾病导致1750万例死亡,占所有慢性非传染性疾病的46%;

其次依次为肿瘤、慢性阻塞性肺疾病和糖尿病，这4种疾病导致非传染性疾病死亡数高达82%。全球非传染性疾病的发病率不断增高，已成为一个重要的公共卫生问题。据中国统计数据显示，2013年非传染性疾病导致的死亡占全部死亡数的比例已经达80%以上。在中国，每年有超过300万人在70岁之前死于心血管疾病等非传染性疾病。根据2013年全球疾病负担研究结果，中国1990年死于慢性非传染性疾病的人数为594.4万，2013年增至791.6万，增幅达33.5%。可见，不论是中国还是国际社会，非传染性疾病目前已经成为人类疾病死亡的主要原因。

（二）影响因素

非传染性疾病的影响因素主要包括遗传因素、行为因素、精神因素、环境因素和代谢性危险因素等。遗传因素与遗传基因的变异有关。精神紧张、情绪激动及各种应激状态都会增加慢性非传染性疾病的发病概率。环境中的病毒感染、自身免疫缺陷、化学毒物接触等因素，也可以是其发生的危险因素。全球代谢性危险因素包括高血压、超重/肥胖、高血糖和高脂血症。随着人类生产力的迅速发展，人们的饮食习惯转向高脂和高糖的食物，高科技又导致人们的工作和生活包含的体力活动越来越少，这些因素对人类健康的威胁却在不断加大。世界卫生组织认为，必须倡导通过健康的生活方式来降低可预防的威胁健康的因素，如限制烟草使用、防止缺乏运动、限制酒精过量摄入，预防不健康饮食的措施，降低人们死于非传染性疾病的风险。

（三）防治措施

1. 健康教育是基础　慢性非传染性疾病发生的主要因素之一是不良的生活方式。减少慢性非传染性疾病的一个重要方式是健康教育。通过采取积极的健康教育可以用较低成本来降低慢性非传染性疾病的发病率。缺乏运动使高血压、高胆固醇血症、超重、肥胖、慢性糖尿病等发病率都明显增高，这些疾病是慢性非传染性疾病发生的极重要的危险因子。特别是由于慢性非传染性疾病的发生与发展过程比较缓慢，通常没有明显的躯体不适，加上人们对健康认知的有限性，常常忽略不良生活方式所造成的不适感觉而导致疾病的产生和发展。所以加强居民对不健康饮食习惯、生活方式的认知及管理，加强体育运动，从生活方式上控制高血压、高胆固醇血症、超重、肥胖等危险因素，可以有效控制慢性非传染性疾病的发生。利用多元化的媒体渠道广泛宣传慢性非传染性疾病的防治知识，促使人们自觉养成良好的健康行为和生活方式，科学搭配膳食，积极开发推广健康食品，宣传吸烟、过量饮酒的危害，树立健康的心态明显有利于慢性疾病的防控。研究表明：健康教育对慢性疾病（冠心病）患者饮食、吸烟及运动有明显积极的影响，大大提高了他们对于医生提出的吸烟、饮食、治疗等建议的依从性。

2. 医疗防治是措施　慢性非传染性疾病防治主要包括预防和医疗两部分，目前已由重治疗向防治结合方向转变。在防治方面可以通过干预措施对慢性非传染性疾病达到早期发现和及时治疗的目的。例如，通过早诊断、早治疗、降低发病率、病死率和病残率实现慢性非传染性疾病的防治目标，对血压升高、血糖升高、胆固醇升高和超重、肥胖等主要生物危险因素和烟草使用、不健康饮食、缺少体力活动及过量饮酒等主要行为危险因素，实施有效干预。慢性非传染性疾病治疗的特点：病程长，治疗具有非迫切性；治愈后发展的不确定性；"因症就诊"的普遍存在，即只有在出现明显症状时才去就诊，病情好转就停止治疗。事实上从医学的角度来看，及时治疗和长期治疗是慢性非传染性疾病防治的最佳选择。早期和正确的治疗可降低由慢性非传染性疾病的并发症带来的更加昂贵的负担。从政府方面来看，其对策是通过制订有效的公共卫生政策、健全医疗卫生条件、普及卫生常识等，可以取得非传染性疾病防控的最佳效果。

在全球化的背景下，政府重视程度及各国发展水平的差异，导致不同国家的社区卫生体系建设处于不同阶段。在中国，慢性非传染性疾病防治费用占总医疗费用的80%。基于2006年和2009年中国健康和营养调查的数据发现，慢性非传染性疾病患者医疗服务的状况受诸多因素影响，许多患者没能得到基本的护理和治疗。在这一方面，政府应加强健康知识的教育，完善慢性非传染性疾病防治措施，鼓励保健服务的利用，以达到控制慢性非传染性疾病患者病情和有效减少长期医疗服务利用及费用的目标。

3. 医疗保险是保障　医疗保险就是当人们遇到疾病或意外伤害时，由国家或社会提供医疗服务或经济补偿的一种社会保障制度。医疗保险制度通常由国家立法强制实施，费用由用人单位和劳动者共同缴纳，医疗费由医疗保险机构支付，以实现为被保险人提供保障的目的。由于慢性非传染性疾病的病程治疗周期长，疾病负担重，恢复缓慢甚至可能反复发作，导致患者经济压力巨大。一般而言，因经济原因将慢性非传染性疾病纳入医疗保险作为保障的比率较低，发展中国家防控非传染性疾病的能力较低；而发达国家将非传染性疾病服务纳入保险范围的可能性是发展中国家的4倍。这就使医疗保险覆盖面不足的国家获得非传染性疾病的基本干预措施的人数明显下降，不利于慢性非传染性疾病的防治。因此，医疗保险制度对慢性非传染性疾病患者获得医疗服务需求具有非常重要的作用，是保障慢性非传染性疾病患者获得医护治疗的经济基础，可以大大释放他们对于医疗服务的需求，是达到良好的防控和治疗效果不可或缺的手段。

（四）世界卫生组织的应对策略和目标

世界卫生组织先后制订了一系列的防控策略应对不断上升的慢性非传染性疾病的患病率和死亡率，特别是高昂的医疗费用造成社会成员的经济负担。1978年以来，全球慢性非传染性疾病防控相关政策与策略按不同发展时期的主要内容及特征，可以分为以下三个阶段。

1. 发展初级卫生保健为主导的阶段（1978～1996年）　1978年，世界卫生组织在国际初级卫生保健大会上发表了著名的《阿拉木图宣言》，明确提出了"2000年人人享有卫生保健"的目标，并在全球范围发起公共卫生运动。1986年，在加拿大渥太华召开的第一届健康促进国际会议上，发表了具有里程碑意义的《渥太华宪章》，首次提出健康促进的概念，为发展初级卫生保健明确了基本的方向。

2. 发展全球防控战略为主导的阶段（1997～2014年）　1997年，世界卫生组织提出防控慢性非传染性疾病的重点是预防，将控制吸烟、有害饮酒、不合理饮食、体力活动不足等措施作为主要干预内容。2000年，第53届世界卫生大会通过了防控慢性非传染性疾病全球策略的WHA53.17号决议，确定通过监测、健康促进和加强卫生保健等方式实现防控慢性非传染性疾病的全球策略。2000～2007年，世界卫生组织制订了针对慢性非传染性疾病各种危险因素的战略、框架和行动计划，各国针对主要危险因素也先后制定了一系列具有循证依据的干预策略和措施，包括控烟、饮食与身体活动干预、限酒等。世界卫生组织和国际抗癌联盟基于全球癌症发病率和死亡率急剧上升的情况，于2000年在巴黎召开了世界肿瘤高峰会议。该会呼吁建立肿瘤科研的国际性合作，号召动员全社会的力量参与肿瘤的预防及治疗，签署了《巴黎抗癌宪章》，规定每年的2月4日为世界癌症日，在世界范围内同步开展肿瘤防治的科普、康复宣传等工作，以有效防治肿瘤等慢性非传染性疾病对人类健康的损害。

3. 推进全球可持续发展目标为主导的阶段（2015年至今）　自2000年世界卫生组织通过《预防和控制非传染性疾病全球战略》以来，世界卫生组织通过了一系列与非传染性疾病控制相关的决议，其中最为重要的是在2013年5月世界卫生组织通过的《预防控制非传染性疾病全球行动计划（2013—2020）》的决议中，明确提出了预防和控制非传染性疾病的主要工作目标，即：

（1）加强倡导和国际合作，在全球、区域和国家层面的发展目标中提高对非传染性疾病的重视。

（2）加强多部门行动和伙伴关系，促进对非传染性疾病预防控制的应对。

（3）减少可改变的非传染性疾病危险因素和潜在的社会决定因素。

（4）通过初级卫生保健服务和全民健康覆盖，加强和重新调整卫生系统，开展慢性非传染性疾病防控。

（5）开展高质量的慢性非传染性疾病防控研究与开发工作。

（6）监测非传染性疾病流行趋势和决定因素，评估防控效果。

2015年9月，后千年目标在各国发布，2030年可持续发展议程宣布17个可持续发展目标及169个相关具体目标。其中特别提出：到2030年时，通过预防与治疗，促进精神健康与安康，将慢性非传染性疾病导致的过早死亡减少1/3。可持续发展目标提出了多个将影响各国政府的可量化和测量的目标，非传染性疾病是影响可持续发展的重大挑战。这一阶段强调慢性非传染性疾病防控的政府职责、推进全球可持续发展的目标，全球慢性非传染性疾病工作跨入了新的历史时期。

世界卫生组织的工作目标为非传染性疾病的全球防控指明了方向，各国均承诺必须预防和治疗非传染性疾病，非传染性疾病的控制将开启人类健康发展的新篇章。开篇中女博士这类患者的悲剧将不会重演，最终将消失于人类科技与医疗卫生管理的创新中。

三、思 考 题

1. 当今社会，慢性非传染疾病的患病率不断上升，你认为影响慢性非传染性疾病的因素有哪些？

2. 世界卫生组织通过了哪些决议以预防和控制慢性非传染性疾病？世界卫生组织的防控策略将如何影响慢性非传染性疾病的发病率？

（梁小尹　李　艳　杨子嘉　李佳迅）

第二节　中、印农村资源匮乏地区心脑血管疾病防控的实践

一、案 例 介 绍

心脑血管疾病是指与心脏或血管相关的疾病，又称为循环系统疾病。常见的心脑血管疾病有冠心病、心肌病、心脏病、脑卒中、周围动脉阻塞性疾病等。心脑血管疾病给患者造成极大的医疗负担，是全球最常见的死亡原因之一。据世界卫生组织估计，2012年全球共有1750万人死于心脑血管疾病，其中超过80%发生在中、低收入国家。

在中国和印度，心脑血管疾病造成的疾病负担同样严重。高血压、吸烟、高盐饮食习惯等高危因素在当地流行。调查显示，中国西藏自治区（后简称西藏）的农村地区，15岁以上人群的高血压患病率达到14.9%。部分地区40岁以上的人群高血压患病率甚至高达55.9%。印度法里达巴德市区贫民区的高血压患病率也达到了16.5%。虽然当地高血压的患病率高，但是患者却很少服用降压药物。

目前,国际研究已经证明了一系列心脑血管疾病干预措施的有效性,如健康生活方式干预、药物干预等。但是,中、低收入国家医疗资源匮乏地区的财力和人力等往往是有限的,甚至是不足的。所以,在选择干预措施的时候,需要考虑更多的因素,如国家政策因素,当地近期和远期的疾病负担状况,干预措施的公平性、可行性及成本效益问题等。

高危人群策略,就是一种成本效益很高的干预方法,即筛查并管理心脑血管疾病的高风险人群,预防或者推迟心脑血管疾病的发生。基于这种策略,我们设计并开展了一项名为心脑血管疾病高危患者实用标准化防控干预(simplified cardiovascular management program,SimCard)的研究。该研究以最新的临床指南为依据,采用简化、本土化、低成本的管理方案,动员当地村医和社区卫生工作者,帮助资源匮乏地区的心脑血管疾病高危患者管理健康,预防心脑血管疾病的发生。

2012年1月,项目正式在中国(西藏的工布江达县、林周县)和印度(哈里亚纳邦的巴拉噶合区)两个国家启动,并开始纳入心脑血管疾病的高风险患者,进行为期一年的干预管理。根据基线调查,被纳入的高危患者的高血压患病率高达77%(中国)和75%(印度)。2014年3月,项目完成了对所有患者的干预和随访。评估显示,这套管理方式是可行的,得到了村医和患者的普遍好评,并且使患者遵医嘱服药率等指标显著上升和血压水平(收缩压)显著下降。

二、案例分析

(一)背景知识

1. 社区卫生工作者 是来自于社区,接受过基本医学训练,并向社区提供医疗服务的人。中国很早就出现了社区卫生工作者这种医疗服务模式的雏形。20世纪30年代,河北的定县开始试验性地培训一些村卫生工作者。他们的主要任务有记录患者健康信息、处理简单的疾病、提供预防接种及转诊服务。中华人民共和国成立之后,出现了一些未经正式医疗训练、仍持农业户口、"半农半医"的农村医疗人员,被称为"赤脚医生"。他们多来自于"医疗世家"或从初、高中生和知识青年中被挑选出来进行短期培训。赤脚医生为解决当时中国农村地区缺医少药的燃眉之急做出了积极的贡献。由于社区卫生工作者既可以是基层医生,又可以是热心的社区群众。灵活的纳入标准使得这个群体的范围异常广大,可以弥补部分地区医疗人力资源不足的问题。

2. 疾病的三级预防 疾病的预防分为三级。一级预防是指在疾病发生之前,针对其危险因素采取干预措施。降低危险因素的暴露水平,改变不健康或者不安全的行为习惯,增加机体对于疾病的抵抗力等,都属于一级预防的范畴。二级预防是指在疾病发生后,采取措施防止或减缓疾病发展,减少疾病对机体功能的影响。早发现、早诊断、早治疗属于二级预防的范畴。三级预防是指在疾病发生后,采取措施防止伤残,促进功能恢复,提高生存质量,延长寿命,降低患者病死率。康复治疗属于三级预防的范畴。

3. 心脑血管疾病的预防 心脑血管疾病的危险因素主要包括三类。第一类是不可改变的危险因素,它们包括年龄、性别、种族、家族史等。医务人员可以依据这些信息,来确定高危人群。第二类是可改变的行为危险因素,包括吸烟、酗酒、不健康的饮食习惯、缺少运动的生活方式等。需要采取相关的行为干预措施或者相关的政策来引导不健康行为的改变。第三类是可以通过服用相关药物来控制在安全水平范围内的生理危险因素,它们包括高血压、高血脂、糖尿病等。患者需要遵从医嘱,按时、按量服用药物。

据估计，90%的心脑血管疾病是可以预防的。心脑血管疾病的一级预防主要包括两种策略：全人群干预与个体干预。全人群干预的对象是整个人群或者社区，如施行全面的控烟政策；增加高脂、高糖和高盐食物的税收；铺设人行道和自行车道，以增加居民运动量；倡导减少酗酒行为；向在校学生提供健康的膳食。个体干预的对象则是心脑血管疾病总风险处于中位或高位的人群，或者单一危险因素超过正常阈值的人群（如糖尿病、高血压和高胆固醇血症）。全人群干预比个体干预更加符合成本效益，且具有大幅降低心脑血管事件的潜力。该方法在资源匮乏环境的初级保健工作中更具可行性，即便是非专业的卫生工作者也可以执行类似的干预措施。

对于已经患有心脑血管病的人群，需要积极开展对应的二级预防，防止疾病的复发。心血管疾病常见的药品有阿司匹林、β-受体拮抗剂、血管紧张素转换酶抑制剂、他汀类药物等。

（二）干预特点

本案例所介绍的项目结合以上背景与现状，开发出一套具有以下主要特点的干预方案。

1. 依托社区卫生工作者 在医疗资源匮乏、贫困落后的地区，专科医生的数量处于短缺状态，而且他们的工作量长期超负荷，依靠他们来实施心脑血管疾病的防控方案，显然不能长期地维持下去。相比起专科医生，由村医和社区卫生工作者来进行心脑血管疾病的防控，则具有特殊的优势。他们生活在村里或社区里，无论是对村子或社区的各方面状况，还是对村民或社区群众，都有着深入的了解。同时，他们也具备一定医学常识，更容易接受并且理解心脑血管疾病防控的意义和具体干预内容。

2. 对临床指南做出适合当地情况的简化 在干预内容上，根据心血管疾病临床指南并针对中、印两地心脑血管疾病相关的危险因素，将心脑血管疾病的防治管理内容简化为"2+2"模式，具体包括两项健康生活方式干预（戒烟和减盐）和两种处方药干预（低剂量降压药和阿司匹林）。中国的降压药为氢氯噻嗪，每日12.5mg；印度的降压药为钙离子阻滞剂，每日2.5mg或5mg。阿司匹林的推荐剂量为每日75～100mg。这些药品都是安全、低成本，且在当地易获得的。

另外，干预措施的设计也参考了当地的文化特色。例如，藏族群众普遍使用藏药，对西药的顾虑较大。为此，我们专门制作了印有相应健康教育内容的日历和保温壶，消除他们对西药的顾虑。藏族群众有饮用高盐酥油茶的习惯，因此在健康教育的材料中，也特别提到在煮酥油茶和烹制肉类的时候需要注意少放盐。同时，所有健康教育材料都以藏语配以符合文化的图片。在项目实施的过程中，村医们向人们提供健康生活方式建议时，也在努力使用浅显易懂的描述，如"每日吃的盐不超过6g，少于一个啤酒瓶盖的量"。

3. 社区卫生工作者的培训和绩效机制 除了简化干预内容和调整实施方案外，对社区卫生工作者进行充分的培训，并提供相应的技术支持也是非常关键的。在干预实施之前，所有干预组的村医和社区卫生工作者会接受为期1日的系统培训。培训之后，他们会得到一份本社区高危患者的名单。这些村医和社区卫生工作者们每个月都需要对自己所管理的高危患者做一次随访。随访可根据需要，在村卫生室或者乡村中心聚集地或者居民家中进行。随访的内容包括筛查新的症状、疾病和不良反应，测量血压，提供生活方式咨询，以及在必要的时候，给患者开一到两种低剂量降压药和（或）阿司匹林。这些村医和社区卫生工作者们会在每3～4个月定期接受新的培训。

在持续时间为1年的研究干预中，对中、印两国村医和社区卫生工作者设置了相应的报酬奖励机制。在中国，干预措施中包括了对社区卫生工作者的绩效反馈和绩效奖励机制；在印度，社区卫生工作者的报酬则是固定的。中国社区卫生工作者在整个研究期间的报酬约为400美元，而印度约为500美元。

4. 借助智能手机等科技手段　如今手机在中国和印度非常普及。为了给村医和社区卫生工作者提供相应的技术支持，我们利用了智能手机应用程序为他们提供电子化临床决策支持，称为基于手机的电子决策支持系统（smartphone-based electronic decision support system，EDSS）。该系统可以支持社区卫生工作者对心脑血管疾病高危人群进行疾病和生活方式的管理。在这个系统中，村医和社区卫生工作者可以随时查看患者现阶段的生活习惯、血压情况、用药情况、既往病史、新发状况、禁忌证和副作用等。该系统的界面清晰，操作简单实用，对村医和社区卫生工作者的帮助很大。而研究小组也可以通过EDSS及时地得到反馈信息，进行质量控制和主要指标的监测。

（三）干预实施

项目选点位于西藏的工布江达县、林周县与印度哈里亚纳邦的巴拉噶合区。项目点的纳入标准包括：①心脑血管疾病负担严重；②医疗资源匮乏；③现有的村医或者其他有资质的人员可以经过训练后完成干预任务；④当地政府支持。最终，在西藏地区选取了27个村，在印度选取了20个村，并以村为单位随机化分配干预组和对照组。

项目的干预对象为心脑血管疾病高危人群。被纳入者的年龄必须大于40岁，并且自述曾有以下任何一项特征：①冠心病病史；②心肌梗死病史；③糖尿病病史；④收缩压大于160mmHg。排除标准包括：①有严重的心脑血管疾病并发症，基层医疗人员无法管理；②有恶性病征或对生命有危险的疾病；③长期卧床；④目前正在参与其他的临床实验；⑤一年内，不能在当地居住超过8个月。通过调查问卷和血压测量的方法来对当地居民进行高危患者的筛查。最终，47个村共有2086名患者被确认为心脑血管疾病高危患者而被纳入本项目。干预组有1095名高危患者，对照组有991名高危患者。其中，88%的患者完成了所有的随访。干预组（12.1%）和对照组（12.6%）患者的失访率相近。此外，从各项基线指标（年龄、性别、受教育程度、腰围、体质指数、运动频率、吸烟状态及病史）来看，中国的干预组和对照组的患者没有显著差异。但是，印度的干预组和对照组的患者之间，冠心病史（$P<0.001$）和糖尿病史（$P=0.004$）有显著差异。

（四）干预定量评价

在干预前，所有被纳入实验的高危患者都填写了基线调查问卷。问卷内容包括人口学特征、生活习惯、医疗护理、药物使用情况等。在干预后，采用同样的问卷再次调查参与者。此外，还测量了参与者的身高、体重、腰围和血压。

最终发现，中、印两国干预组高危人群的服药率有明显升高，相较而言对照组高危人群的服药率变化则不明显（图2-1）。统计学检验显示，两国干预组和对照组的服药率的升高有显著差异。中国干预组和对照组高危人群的平均收缩压下降的组间绝对差值为–4.1mmHg，且组间下降差异显著（$P=0.006$）；但是印度的组间平均收缩压下降的绝对差值仅为–0.8mmHg，组间下降差异不显著（图2-2）。两国家干预组高危患者的随访率均有所提升（图2-3）。统计学检验显示，中国的组间升高差异显著（$P<0.001$），印度的组间升高差异不显著（$P=0.20$）。

（五）干预定性评价

除了对项目进行定量评估，还在干预完成后选取了包括接受干预的心脑血管疾病高危人群、当地村医、当地项目协调员及县级官员在内的特定的人群进行了采访与定性评估。

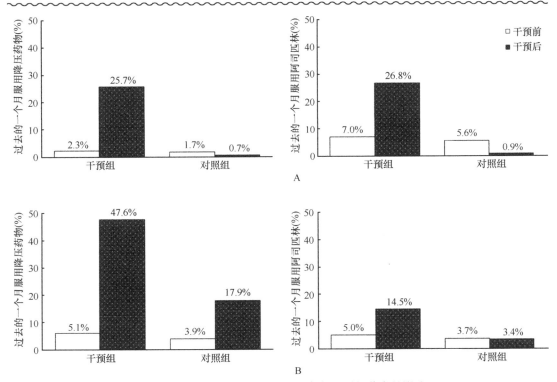

图 2-1 简化心脑血管管理项目对高危人群服药率的影响
A. 中国；B. 印度

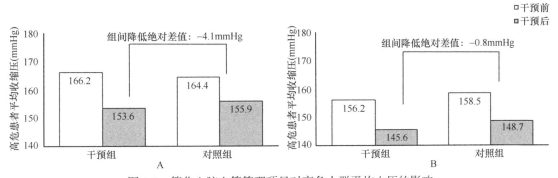

图 2-2 简化心脑血管管理项目对高危人群平均血压的影响
A. 中国；B. 印度

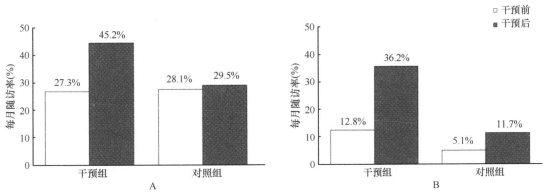

图 2-3 简化心脑血管管理项目对高危人群随访率的影响
A. 中国；B. 印度

1. 总体评价　所有受访的心脑血管疾病高危患者对此次的项目均表示肯定。大多数受访者表示这样的项目很有用,应该持续进行下去。例如,其中一位受访者提到,"提供的治疗对我很有效,我的血压比之前低了",又如"我希望这个项目能够继续进行下去"等。受访的村医也对这次的项目表示了充分的肯定,如"这个项目不仅仅获得了患者的称赞,还给我带来了成长的机会。我对自己能够为村民提供服务而感到自豪"及"这个项目帮助我提高了我的专业知识。我希望这个项目会继续下去"。

2. 干预内容评价　一部分受访的高危患者(39%)表示在药品的选择上,更偏向传统藏药,但是也有一部分的受访者(28%)认为西药疗效更好。大多数受访者(80%)表示健康教育材料对于他们的认知与提醒非常有帮助。例如,"我觉得这个(宣传教育海报)非常好。即使我不识字也还是可以从图片了解到知识"和"贴在墙上的宣传海报可以提醒全家人注意(减少盐的摄入)"。

受访的村医均表示他们在定期随访的过程中使用了EDSS。村医对该系统的评价平均为4分(1分表示完全没有帮助,很累赘;5分表示很有帮助,很大地促进了工作)。然而有村医也表示在使用智能手机的过程中遇到了一些问题。这些问题主要集中在手机信号和使用的界面语言。例如,"如果是翻译(成藏语)就更好了,因为我的普通话水平不高""因为信号不好,在上传数据的时候经常会出现问题"和"因为信号差,我经常不能按照要求及时上传数据"。

3. 干预的依从性　对于患者而言,虽服药率有明显的改善,但是对于西药的抵触情绪仍然存在。主要原因还是文化宗教信仰及对于副作用的担忧。例如,"我觉得藏药对于慢性非传染性疾病来说比较有效""我自己停药是因为我从其他村民那里听说(西)药有很严重的副作用"和"我生病的时候只会吃藏药"。所有的受访者都表示自己在准备食物和饮料的时候努力减少盐的摄入。例如,"我知道每日最多吃6g盐""我在煮酥油茶的时候少放了很多盐"和"我之前每日都喝很多酥油茶,但是现在我改喝白开水了"。但是有部分受访者表示很难减少盐的摄入,因为"放少了盐的食物很难吃"及"(少放盐的食物)没有味道"。

从村医的角度,所有的村医都按照本次研究的干预措施标准,向这些高危人群提供了生活方式建议,包括"每日吃的盐不超过6g,少于一个啤酒瓶盖的量""把宣传海报挂在厨房的墙上"。村医们均按照药物管理计划向患者提供药物的建议剂量及副作用的相关信息。

4. 实施过程中的阻碍和促进因素　本次项目的成功实施离不开当地政府的支持和基层医疗卫生人员的配合。在中国农村地区,村医作为基层医疗卫生的主力军,并作为国家基本公共卫生服务的主要提供者,在很大程度上确保为当地心脑血管疾病高危人群提供长期持续的疾病管理和咨询,也保障了本次项目持续有效地开展。

虽然所有受访的村医都表示该项目是可行的并且可推广到西藏的其他地区,但他们同时也指出,交通是本项目推广的一个主要阻碍,尤其是要推广到一些偏远的地区。另一个困难在于不同地区政府对该类项目的支持力度可能不同。如果缺乏政府支持,那么项目的实施将会面临许多阻碍。其他的困难包括"村医的受教育程度低""没有足够的人手"等。

(六)影响与小结

很多发展中国家都面临着多方面的卫生经济负担,包括存在已久的传染病负担、正在快速增长的慢性非传染性疾病负担、不健全的医疗卫生系统等。虽然许多国家出台了慢性非传染性疾病的临床指南方案,但是如何把指南转变为基层常规的临床操作仍很困难。针对这些疾病负担高,医疗资源匮乏的地区,亟须成本效益高、可行性高并且符合当地文化特色的健康干预项目。本项目考虑到心脑血管疾病预防和管理的几个关键之处,并为以后类似项目的设计提供了一个参考的架构。这几个关键点包括：干预的有效性，成本的合理性，用药的安全性；根据当地的文化和生活习惯，调整干预方式；提高社区卫生工作者的参与度；提供手机端的电子化临床决策支持技术。在项目开展后，当地心脑血管疾病高危患者的用药率得到了显著的提高，但是生活方式的改变却不明显。项目的结果为：提高基层医疗卫生服务是有效的；低强度的干预措施对生活方式的改善不大；项目往往需要根据当地的实际情况来改变既定的干预设计。这种简化的心脑血管管理方案，具有很大的发展潜力，可以被推广到中国和印度的其他地区，以及其他的国家。同时，也需要归纳总结心脑血管疾病高危患者管理模式中的核心要素，并找出在更多的地方实践与推广的有效途径。

三、思 考 题

1. 简述在慢性非传染性疾病防控中，高危人群策略与全人群策略的优缺点与成本效益。
2. 讨论利用移动通信技术来辅助开展心脑血管疾病防控的各种可能的具体措施与前景和在不同地区推广的可行性。
3. 从本案例中学习到哪些应对心脑血管疾病的干预措施可以应用到全球非传染性疾病的防控中？

（陶炫辰　黄文婷　田懋一　阎丽静）

第三节　全球行动"一起来聊抑郁症"

一、案 例 介 绍

2017年2月，台湾26岁才女作家林奕含所写的小说《房思琪的初恋乐园》出版，书中13岁的主人公房思琪曾遭补习班名师诱奸，导致内心抑郁。2017年4月27日，林奕含被发现于自家卧室上吊自杀身亡。林奕含曾在书中这样介绍自己，"所有的身份里最习惯的是精神病患者……"。林奕含毕业于台南女中，曾以满分考取台北医学大学医学系，开学后仅仅2周却休学回家，之后重新考上台湾政治大学中文系，但3年后再度休学。林奕含在访谈时提及，高中时被诊断为重度抑郁症，10年前开始在精神科接受固定治疗。大学期间抑郁症恶化，曾3度试图自杀未果，饱受疾病折磨成为她屡屡不能完成学业的原因。林奕含死后，其父母发表声明称，该小说以林奕含自己为原型，故事中房思琪的悲惨遭遇是她的亲身经历。患有深度抑郁的她在成长过程中因身边缺少良好的社会支持、积极的应对、良好的榜样及认知的正确改变，最终在小说发表后数月内，以悲剧收场。

林奕含个人的悲剧只是全球数以万计抑郁症患者中的一个典型案例。近年来，精神心理方面疾病在全球发病率不断攀升。世界卫生组织数据显示：目前全球有3亿多人罹患抑郁症，在2005~2015年的10年期间，全球抑郁症患病人数增加15%。来自英国的马克（Mark Haddad）等在2011年出版的 *Fast Facts：Depression* 一书中预测，到2030年，抑郁症将是致残的首要原因。心理健康成为全球健康领域值得关注的又一个焦点。

二、案 例 分 析

（一）背景知识

1. 疾病概况　根据美国精神医学学会出版的《精神疾病诊断与统计手册》（第4版）（*the*

Diagnostic and Statistical Manual of Mental Disorders，DSM-Ⅳ），抑郁症是一类具有生理和心理后果的重大精神疾病，是心境障碍（又称情感性精神障碍）的主要类型。抑郁症具有生理易感性基础，又受到外界环境的相互作用，临床特征以显著而持久的心境低落为主，其他表现包括思维迟缓、意志薄弱、食欲减退和睡眠障碍等。

2. 发病机制与诱因 抑郁症作为一类精神疾病，它的产生不仅仅与心理和社会的因素有关，同时许多生物学基础、生物、心理与社会环境等诸多方面因素都影响抑郁症的发病过程。性别、年龄、种族、婚姻、社会环境、经济状况、文化程度、生活事件和应激等因素被证实与抑郁症的发病都有关联。发病机制与诱因主要分为以下几个大类。

（1）生活事件：儿时及成年期遭遇的应激性事件，如精神虐待、身体虐待、性虐待和自然灾害。

（2）个体性格：抑郁气质及内向自闭性格。

（3）性别认同与性行为：性别认同或性取向的影响（如同性恋者）。

（4）医疗因素：药物及药物滥用问题，近期研究证实早期的药物滥用与生命中晚期发展为抑郁症的风险增加有关。

（5）物质诱导因素：乙醇、镇静剂（如苯二氮䓬类药物）、阿片类物质（如部分止痛药和海洛因）、兴奋剂（如可卡因）、致幻剂和吸入剂等均可引起或加重抑郁症。

（6）非精神疾病因素：如继发于感染性疾病、免疫调节异常、营养缺陷、神经系统疾病和生理性疾病因素，生理性疾病因素包括激素水平改变（如妊娠）、艾迪生病（Addison 病）、库欣综合征、甲状腺功能减退、莱姆病、多发性硬化、帕金森病、慢性疾病疼痛、脑卒中、糖尿病和癌症等。

（7）精神病综合征：创伤后应激障碍并发抑郁。

（8）生物学理论：许多研究鼓励倡导寻求抑郁症的生化来源，而不是单单强调心理或情境的原因。有关抑郁症的生物学基础的研究发现，基因、昼夜节律、单胺类神经递质、神经回路、脑区病变、神经可塑性改变、炎症和氧化应激等可能都与抑郁症发病相关。

3. 主要表现与症状 抑郁症一般表现为单次或反复多次的抑郁发作，抑郁症依据症状的数目和严重程度，一般分为轻度、中度或重度。轻度抑郁发作者并未完全丧失活动能力，仍能从事基本的日常工作和参与社会活动。重度抑郁发作的患者可能被迫中断正常工作及社会活动，严重者失去生活自理能力。

抑郁症有典型而独特的症状和表现，在经历抑郁症时，不同个体在同一时期或同一个体的不同时期表现出的症状也有差异，主要症状包括：①睡眠障碍，早醒，醒后不能再入睡，或入睡困难，睡眠不深。但有小概率出现睡眠过多；②精神障碍，精神运动迟缓或容易激动，伴焦虑可出现坐立不安等异常的躯体动作症状；③食欲障碍，食欲减少或增加，体重短时间内改变（减少或增加）；④注意力集中困难；⑤易感疲劳；⑥悲观低落，自怨自艾，抑郁有晨重夜轻的节律变化；⑦活动减少或意志活动减退，行为缓慢、被动、疏懒、孤立、回避社交、闭门独居，重者可发展成为"抑郁性木僵"；⑧自我评价降低，有内疚感、无用感、无望感、无助感和无价值感；⑨自杀念头；⑩产生罪恶妄想和疑病妄想；⑪认知功能障碍，学习困难、沟通障碍、空间知觉减弱、眼手协调及思维能力等均减；⑫出现幻觉或伴有消极自杀的观念或行为。

4. 诊断与量表 抑郁症的诊断主要根据患者的病史、临床症状、病程及体格检查和实验室检查，典型病例诊断一般不困难。目前国际上通用的诊断标准有 ICD-10 和 DSM-Ⅳ，中国国内主要采用 ICD-10。

相比于医疗保健人员的专业诊断，他评或自评量表在诊断抑郁症的范围有着突出的优势，并且被医学界广泛运用。自 1960 年汉密尔顿（Hamilton）编制汉密尔顿抑郁量表（HAMD）以来，抑郁症评定量表层出不穷，其中以 HAMD、抑郁自评量表（SDS）、贝克（Beck）抑郁问卷（BDI）和针对儿童的儿童抑郁量表（CDI）在研究领域使用较为广泛。澳大利亚昆士兰大学提供的科瓦斯（Kovacs）编制的 CDI，主要是基于 Beck 抑郁问卷改编，适用于青少年儿童。

世界卫生组织及美国精神病协会推荐一种简易的筛查抑郁症的量表——PHQ-9。PHQ-9 包括相关的主观感受、抑郁、心境等 9 个问题，它可以帮助识别患者的抑郁症状，间接地判断抑郁症状严重程度（表 2-1）。

表 2-1　PHQ-9 抑郁症量表

编号	症状
1	做事时提不起劲来或没有兴趣
2	感到心情低落、沮丧或绝望
3	入睡困难、睡不安稳或睡眠过多
4	感到疲倦或没有活力
5	食欲缺乏或暴饮暴食
6	觉得自己很糟糕或觉得自己很失败，或让自己或家人失望
7	对事物专注有困难，如阅读报纸或看电视时
8	动作或说话速度缓慢到别人已经察觉，或正好相反—烦躁就坐立不安、动来动去的情况更胜于平常
9	有不如死掉或用某种方式伤害自己的念头

评分规则：完全不会=0 分；好几日=1 分；一半以上的天数=2 分；几乎每日=3 分

该量表可用于识别和判断抑郁严重程度；特别是患者的主观感受。若 9 项得分≥10 分，就要考虑可能患有轻度或轻中度的抑郁。若总分在 15 分以上可考虑可能患有中、重度抑郁，需要给予必要的治疗。

5. 抑郁症与自杀　自杀的心理基础主要受到患者的绝望感、抑郁情绪、自卑感、自知力等影响。抑郁症长期中度或重度发作影响是巨大的，最严重的抑郁症可导致自杀。根据世界卫生组织最近的统计数据，全球每年有近 80 万人因自杀死亡，在 15~29 岁人群中影响最为显著。国外学者巴拉克等的随访研究（1998~2012 年）得出抑郁症患者中有 40%~70%出现自杀意念，约 15%最终自杀成功，其自杀率约为一般人群的 30 倍。国内胡泽卿等的抑郁症患者研究显示，其研究对象中，患者中发生自杀行为的比例为 74.5%，自杀未遂占 31.6%，自杀方式以过量服药为主（47.8%），自杀地点多在室内（77.6%）。

6. 治疗　神经精神类疾病提倡个体化治疗，针对患者进行适合而有效的治疗方案。针对中度和重度抑郁症有效治疗方法，主要包括心理治疗、药物治疗和物理治疗。

（1）心理治疗：包括行为激活、认知行为疗法、人际心理疗法、精神动力学治疗等，其中认知行为治疗疗效受到广泛认可。心理治疗结合社区医疗服务和家庭护理，会有较好的收益。

（2）药物治疗：抗抑郁药（如 SSRIs 类、三环类）。抗抑郁药并非轻度抑郁症的一线治疗方法。除了氟西汀以外，大多数抗抑郁药在青少年儿童的重症抑郁症急性治疗上没有显示出明显的优势。

（3）物理治疗：物理治疗常用的有重复经颅磁刺激（rTMS）治疗。

抑郁症患者的复发率高达 75%~80%，所以大多数患者可能需要终身的药物治疗。治疗的同时也需要注意抑郁症的并发症治疗，重点需要关注患者的其他躯体疾病、物质依赖、焦虑障碍等问题。

（二）全球现况

健康的正确定义：健康是一种身体上、精神上的完满状态，不仅仅是没有疾病和衰弱状态。现代健康的概念主要增加和强调了要有完整的生理、心理状态和社会适应能力。

在全球范围内，抑郁症是一种重要的精神卫生相关疾病。根据世界卫生组织支持开展的研究显示，2011年全球约有5%的人患有抑郁症，到2016年全球已超过3亿名患者深受其害。根据1990年中国的一项调查结果，在所有神经精神类疾病中，抑郁症患病人数就已经达到1620万，位列第一，之后依次为双相障碍（450万）、精神分裂症（440万）、强迫症、痴呆症。而根据2016年9月人民日报的一篇文章显示，中国抑郁症患者达9000万人，抑郁症成为世界第四大疾病。

在世界各地，抑郁症逐渐成为导致全球疾病负担增加的一个重要疾病。在大多数国家，女性的精神问题所导致的疾病负担较男性更为严重，有研究预测到2020年，中国女性中疾病总负担的1/4都将由精神问题和自杀造成，虽然抑郁症早已不是一种不治之症，但在美国（2015年），估计有2/3的抑郁症患者不积极寻求治疗，全球只有不足一半的患者接受了有效的治疗。目前中国抑郁症患者的就医率低于10%。

精神卫生虽然不是一个新问题，但世界各国对精神卫生的关注度却远远落后于该疾病的发展程度。根据世界卫生组织的统计数据（2017年），全球针对精神健康有相关明确政策的国家只有56.7%，有相关规划目标的国家占67.5%，然而没有相关明确政策和相关规划目标的国家占37.1%和26.2%。这意味着接近1/3的国家在精神卫生的关注上几乎空白。

实际上，早在20世纪40年代末，在联合国（UN）和世界卫生组织（WHO）成立的同一时代，世界心理健康联合会（World Federation for Mental Health，WFMH）就已经成立了。曾经是一名精神科医生的世界卫生组织第一任总干事布罗克·奇泽姆博士（Dr. George Brock Chisholm），致力于组建一个具有代表性的精神卫生国际组织。Dr. George Brock Chisholm为世界心理健康联合会的成立和精神卫生领域做出了巨大的贡献。如今，世界心理健康联合会的目标定位：①预防精神与情绪障碍；②对受到精神疾病影响的患者进行适当的治疗和护理；③促进心理健康。

（三）应对措施

有报告称，抑郁症在2020年可能成为仅次于心脑血管疾病之后的第二大疾病隐患。幸运的是，目前抑郁症已经引起了人类的足够重视。世界卫生组织为全世界预防和应对抑郁症提供了指导建议和方针，各个国家、地区都在不同的层面上采取了积极的应对措施。

1. 世界卫生组织的应对措施 2017年世界卫生组织将世界卫生日主题确定为"一起来聊抑郁症"。其目标：①让公众更好地了解抑郁症的病因，以及可能的后果（包括自杀）；②了解目前已有的或可提供哪些帮助来促进预防和治疗；③鼓励抑郁症患者寻求帮助；④鼓励抑郁症患者的家人、朋友和同事能够提供支持。总之，世界卫生组织期望在所有国家促使更多的抑郁症患者寻求并获得帮助。

世界卫生组织在抑郁症的全球应对措施中，主要亟须解决的问题如下：

首先，解决与抑郁症等精神疾病相关的偏见和歧视问题。世界卫生组织精神卫生和物质滥用司司长谢克哈·萨克斯纳（Shekhar Saxena）博士说："关于抑郁症首先需要解决的是围绕偏见和歧视而带来的种种问题。精神疾患的持续污名化促使我们决定将这次运动命名为'一起来聊抑郁症'。对于抑郁症患者而言，与他们信任的人交谈往往是走向治疗和康复的第一步。"另外，国际精神健康教授维克拉姆·帕特尔建议要通过法律方式来减少对疾病的歧视。他还明确指出若能修改对精神疾病患者就业的相关限制，这样的做法也许会比单纯的消除污名化更加的可行有效。尽管当今依然有很多人对相关疾病有所偏见，但无论如何，都不能剥夺他们的受教育和就业的权利。

其次，国家在精神病及抑郁症的治疗过程中，还需要更多资金的投入。在世界上大多数国家，抑郁症患者或多或少的受到大家的歧视，甚至是在很多发达国家，也还是有接近一半的患者不能得到及时和平等的医治。据世界卫生组织的数据报告，全球平均只有 3% 的政府卫生预算用于精神卫生，高收入国家可达 5%，而低收入国家不足 1%。对精神卫生的投入有其重要的经济意义：每增加 1 美元用于治疗抑郁症或焦虑症，通过改善工作中的健康状况将会得到 4 美元的回报。处于各种收入水平的 90 多个国家已经推行了有关规划，采用"干预指南"来治疗抑郁症或其他精神障碍。

无所作为的代价是昂贵的。世界卫生组织主持的一项研究表明，对抑郁症和焦虑症的低水平认知，将导致全球经济每年损失上万亿美元。这种经济损失对家庭、雇主和政府来说都不能幸免。个人不能工作时，家庭在经济上受损；员工生产力下降或不能工作时，雇主受损；而政府则不得不负担更高的卫生和福利支出。

2. 中国的应对措施　在中国，自 2002 年开始，对精神卫生的工作进入一个快速的发展阶段，中国陆续出台了《中国精神卫生工作规划（2002—2010 年）》《关于进一步加强精神卫生工作的指导意见》等一系列文件，2012 年 10 月通过的首部全国性的《中华人民共和国精神卫生法》，该法的颁布具有里程碑的意义。

2015 年，在《中国精神卫生工作规划（2015—2020 年）》的政府工作文件中，预防和治疗抑郁症、孤独症和痴呆被列为关键目标，明确了精神卫生工作的指导思想与总体目标"到 2020 年，普遍形成政府组织领导、各部门齐抓共管、社会组织广泛参与、家庭和单位尽力尽责的精神卫生综合服务管理机制；健全完善与经济社会发展水平相适应的精神卫生预防、治疗、康复服务体系和患者救治救助保障制度，基本满足人民群众的服务需求；积极营造理解、接纳、关爱精神障碍患者的社会氛围，促进公众心理健康，推动社会和谐发展"。

但是中国的精神卫生从政策的角度上讲起步相对较晚，一些政策的规定笼统且模糊，在细化实施上还需要提升。并且由于各地区发展的不平衡导致了各地区精神卫生政策的执行程度存在差异。

3. 国外应对措施　在英国，国家政府对于精神卫生的政策立法工作十分重视，见表 2-2。英国的精神病医生尝试使用一些"特殊疗法"来预防和医治抑郁症。医生不像往常一样给患者开药，而是开一些让患者去图书馆阅读的书单。医生会根据病情开特定的书单进行具体治疗。这些书主要包括两类：第一类是抑郁症的科普，让患者真正的认识抑郁症；第二类是一些治愈的书籍，患者通过自学里面的方法来消除自身消极思维，进而摆脱抑郁症的困扰。此外，患者还需接受每周的心理辅导，在医生的指导下进行不同的评估和治疗。

在美国，自 1963 年以来也相继颁布了一些与精神卫生相关的法案，见表 2-2。以美国为代表的一些国家，政府将精神卫生服务纳入到国家卫生服务系统内，所以抑郁症的治疗更加全面完善和系统化。通过在网上的一系列心理问题进行患者自评，该测评涉及个人情绪、自我价值、自信心、社会关系评估等方面。完成测试评估之后，患者可以进一步地接受心理咨询。美国有非常便捷的心理咨询服务，便捷的热线电话甚至教堂等都可以提供服务。心理医生的专业意见和专业药物治疗可以科学地帮助患者。接受全面系统的心理治疗在美国是非常普遍的现象，人们的接受程度较高，普及率较高。

表 2-2　英国和美国有代表性的精神卫生政策

国家	卫生政策名称	时间（年）
英国	National Health Service Act	1946
	Mental Health Act	1983
	Social Security Contributions and Benefits Act	1992
	National Service Framework for Mental Health	1999
	NHS Plan	2000
	Disability Discrimination Act	2005
	Mental Capacity Act	2005
美国	Community Mental Health Services Act	1963
	Social Security Amendments	1965
	Mental Health Parity Act	1996
	Mental Health Parity and Addiction Equity Act	2008

在法国，职工抑郁症问题也得到了社会和企业的足够重视，企业投入相当一部分资金和精力用于预防相关精神心理方面疾病，通过建立"抗重压"中心的措施来实现。员工每日必须有离开办公室去锻炼的活动，在运动过程中，有专门的医生来进行严格监控、规划，并对员工的情况进行小结。在企业各班组中，也需要制订运动相关的计划，严格避免重压导致抑郁现象的发生。

（四）思考与展望

随着全球经济文化的发展和人口数量的急剧增加，世界各国社会压力逐渐增大，抑郁症患病率也将呈现一个逐年上升的趋势。各国应当首先进行观念纠正，再增加对于抑郁症预防、治疗及相关政策支持的重视。

1. 为抑郁症去污名，树立正确观念　如今抑郁症患者已成为了一个被污名化的群体。当一个人出现心情低落，持续悲观等抑郁症症状时总会被周围人冠以"矫情""脆弱"和"无病呻吟"等形容词。这样的社会情况使得大量抑郁症患者受到不同程度的歧视与偏见，患者会将其精神与心理上的问题隐藏，不愿到正规医院进行咨询并接受对症治疗，病情得不到处理进一步恶化，最终形成恶性循环。所以当今社会应对抑郁症等精神心理疾病首要步骤之一就是帮助此类疾病去污名，解决因偏见和歧视而带来的种种问题。对于抑郁症等精神疾病，世界卫生组织及各卫生相关学术产品中应当给出客观、精确的定义，从病理学角度进行相关知识的普及，逐渐纠正大众对于此类疾病的主观臆断。努力消除社会对于抑郁症等精神疾病的偏见与歧视，让每个患者都能够得到平等的对待。同时应当帮助抑郁症患者对自己的疾病有清晰客观的认识，引导其树立正确的价值观，鼓励其积极参与配合相关检查治疗。

2. 加强国际医疗合作，共同应对抑郁症　抑郁症是受到生物、心理与社会环境诸多方面因素影响的精神心理疾病。对于这种原因复杂、发病率持续上升的疾病，仅靠一些国家的应对措施是远远不够的，国际合作就显得尤为重要。在治疗方法上，各国可以将从前的抑郁症研究经验共享，通过国际医疗学术交流推动抑郁症治疗和预防方案的发展。2016 年 10 月，复旦大学类脑智能科学与技术研究院院长冯建峰教授的团队积极开展国际合作，首次精准定位了抑郁症脑功能异常区域，该项研究期望为抑郁症的治疗带来革命性的突破。同时，在抑郁症临床治疗上，各国可以进行国际医疗合作，将各种先进技术结合，在治疗方案上实现对接，共同完成对抑郁症等精神疾病的治疗。

3. 各国完善精神健康相关立法，增加财政支持　世界各国应当注重完善精神心理健康的相关立法，西方国家早在 20 世纪 50 年代就已经颁布了心理卫生法，为合理对待有精神疾病的患者开创了新纪元。2012 年 10 月 26 日我国全国人大常委会也发布了《中华人民共和国精神卫生法》。抑郁症等精神疾病对一个国家的社会和家庭会造成很大的影响，给患者的家庭带来很重的经济负担。各国应当增加在精神卫生相关方面的财政支持，增加用于精神卫生方面的医疗资源，合理规划精神卫生医疗资源的利用，完善本国医疗保障规章制度中对于精神心理疾病的报销比例规定，为精神心理疾病医疗提供相对稳固的经济保障。

4. 加强宣教，增强社会支持和预防意识　各国应当重视对以预防为主的抑郁症控制措施的落实。在基层进行抑郁症等精神心理疾病的相关知识宣教科普。在社区定期进行心理相关方面疾病义诊，提高精神心理疾病的检出率。实践表明，社区服务在精神障碍病患的治疗、康复、生活质量改善和人权保护上有着独特的优势。美国于 1950～1960 年出台了以《社区精神健康服务法案》为代表的一些社区导向的政策，其重要目的是促进精神疾病患者的社区康复。随后，欧洲多数国家、澳大利亚、日本等国家也一一效仿，逐步实施和立法，将包括康复在内的服务转移到社区，确定社区服务在精神卫生服务中的主导地位。精神卫生服务的"去住院化"，未来还需要在更多国家实践。

同时，社会应当鼓励人们定期运用抑郁症量表进行心理状况自测，以保证尽早检出抑郁症等心理问题，从而达到早发现、早诊断、早治疗的二级预防目的。对于抑郁症患病率较高的人群，如工作压力较大的特殊职业群体和孕产妇等，应增强其对于抑郁症等心理疾病的预防意识，并加强对此类人群精神状况及行为的监控，以控制特殊人群的抑郁症患病率。

抑郁症是可以预防和治疗的。了解什么是抑郁症及进行预防和治疗的措施，将有助于减少与抑郁症相关的耻辱感，促使更多的人寻求社会、朋友和家人的帮助。在世界卫生组织的倡议下，一起来聊聊抑郁症，不让类似林奕含的悲剧重演。

三、思 考 题

1. 什么是抑郁症？从个人、医院、家庭、社会、全球不同层面谈谈抑郁症的预防和应对。
2. 你认为中国精神卫生的主要挑战是什么？结合国外和全球的措施，探讨中国在精神卫生工作中可以采取的对策。

（戈三玉　胡诗琪　王伊凡　梁晓晖）

第四节　精神分裂症疾病经济负担的典型案例研究

一、案 例 介 绍

疾病不仅会造成人们的生理和精神痛苦，而且会给个人、家庭及社会带来经济负担与其他社会负担。研究疾病经济负担对于合理配置卫生资源，提高人们的健康水平，疾病预防控制及健康管理均具有指导意义。

世界卫生组织 2004 年调查显示，全球精神分裂症患病率为 4‰，欧洲、美洲和东南亚地区的平均患病率分别为 5.0‰、4.2‰ 与 3.7‰。中华人民共和国卫生部的资料显示，2002 年全国重性精神疾病患者约为 1600 万人，其中精神分裂症患者约为 780 多万人。近年来中国成年人精神疾病的患病率已上升到 17.5% 左右，如果用伤残调整生命年（disability adjusted of life years，DALY）来测算，精神疾病在中国疾病总负担中排名首位。

据黄源、刘国恩等在广州所做的调查表明，2010～2012 年广州市城镇职工医疗保险（简称城职保）和城镇居民医疗保险（简称城居保）覆盖人群，因精神分裂症到医院就诊的分别有 43 251 人次、75 257 人次和 89 548 人次，呈递增趋势。其中，就诊人群年龄集中在 14～59 岁。2010～2012 年广州市精神分裂症的医疗总费用分别为 9569 万元、16 862 万元和 19 770 万元，次均医疗费用为 2212±5061 元、2241±2785 元和 2208±2819 元。3 年间，门诊和住院的医疗总费用均呈递增趋势。

基于此，研究精神分裂症的经济负担状况对于高效、合理地配置国家卫生资源，减轻精神分裂症患者及社会的疾病负担具有重大意义。

二、案例分析

（一）背景知识

疾病负担（burden of disease）是指由于发生疾病（disease）、伤残（disability）或过早死亡（premature death）而对患者本人及其家庭、整个社会经济造成的经济损失和压力，以及为了预防、治疗疾病所消耗的卫生资源。疾病经济负担又可称为疾病费用或者疾病成本（cost of illness，COI）。概括起来主要包括健康和寿命损失、经济损失及其他相关损失。一般将疾病对社会或者人群、家庭造成的损失，分为直接疾病经济负担（direct economic burden）、间接疾病经济负担（indirect economic burden）和无形经济负担（intangible economic burden）。

精神分裂症多在青壮年发病，起病往往较为缓慢，临床上表现为思维、情感、行为等多方面的障碍及精神活动的不协调。患者一般意识清楚，智能基本正常，但部分患者在疾病过程中可能出现认知功能损害。该疾病一般病程迁延，呈反复加重或恶化，部分患者最终会出现精神残疾，部分患者经治疗后可保持痊愈或基本痊愈状态。精神分裂症给患者家庭和社会带来沉重的经济负担。

研究疾病负担，可为制订卫生政策，实施疾病预防控制，合理配置卫生资源提供科学依据，确保医疗卫生的投入获得最大收益。同时，还可用于评价卫生系统职能绩效、制订具有成本效果的疾病防治策略等。疾病负担研究逐渐成为卫生行政决策过程中的一项重要工作。

（二）医保数据分析

1. 资料来源　广州市 2010～2012 年精神分裂症患者的数据来源于医疗保险（简称医保）信息系统，内容包括精神分裂症患者的性别、年龄、就诊类型（门诊或住院）、就诊时间（或出入院时间）、医院名称、住院费用及门诊费用等。2010～2012 年广州市户籍人口数和人均国民生产总值来自于广州市统计局。

2. 研究方法　疾病经济负担计算包括直接经济负担和间接经济负担。

直接经济负担包括直接医疗成本（药品、住院、门诊费用，长期照顾服务费用及精神和躯体并发症的治疗费用）和直接非医疗成本（食宿费用和交通费用等）。直接成本的测量比较明确且数据较易获得。在该案例中，以门诊或住院的治疗费用作为直接经济负担，即根据医保费用记录直接加总。

间接经济负担采用人力资本法（human capital approach）进行测算。公式为：

患者间接经济负担=DALY×当年人均国内生产总值×年龄生产力权重

公式中的 DALY 是死亡损失健康生命年与伤残损失健康生命年相结合的综合性指标，上式表示每损失一个健康生命年，间接经济损失相当于当年的人均国内生产总值，但是考虑到不同年龄组的人群在社会生产中效率的不同，赋予其不同的权重，以广州市 2010～2012 年 3 年的人均国内生产总值为基础，并按各年龄组生产力水平的不同给予一定的权重（精神分裂症患者的年龄构成来自于本次医保数据分析），见表 2-3。

表 2-3　中国人群不同年龄的生产力权重

年龄	0～14 岁	15～49 岁	50～59 岁	60 岁及以上	平均
权重	0	0.75	0.8	0.1	0.5

DALY 强度的计算：2007 年黄兴莲在广州 3 个不同经济水平行政区的市级精神病专科医院、区级精神病专科医院和综合医院抽样收集了当年就诊的 520 例精神分裂症患者，参照《全球疾病负担（GBD）》，测算出广州市精神分裂症的 DALY 强度为 2.33 人年/千人，按照黄兴莲的结果，计算 2010 年、2011 年和 2012 年广州市精神分裂症所带来的 DALY。

3. 结果　2010～2012 年广州市精神分裂症的医疗总费用分别为 9569 万元、16 862 万元和 19 770 万元，次均医疗费用为（2212±5061）元、（2241±2785）元和（2208±2819）元。2010～2012 年门诊就诊的医疗总费用分别为 735 万元、1024 万元和 1242 万元，次均门诊医疗费用为（230±202）元、（232±205）元和（226±197）元。2010～2012 年住院就诊的医疗总费用分别为 8834 万元、15 838 万元和 18 527 万元，次均医疗费用为（7777±7443）元、（5093±2202）元和（5364±2079）元（表 2-4）。

表 2-4　2010～2012 年广州市精神分裂症的医疗总费用（万元）

	2010 年	2011 年	2012 年
次均费用	0.2212±0.5061	0.2241±0.2785	0.2208±0.2819
总费用	9569	16 862	19 770

资料来源：黄源，刘国恩等，2014. 精神分裂症的疾病经济负担：基于广州医保数据的分析.中国卫生经济，33（5）：62-63.

广州市在 2010～2012 年，因精神分裂症而损失的间接经济负担分别为 109 668 万元、120 189 万元和 137 508 万元。直接经济负担与间接经济负担之比约为 1：8.5（表 2-5）。

表 2-5　2010～2012 年广州市精神分裂症的间接经济负担测算情况

项目	2010 年	2011 年	2012 年
广州市人口数（人）	8 061 370	8 145 797	8 616 624
广州人均国内生产总值（元）	87 458	97 588	105 909
DALY（人年）	18 782.99	18 979.71	20 076.73
年龄生产力权重	0.6676	0.6489	0.6467
间接经济负担（元）	1 096 681 700.84	1 201 887 349.53	1 375 082 347.31

资料来源：黄源，刘国恩等，2014. 精神分裂症的疾病经济负担：基于广州医保数据的分析.中国卫生经济，33（5）：62-63.

通过分析可以发现，对于精神分裂症患者来说，间接经济负担的绝对值要远高于其直接经济负担（表 2-6）。

表 2-6 2010～2012 年广州市精神分裂症的直接医疗经济负担情况

项目	2010 年	2011 年	2012 年
门诊			
总人次（人次）	31 892	44 161	55 005
总费用（元）	7 345 365.44	10 240 935.90	12 423 979.35
药品费用（元）	6 703 698.40	9 399 668.85	11 527 397.85
医保统筹支付（元）	2 895 474.68	4 339 259.86	5 558 255.25
次均总费用（元）	230.32±201.92	231.90±205.02	225.87±197.31
住院			
总人次（人次）	11 359	31 096	34 543
总费用（元）	88 339 056.59	158 378 769.12	185 271 725.93
药品费用（元）	9 049 942.48	14 967 126.72	19 449 436.15
医保统筹支付（元）	73 314 393.70	137 572 435.52	158 814 205.94
次均总费用（元）	7 777.01±7 443.44	5 093.22±2 202.23	5 363.51±2 079.08

资料来源：黄源, 刘国恩等, 2014. 精神分裂症的疾病经济负担：基于广州医保数据的分析.中国卫生经济, 33（5）: 62-63

从表中可以看出，3 年间精神分裂症的次均医疗总费用呈递减趋势。这主要跟医保政策的完善有关。随着精神分裂症被列为广州市"门诊慢性疾病"和"门诊特殊病种"，精神分裂症的医保报销比例逐年增加，2011 年后已超过 80%。此外，还可以看出，精神分裂症住院带来的直接经济负担远远大于门诊，占总直接经济负担的 93% 左右。然而，门诊患者的药品费用占总费用的比例超过 90%，住院患者的药品费只约为 10%。

另外，住院患者的医保报销比例在 86% 左右，而门诊患者的医保报销比例不到 45%。相对于门诊患者，住院患者的医疗花费更多。广州市的精神分裂症患者以门诊就诊为主，但 3 年间住院病例的比例有增多的趋势。

（三）影响因素

为了有针对性地减少患者及其家庭的经济负担，该研究采用多元对数线性回归的方法分析了影响精神分裂症患者次均医疗总费用的因素（表 2-7）。

表 2-7 次均医疗总费用影响因素的多元线性回归模型分析

决定系数 $R^2=0.7920$（$P<0.001$）

解释变量	偏回归系数 β	标准误 SE	t	P	95%CI
年龄	−0.0078	0.0002	−50.80	<0.001	−0.0081～−0.0075
女性	0.0000	—	—	—	—
男性	0.0304	0.0039	7.84	<0.001	0.0228～0.0381
门诊	0.0000				
住院	3.5597	0.0038	940.71	<0.001	3.5522～3.5671
城居保	0.0000	—	—	—	—
城职保	0.1285	0.0040	32.02	<0.001	0.1206～0.1363
就诊年度	−0.0138	0.0026	−5.34	<0.001	−0.0189～−0.0088
常数项	33.1191	5.2179	6.35	<0.001	22.8922～43.3460

资料来源：黄源, 刘国恩等, 2014. 精神分裂症的疾病经济负担：基于广州医保数据的分析.中国卫生经济, 33（5）: 62-63

表 2-7 的结果显示，次均医疗总费用的影响因素有年龄、求医行为（门诊、住院）、医保类型和就诊年度等。患者的求医行为与医保的报销比例相关。与城居保患者相比，城职保患者次均花费更多。精神分裂症人群年龄集中在 14~59 岁，且男性多于女性。2010~2012 年因精神分裂症而损失的间接经济负担分别为 109 668 万元、120 189 万元和 137 508 万元。广州市精神分裂症的直接经济负担与间接经济负担之比为 1∶8.5。

（四）应对措施

第一，对于精神分裂症患者的治疗，应以患者回归社会为最终目标，治疗模式应逐步从医院住院治疗向社区、家庭治疗过渡，进而改善患者社会功能，从根本上降低精神分裂症患者的医疗花费。所以，对于精神分裂症患者的医疗报销政策，可以增加门诊的报销比例，鼓励患者回归社区或者家庭治疗。

第二，探讨多种门诊与社区医疗服务模式，把单纯的药物治疗方式逐步过渡到药物和社会心理康复治疗模式，通过提高疗效和患者社会功能，进一步减少复发和住院次数，降低精神分裂症患者的治疗费用。

第三，对于不同年龄段和不同性别的精神分裂症患者，可以考虑在医保和社会救助方面予以综合保障。例如，针对 15~49 岁的男性，通常是家庭重要经济支柱。如果在这个年龄阶段患病，容易导致家庭经济崩溃，酿成"因病致贫，因贫致病"的恶性循环，因此，除积极治疗康复外，应从经济等方面予以综合保障促进康复。

三、思 考 题

1. 什么是疾病负担？精神分裂症患者的疾病负担有何特点？

2. 什么是直接经济负担？什么是间接经济负担？精神分裂症患者的直接和间接经济负担主要包括哪些因素？

3. 讨论如何从政策层面提供精神分裂症患者治疗、康复和经济方面的保障，目前主要措施有哪些？

（邓海骏）

第三章 突发公共卫生事件与全球健康

第一节 寨卡病毒病的全球应对

一、案例介绍

（一）事件起因

寨卡病毒病是由寨卡病毒引起的急性蚊媒传播疾病。寨卡病毒因 1947 年首先在乌干达寨卡（Zika）森林恒河猴体内发现而得名。尼日利亚于 1968 年首次报告人感染寨卡病毒病病例，此后全球多个国家陆续报道存在该病例。1947～2007 年，寨卡病毒病主要表现为散发，仅 14 人被证实发生感染；2007 年，太平洋岛国发生寨卡病毒病暴发疫情；2013～2014 年，法属波利尼西亚的寨卡病毒病暴发疫情中约 10 000 人受到感染；2015 年以后，寨卡病毒病逐渐扩散至拉丁美洲及加勒比地区的多个国家，北美的美国、加拿大及亚欧部分国家也报告发生了输入性病例。全球寨卡病毒病流行情况及相关的新生儿小头畸形等神经系统疾病引起了国际社会广泛关注。2016 年 2 月 1 日，世界卫生组织（WHO）宣布寨卡病毒感染及其相关新生儿小头畸形等神经系统疾病已构成国际卫生条例（2005）规定的"国际关注的突发公共卫生事件"。

（二）全球疫情

截至 2017 年 3 月，全球共有 76 个国家报告本地传播的寨卡病毒病疫情（表3-1）。拉丁美洲及加勒比地区、非洲、东南亚和太平洋岛国是主要的流行国家和地区，其中巴西是疫情最为严重的国家。全球共 29 个国家报告存在与寨卡病毒感染可能有关的小头畸形和其他中枢神经系统胎儿畸形的病例；21 个国家报告了吉兰-巴雷综合征与寨卡病毒病疫情同时升高或吉兰-巴雷综合征病例证实有寨卡病毒感染；13 个国家报告了经性传播而发生的人传人疫情。

表3-1　2007～2017 年全球发生寨卡病毒病本地病例/传播的国家或地区

类别	世界卫生组织分区	国家或地区
第一类 2015 年之后首次发生经蚊媒传播的寨卡病毒病疫情（59）	非洲（3）	佛得角、几内亚比绍、安哥拉
	西太平洋区（8）	美属萨摩亚、斐济、马绍尔群岛、萨摩亚、汤加、密克罗尼西亚、新加坡、帕劳
	美洲区（48）	阿鲁巴、巴巴多斯、巴西、玻利维亚、博内尔岛-荷兰、哥伦比亚、哥斯达黎加、古巴、库拉索岛、多米尼克、多米尼加、厄瓜多尔、萨尔瓦多、法属圭亚那、瓜德罗普、危地马拉、圭亚那、海地、洪都拉斯、牙买加、马提尼克、墨西哥、尼加拉瓜、巴拿马、巴拉圭、波多黎各、法属圣马丁、圣文森特和格林纳丁斯、荷属圣马丁、苏里南、特立尼达和多巴哥、美属维尔京群岛、委内瑞拉、伯利兹、圣卢西亚岛、秘鲁、圣巴托洛缪岛、格林纳达、阿根廷、安圭拉、安提瓜和巴布达、特克斯和凯科斯群岛、美国、开曼群岛、巴哈马、英属维尔京群岛、圣基茨和尼维斯、蒙特塞拉特岛
第二类 2007 年以来即有病例报告，并在 2016 年发生过本地传播或有本地蚊媒传播证据（7）	东南亚区（3）	印度尼西亚、马尔代夫、泰国
	西太平洋区（4）	菲律宾、越南、马来西亚、新喀里多尼亚

续表

类别	世界卫生组织分区	国家或地区
第三类 2015 年之前有本地蚊媒传播证据,但 2016 年无疫情发生或疫情已结束(10)	非洲区(1) 美洲区(1) 东南亚区(1) 西太平洋区(7)	加蓬 智利复活节岛 孟加拉国 柬埔寨、库克群岛、法属波利尼西亚、老挝、巴布亚新几内亚、所罗门群岛、瓦努阿图
第四类 有人传人证据,但无蚊媒传播(13)	美洲区(5) 欧洲区(7) 西太平洋区(1)	阿根廷、加拿大、智利、秘鲁、美国 法国、德国、意大利、荷兰、葡萄牙、西班牙、英国 新西兰

(三)中国疫情

2016 年 2 月 9 日,中国大陆确诊首例输入性寨卡病毒病的病例。截至 2017 年 8 月,中国大陆累计报道 25 例输入性寨卡病毒病病例(2016 年 24 例、2015 年 1 例),共有广东、浙江、北京、江西、河南、江苏 6 个省、直辖市报道发生输入病例,其中广东省报告病例数最多。输入性病例来源国为委内瑞拉、美属萨摩亚、苏里南、危地马拉、厄瓜多尔等美洲或太平洋岛国或地区。我国尚无本地感染病例报告。

2016 年 1 月 19 日,中国台湾地区确诊首例输入性寨卡病毒感染病例。2016 年台湾地区共报道 13 例输入性寨卡病例,其感染来源分别为:泰国(4 例)、越南(2 例)、马来西亚(2 例)、印度尼西亚、新加坡、圣文森特、圣卢西亚、格林纳丁斯及美国(佛州迈阿密)。香港特别行政区分别于 2016 年 8 月 25 日和 11 月 15 日通报两例寨卡病毒病输入病例。

二、案例分析

(一)背景知识

寨卡病毒属黄病毒科黄病毒属,分为亚洲型和非洲型。南美地区流行的型别为亚洲型。寨卡病毒可在蚊源细胞(C6/36)、哺乳动物细胞(vero)等细胞中培养繁殖并产生病变。寨卡病毒病的传染源包括患者、无症状感染者、感染寨卡病毒的非人灵长类动物等。传播途径主要为蚊媒传播,以埃及伊蚊为主要媒介。此外尚有垂直传播、性传播等方式。寨卡病毒病的发病季节与当地伊蚊的季节消长有关,因此疫情高峰多出现在夏秋季。人群对寨卡病毒普遍易感,感染寨卡病毒可获得持久免疫力,发生再次感染的概率相对较低。寨卡病毒病潜伏期一般为 3~12 日。病毒血症期具备传染性,一般为发病前 2~3 日到发病后 3~5 日,多为 5~7 日,部分病例可能持续时间较长。在感染者的唾液、尿液、精液中可检测到寨卡病毒的 RNA,其持续时间可以比病毒血症期更长。

寨卡病毒病临床表现主要为皮疹、发热,并可伴有非化脓性结膜炎、肌肉和关节痛、全身乏力及头痛等,一般持续 2~7 日,预后良好,发生重症或死亡的可能性低,部分感染者可能无明显症状。婴幼儿感染病例可出现神经系统、眼部和听力等改变,严重时可并发新生儿小头畸形、吉兰-巴雷综合征等。

(二)干预措施

1. 世界卫生组织措施　2016 年 2 月 1 日,世界卫生组织总干事宣布巴西所报告的寨卡病毒病疫情及其相关中枢神经系统疾病已构成国际关注的突发公共卫生事件（PHEIC），并提出全球应对措施建议。针对寨卡病毒病疫情形势，世界卫生组织启动了全球应对战略，该战略的总体目标是减少寨卡病毒感染风险，降低发生寨卡病毒病疫情地区的传播强度，对其并发症进行深入研究，落实预防控制措施。具体包括：①加强对伊蚊、寨卡病毒病、小头畸形及其他相关神经系统疾病的监测。②采取一系列综合应对措施，包括开展社区寨卡病毒病及其相关疾病的风险宣教、促进健康行为、减少恐慌、消除谣言、正确引导舆论、提高控制蚊媒传播能力、加强个人防护，以及为孕产妇、备孕妇女、小头畸形和吉兰-巴雷综合征等神经系统疾病的家庭给予指导和关注等。③加快对寨卡病毒及其相关小头畸形、吉兰-巴雷综合征等神经系统疾病的病因学研究及防治诊断技术研究（如快速诊断技术、疫苗、治疗）（表3-2）。

表3-2　世界卫生组织具体应对举措

日期	应对措施
2月12日	发布《寨卡应对战略框架与联合实施规划（2016年1～6月）》、寨卡病毒病临时病例定义
2月16日	发布蚊媒控制评估报告
2月19日	发布保障寨卡病毒病流行地区血源安全临时指南
2月22日	发布非洲寨卡病毒病疫情风险评估报告
2月25日	发布寨卡病毒与小头畸形、吉兰-巴雷综合征、母乳喂养等相关指南
3月1日	发布寨卡病毒病流行期间风险沟通指南
3月2日	发布寨卡病毒病流行期间孕妇管理指南
3月8日	发布第二次应急委员会声明。小头畸形和其他神经系统疾病聚集性病例仍构成国际关注的突发公共卫生事件
3月15日	发布寨卡病毒病流行情况下的伊蚊监测指南
3月23日	发布寨卡病毒病实验室检测临时指南
4月6日	发布《寨卡病毒病、小头畸形和吉兰-巴雷综合征监测临时指南》
5月12日	发布巴西里约奥运会及残奥会声明。5月28日发布关于巴西里约奥运会寨卡病毒病建议
6月7日	更新寨卡病毒病性传播预防指南
6月14日	总干事根据《国际卫生条例（2005）》召集第三次针对寨卡病毒病应急委员会会议
6月17日	发布2016年7月至2017年12月寨卡病毒病应对策略
9月1日	召开寨卡病毒病IHR应急委员会第4次会议
9月6日	更新寨卡病毒病性传播预防指南
11月18日	召开第五次寨卡疫情紧急委员会会议。宣布寨卡疫情已不再构成"国际关注的突发公共卫生事件"

2. 欧盟措施　2015年5月，欧盟疾病预防控制中心发布美洲寨卡病毒病疫情的快速风险评估报告，并根据疫情进展进行定期更新。采取了包括加强监测及实验室能力建设、加强医务人员对寨卡病毒病及其并发症的认识、延长相关旅行史人员献血时间、向旅行者和受疫情影响的欧盟公民提出防护建议等综合应对措施。

3. 东南亚国家联盟（Association of Southeast Asian Nations，ASEAN，简称东盟）**措施**　2015年9月19日东盟成员方卫生部门负责人通过视频会议讨论寨卡病毒协同应对办法，并就加强当地和区域性监测、加大蚊媒控制力度、共享最新研究成果和经验等发布联合声明。

4. 各国应对措施　全球各个国家积极响应世界卫生组织建议，采取综合措施应对寨卡病毒病疫情，并根据本国疫情特点有针对性采取重点措施控制疫情。

（1）美国：针对寨卡病毒病疫情，美国政府及各专业机构采取了一系列综合应对措施，具体包括如下几点。①美国政府高度重视寨卡病毒病防控工作，疫情初始，美国总统奥巴马即会见美国卫生官员并提出寨卡病毒病防控要求；在波多黎各疫情高发时紧急宣布波多黎各进入公共卫生紧急状态；美国政府向国会申请18亿美元以上的专项经费，用于支持本国及协助寨卡病毒病流行国家开展疫情防控。②美国疾控中心及时启动了应急作业中心（EOC），根据疫情进展提高或降低寨卡病毒病应急响应级别；起草、更新了寨卡病毒疑似感染婴幼儿护理指南、寨卡病毒病不同传播风险的应急准备和响应指南、寨卡病毒病性传播预防指南和卫生保健人员对可能暴露于寨卡病毒的育龄妇女护理指南、寨卡病毒病孕妇诊疗指南、孕妇和育龄妇女旅行和检测指南、寨卡病毒暴露者备孕及性传播预防指南、赴迈阿密邻近寨卡病毒病传播地区旅行指南；发布居住或前往南佛罗里达州旅行建议、东南亚11个国家旅行提示及2016年奥运会和残奥会旅行卫生提示，并根据疫情适时提供旅行卫生提示；制订并更新了《寨卡病毒病临时应对计划》；印发了包括寨卡社区响应工具包；研发寨卡病毒IgM抗体检测试剂并获得美国食品药品监督管理局（FDA）紧急使用授权；向40个州和地区提供1600万美元以开展寨卡病毒病防控工作。③其他部门也采取了相应措施，如美国红十字会推迟接受疫区献血者血液；美国国立卫生研究院启动寨卡病毒候选疫苗临床试验；美国FDA建议全美所有州及领地对捐献的全血及血液成分进行寨卡病毒筛检。④各州也积极开展寨卡病毒病防控工作，及时通报疫情，如佛罗里达州向美国CDC通报美国本地发生的首次由本地蚊媒传播的寨卡病毒病疫情、迈阿密市政府在本地感染疫区周围10mi^2（1mi^2=2.59km^2）范围内启动喷洒杀虫剂灭蚊工作等。

（2）巴西：为尽速控制疫情，巴西政府特地派出22万名军人帮助消除蚊虫，并向40万名孕妇免费提供驱虫剂；巴西国家生物安全委员会批准利用转基因蚊子以阻止伊蚊等传播媒介大量繁殖，使得蚊子数量大幅度减少；巴西总统还与美国总统协商，一致同意双方选派专家开展寨卡病毒疫苗研发等合作项目。

（3）俄罗斯：2016年1月下旬，俄罗斯总统普京要求卫生部积极跟进寨卡病毒疫情进展，加强与民航和运输部门的及时沟通，做好寨卡病毒病蔓延预防对策；俄罗斯联邦消费者权益保护和公益监督局公布了旅行警告名单，提醒孕妇避免前往名单中的国家（共27个）。

（4）加拿大：加拿大卫生部门建议拟前往寨卡病毒病流行地区旅行的孕妇征询医生意见后再决定是否出行，并规定从疫情地区归国人员需延后一个月才可献血；此外，加拿大、美国和韩国科学家组成联合小组研制疫苗。

（5）意大利：2016年1月下旬，意大利卫生部建议孕妇及患有"免疫系统疾病或严重慢性非传染性疾病"的人不要前往寨卡病毒病流行地区旅行，同时禁止从寨卡病毒病流行地区归国的公民进行无偿献血。

（6）萨尔瓦多：政府建议全国女性在未来两年内尽量不要妊娠，以防止寨卡病毒感染造成新生儿大脑受损。同时，萨政府建议妊娠期妇女外出时做好个人防护避免蚊子叮咬以减少感染机会。

（7）洪都拉斯：洪都拉斯在2015年11月起，在之后不到3个月的时间内，累计发现3649例疑似寨卡病毒病例，该国于1月31日宣布进入国家紧急状态，实施寨卡病毒病的防控措施，并启动风险管理体系。

（8）新加坡：2016年8月下旬，新加坡卫生部门通报了首例本土感染寨卡病毒病确诊病例。并采取了如下综合应对措施。①开展病例筛查检测及报告。新加坡卫生部继续对确诊病例的密切接触者开展筛查检测，并提醒各级医疗机构发现寨卡病毒感染相关症状的病例立即向卫生部门报告。②开展蚊媒控制和宣传教育。自 8 月 27 日新加坡卫生部通报本地感染病例后，新加坡国家环境部（NEA）加强了对疫区的蚊媒控制措施，包括对所有住所、地域和公共场所进行蚊媒监测；强制对住所及户外实施熏蒸、超低容量雾化或喷雾以杀灭成蚊；提高冲洗等频次，以防止蚊子滋生；开展公众宣传教育，并发放杀虫剂。③发布健康提示。建议在可能受疫情影响地区居住或工作者特别是孕妇，应当自我监测身体健康状态。提醒公民当身体不适时特别是出现发热和皮疹症状时应及时就医。④为孕妇提供指导。新加坡卫生部和寨卡病毒病临床咨询小组建议所有新加坡孕妇，包括有寨卡相关症状的孕妇或其男性性伴侣寨卡检测阳性的孕妇，不管其是否到过疫区，均要接受寨卡病毒检测。除采取严格的防蚊措施外，还建议若其性伴侣有在寨卡病毒病流行区停留史（居住、工作等），应采取安全性行为，或在孕期避免性行为。⑤及时更新疫情进展和风险评估报告。公众可从官网了解最新疫情进展、公共卫生风险评估结果，以及获取最新健康咨询信息。

5. 中国措施　针对寨卡病毒病疫情，中国政府高度重视，积极采取综合防控措施应对寨卡病毒病疫情，主要包括如下几项：①国家卫生和计划生育委员会牵头启动了 18 个部门参加的寨卡病毒病疫情联防联控工作机制，并下发《寨卡病毒疫情防范和应对工作总体方案》。②组织开展技术培训，提高各级医疗卫生机构专业技术人员防控水平。③制订完善防控技术指南，以指导防控工作。2016 年 2 月 3 日，国家卫生和计划生育委员会制订下发《寨卡病毒病诊疗方案（2016 年第 1 版）》和《寨卡病毒病防控方案（第 1 版）》，并根据进展情况进行了修订；3 月 29 日下发《寨卡病毒实验室检测技术方案》，9 月 1 日下发《寨卡病毒病首例本地蚊媒传播病例确认程序与应对方案》，以指导全国寨卡病毒病诊断和防控、实验室检测等工作。④优化实验室检测技术方法，加强实验室能力建设与技术准备工作。⑤加强与世界卫生组织、美国疾病预防控制中心等国际组织及其他国家的信息沟通与合作。⑥做好舆情监测和风险沟通，及时发布健康提示。⑦跟踪国内外疫情进展，动态开展风险评估。⑧加强爱国卫生运动，开展蚊媒监测和防治。⑨开展寨卡病毒病相关研究，为防控提供技术支持和指导。

此外，2016 年 2 月 2 日，中国台湾地区疾病管理部门宣布成立寨卡病毒病疫情指挥中心，将寨卡病毒病由第二类法定传染病改成与埃博拉、MERS 同级的第五类法定传染病，并建议妊娠期妇女暂缓前往寨卡病毒病流行地区；2 月 17 日，澳门特区紧急将寨卡病毒列为第二类法定传染病，规定寨卡病毒病属于需强制申报的疾病；3 月 11 日，香港特区公布寨卡病毒感染准备及响应计划，将寨卡病毒病响应计划划分为戒备、严重和紧急三个应变级别。

（三）影响

1. 寨卡病毒病疫情扩散快速，从局部发生传染病发展为全球传播传染病。寨卡病毒于 1947 年首次发现后，数十年内一直呈现散发疫情，直至 2015 年在巴西发生大规模暴发疫情并迅速蔓延至拉丁美洲、加勒比海地区、美国和亚洲，到 2016 年 2 月中旬，寨卡病毒已在全球 48 个国家和地区传播，对人类健康造成严重威胁。

2. 可引起小头畸形及神经系统等严重疾病。虽然寨卡病毒病发病率仅 20%，病死率也相当低，但是寨卡病毒造成小头畸形等神经系统疾病患儿和吉兰-巴雷综合征病例急剧增加。2015 年 10 月至 2016 年 1 月，巴西报告 4000 名左右小头畸形病例，比 2010~2014 年报道总病例数增加了 20 倍。高达 6% 的感染寨卡病毒的孕妇可发生流产或死产，真实的流产或死产发病率甚至可能会更高。存活下来的胎儿有 13% 的可能发生与寨卡病毒相关的小头畸形等神经系统、眼部和听力障碍等疾病。还有研究表明，寨卡病毒还可引起患儿发生严重的关节损伤、泌尿生殖器、心脏和消化系统并发症。

3. 经济损失严重，影响公共卫生体系甚至国家安全。 从财政投入来看，截至2016年8月30日，美国疾病预防控制中心已花费1.94亿美元应对寨卡疫情（总投入2.22亿美元专项经费）。针对寨卡病毒病全球应对，世界卫生组织仅投入1.22亿美元，严重低估了疫情应对所需的资源。经费的不足，致使很多人得不到救治或致终身残疾。世界银行估算仅拉丁美洲一个国家所遭受的寨卡病毒病带来的经济损失即达35亿美元，而感染寨卡病毒的婴儿一生所需要的卫生保健费用将超过数千亿美元。除了直接费用，包括波多黎各和佛罗里达在内的全美旅游业经济损失即高达数十亿美元。美国卫生部西尔维娅主任说，"寨卡病毒对国家安全或美国公民的健康和安全均具有很大的潜在影响"，把寨卡病毒感染上升为国家和全球安全威胁。

总之，寨卡病毒疫情对全球健康、经济和社会等方面造成的影响都十分巨大，是人类所面临的又一个全球健康危机。

（四）经验与教训

1. 教训 早期对疫情估计不足，致使疫情在全球范围内迅速扩散蔓延。由于医学界对于寨卡病毒与新生儿小头畸形等神经系统疾病之间的联系了解不足，最初发生疫情的国家对寨卡病毒的认识及防范措施十分有限，因此疫情早期没有引起相关国家的重视，从而在短短几个月的时间内，疫情很快传播至哥伦比亚、委内瑞拉及美洲大部分国家或地区。

2. 经验

（1）政府高度重视，加大投入是控制疫情的关键。在逐渐认识到寨卡病毒及其相关小头畸形等神经系统疾病的严重性与危害后，各国加大对寨卡疫情的防控力度，全面采取各种行之有效的蚊媒控制方法。随着各国政府对寨卡防控工作的重视和防控措施的落实，2016年下半年大部分疫情国家报告病例数出现下降趋势，新发疫情国家也较之前大幅度减少。

（2）世界卫生组织等专业机构在疫情应对中发挥了专业技术支撑及协调作用。2016年2月1日，世界卫生组织总干事继甲型H1N1流感、西非埃博拉病毒病疫情后，宣布巴西报告的寨卡病毒病疫情及其相关中枢神经系统疾病构成第四个"国际关注的突发公共卫生事件"，并呼吁全球积极共同应对，启动寨卡病毒病全球应对战略和相应的筹资机制、政策措施，动员和协调合作伙伴、专家及各方资源，帮助相关国家开展全球风险沟通，提升对寨卡病毒及其相关小头畸形、吉兰-巴雷综合征等中枢神经系统疾病的监测能力，加强病媒生物控制，为应对寨卡病毒病传播提供指导，推动疫苗、检测及治疗手段的快速研发等。

（五）问题与挑战

1. 病例报告标准不同。 目前全球在应对寨卡病毒病疫情时仍存在一些问题，如世界各国关于小头畸形的报告标准仍不统一。2016年9月，英国医学杂志一项研究发现，开展小头畸形监测的24个欧洲国家所使用的小头畸形（不包括出院后被确诊的小头畸形）测量方法和定义各不相同，尺寸也均不一样。由于美国各州对小头畸形报告水平差别也相当大，大多数美国国家流行病评估报告也都未将小头畸形列入。

2. 灭蚊措施对环境的长期影响尚不明确。 为了紧急应对寨卡病毒病暴发疫情，巴西、美国等国家应用了很多新的蚊媒控制措施，而这些蚊媒控制措施仍仅限于实验阶段，对环境的长期影响仍不清楚，其效果有待进一步评估验证。

3. 监测体系尚有待于进一步提高。 寨卡病毒病的传播媒介伊蚊在中国广泛分布，且每年都会有一些区域和局部出现登革热疫情，与美洲、东南亚等发生寨卡病毒病疫情的国家人员及贸易往来频繁，因此存在寨卡病毒病输入和输入后发生本地传播的可能。现有监测系统能否及时发现寨卡病毒病病例、如何开展孕妇筛查、如何开展小头畸形及吉兰-巴雷综合征等神经系统疾病监测都是亟待解决的问题。

4. 加重社会负担，影响社会稳定。 孕妇感染可能引起的小头畸形所致家庭和社会负担加重，社会影响大，甚至会影响到社会稳定和国家安全，因此必须从防控策略上做好应对准备。

（六）思考与展望

1. 进一步加强对疫情暴发影响因素的研究和分析。 本次寨卡病毒病疫情虽然在全球已基本得到控制，但很多问题仍然未得到解答。例如，美洲和加勒比海地区寨卡病毒病疫情暴发原因、促使寨卡病毒在全球快速传播的生态学环境、影响病毒传播的人类活动及生物和非生物环境变化、发生周期性暴发疫情的风险及可能区域等。

2. 加大对影响寨卡病毒病疫情的社会、经济和人类学等因素的研究。 影响蚊媒传染病疫情发生的因素除了遗传、免疫、气候、环境等条件外，城市化进程加快、森林大肆砍伐、全球变暖、国际旅行和人口流动的加剧等均对生态系统造成影响，利于蚊媒的繁殖和寨卡病毒病等传染病的发生、扩散。此外，社会、经济和人类学等方面影响因素也不容忽视，病原体只有在无免疫力的人群中方可致病并引起暴发，而群体对疾病缺乏免疫力不仅受社会经济发展水平所影响，更受社会行为方式的影响，从而使得感染风险增加。有研究认为，巴西寨卡病毒疫情的发生可能是由于2013～2014年巴西国际赛事时很多国外旅客把寨卡病毒带到了巴西，而美洲区国家对寨卡病毒没有群体免疫力，诸多因素导致巴西发生了暴发疫情。

3. 全方位、多学科开展应对工作。 巴西经验表明，应对寨卡病毒病疫情不仅需要科学的蚊媒控制策略，而且更重要的是从生态学、社会学等多学科、多视角全面了解蚊媒病毒输入、致病及其相关影响因素件及其变异并适应新的生态环境的进化发展过程，制订综合防控策略，这也可为其他发展中国家应对蚊媒等新发传染病提供借鉴。

4. 加强传染病全球传播的风险评估及干预。 目前，寨卡病毒病等新发和再发传染病不仅局限于热带地区和全球经济欠发达地区，而且对美国和欧洲国家等发达国家也构成威胁，因此虫媒传染病需要引起更多的公共卫生关注，并在其发生和造成全球传播之前即采取有效的社会生态学方法来进行风险预测和措施干预，当疫情发生时更需要全球共同协助，积极应对。

三、思　考　题

1. 寨卡病毒病的传播方式有哪些？临床有什么特点？
2. 为何在2016年寨卡病毒病疫情引起国际社会广泛关注？
3. 中国应如何开展寨卡病毒病疫情防控工作？面临的主要挑战是什么？

（王亚丽　周　蕾　张彦平　冯子健）

第二节　西非埃博拉病毒病疫情应对

一、案例介绍

2013年12月初，非洲几内亚南部盖凯杜（Gueckedou）地区出现了以发热、严重腹泻和呕吐为主要症状的聚集性病例，病死率较高，之后周边地区马桑达（Macenta）和基西杜古（Kissidougou）也出现了类似的病例（2013年12月至2014年3月）。2014年3月10日，马桑达和基西杜古公共卫生机构向几内亚卫生部报告了该起不明原因疾病疫情，2日后当局将该信息通报给在当地的无国界医生组织（Médecinssans Frontières，MSF）。同年3月18日，欧洲无国界医生组织到达马桑达进行流行病学调查，并将疑似病例的标本送到法国里昂和德国汉堡的P4实验室进行检测，从20例患者样本中，分离到3株病毒，基因测序显示，该病毒属于扎伊尔型埃博拉病毒。2014年3月22日，世界卫生组织确认并通报几内亚地区出现埃博拉（Ebola virus disease，EVD）疫情，至2014年3月27日，报告的病例数已超过100例，死亡66例。埃博拉病毒病EVD疫情共波及10个国家，其中西非塞拉利昂、利比里亚、几内亚受影响最大。此后，疫情逐步波及尼日利亚和塞内加尔等国家，发病和死亡人数见图3-1。

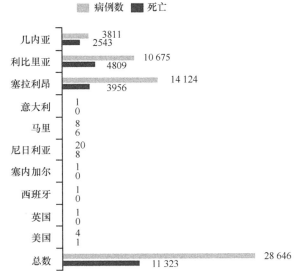

图3-1　埃博拉病毒病报告发病和死亡情况

追溯本次疫情的起源，首发疑似病例是盖凯杜（Gueckedou）地区的一个2岁儿童，该儿童于2013年12月6日发病死亡。经过调查，至少可以明确5人因与该名患儿接触而感染，包括他的母亲、祖母、姐妹、邻居及1名护士。2014年2月疫情由疫源地扩散至马桑达（Macenta）和盖凯杜（Gueckedou）等地区。

3月之后疫情发展较为平缓，甚至一度趋于控制，但在5月末，报告病例数大幅增加。2011年6月中旬，世界卫生组织又报告利比里亚出现第二波疫情，且扩散迅速，至此西非3国总体疫情进入快速发展期，报告病例数大幅上升。利比里亚和塞拉利昂报告病例总数均超过几内亚，同时疫情随后波及至塞内加尔和尼日利亚。

根据世界卫生组织报告的发病情况，以周为时间单位进行划分，可以发现早期疫情总体呈现如下两阶段。①2014年3月22日，几内亚马桑达地区EVD疑似病例得到实验室确诊，随后世界卫生组织联合几内亚立即启动暴发应急响应，以防止疫情蔓延。应急响应工作取得一定效果，在此后7周内，每周报告病例数逐渐减少。②第22周（5月25～31日），塞拉利昂出现疫情后，周报告病例数出现大幅上升，至2014年8月8日（第32周），世界卫生组织宣布疫情为国际关注的公共卫生事件。直至2016年1月14日，世界卫生组织才宣布非洲西部EVD疫情已经结束。

根据世界卫生组织报告，2014年EVD疫情最早发生于几内亚的马桑达（Macenta）和盖凯杜（Gueckedou）地区，该地区属于几内亚、塞拉利昂和利比里亚3国交界地区。疫情首先在几内亚境内传播，并蔓延至基西杜古（Kissidougou）、首都科纳克里（Conakry）。3月31日，在利比里亚边境的弗里亚（Foya）有病例报告，同时利比里亚境内也有病例报告，由于初期控制措施有力，疫情没有持续发生。但至5月末，随着塞拉利昂疫情出现，几内亚和利比里亚再次进入疫情快速播散期，且规模远超前期。随着疫情的发展，后期3国全境基本均有病例发生。

除西非3国外，2014年7月末，由于1名利比里亚病例经加纳和多哥入境尼日利亚，导致疫情波及尼日利亚。8月30日世界卫生组织发布通报，塞内加尔8月29日也发现首例EVD确诊病例。至此，本次疫情主要波及的 5 个国家均有病例报道，随后美国、西班牙等欧美国家也相继报道出现输入性病例。

本次 EVD 疫情是 1976 年发现 EVD 以来，持续时间最长、波及范围最广、报告病例数最多的一次，同时也是西非地区首次报告 EVD 疫情。

二、案例分析

（一）背景知识

埃博拉病毒病（EVD）是埃博拉病毒感染所致的一种急性传染病，病死率最高可达 90%，最早发现于 1976 年，当时在苏丹和刚果民主共和国发生了两起 EVD 暴发疫情，因后者发生在一个靠近名为"埃博拉"河的村子，病原体被命名为埃博拉病毒。埃博拉病毒属于丝状病毒科，是单股负链、不分节段的 RNA 病毒。埃博拉病毒有五种型别，包括扎伊尔型、苏丹型、塔伊森林型、本迪布焦型和莱斯顿型。EVD 是一种动物源性传染病，目前该病毒在自然界的循环方式尚未完全阐明。研究表明，埃博拉病毒主要在果蝠间循环、传播，偶尔可将病毒传染给黑猩猩、大猩猩等非人类灵长类动物，另外，森林羚羊和豪猪等哺乳动物也可能感染，然后人类通过接触这些动物而感染发病。果蝠还可直接将埃博拉病毒传播给人。当 EVD 在人群中暴发时，主要通过接触患者的血液和分泌物及其污染物等传播。

EVD 的临床症状包括发热、极度乏力、肌肉疼痛、头痛和咽喉痛，随后会出现呕吐、腹泻、皮疹、肾脏和肝脏功能受损等，部分患者甚至出现内出血和外出血，可因多器官衰竭和感染性休克等并发症而死亡。潜伏期为 2~21 日，通常为 8~10 日。由于早期临床表现缺乏特异性，确诊需通过检测特异性抗原和抗体、PCR 或病毒分离等方法。目前，国际上尚无特效治疗药物。

自 1976 年发现埃博拉病毒至今，全球已报告 30 多起埃博拉病毒病疫情（表 3-3）。所有 EVD 的疫情均发生在非洲，主要是中非和西非地区，报告疫情的国家主要有刚果民主共和国[刚果（金）]、刚果共和国[刚果（布）]、乌干达、苏丹、加蓬、南非、科特迪瓦、几内亚、利比里亚、塞拉利昂和尼日利亚 11 国。此外，俄罗斯和英国曾发现实验室工作人员感染埃博拉病毒的病例，在美国和菲律宾发现莱斯顿型埃博拉病毒的隐性感染者（表 3-3）。

表 3-3 EVD 病例和暴发疫情一览表（含隐性感染）

年份（年）	国家	病毒型别	病例数	死亡数	病死率（%）
1976	英国	苏丹型	1	0	—
1976	苏丹	苏丹型	284	151	53
1976	刚果民主共和国	扎伊尔型	318	280	88
1977	刚果民主共和国	扎伊尔型	1	1	—
1979	苏丹	苏丹型	34	22	65
1989	美国	莱斯顿型	0	0	—
1989~1990	菲律宾	莱斯顿型	3（隐性感染）		
1990	美国	莱斯顿型	4（隐性感染）		
1992	意大利	莱斯顿型	0	0	—
1994	科特迪瓦	塔伊森林型	1	0	—
1994	加蓬	扎伊尔型	52	31	60

续表

年份（年）	国家	病毒型别	病例数	死亡数	病死率（%）
1995	刚果民主共和国	扎伊尔型	315	254	81
1996	俄罗斯	扎伊尔型	1	0	—
1996	南非	扎伊尔型	2	1	—
1996	菲律宾	莱斯顿型	0	0	—
1996	美国	莱斯顿型	0	0	—
1996	加蓬	扎伊尔型	31	21	68
1996~1997	加蓬	扎伊尔型	60	45	75
2000~2001	乌干达	苏丹型	425	224	53
2001~2002	加蓬	扎伊尔型	65	53	82
2001~2002	刚果共和国	扎伊尔型	59	44	75
2002~2003	刚果共和国	扎伊尔型	143	128	90
2003	刚果共和国	扎伊尔型	35	29	83
2004	苏丹（南部）	苏丹型	17	7	41
2004	俄罗斯	扎伊尔型	1	1	—
2007	刚果民主共和国	扎伊尔型	264	187	71
2007~2008	乌干达	本迪布焦型	149	37	25
2008	菲律宾	莱斯顿型	6（隐性感染）	0	—
2008~2009	刚果民主共和国	扎伊尔型	32	15	47
2011	乌干达	苏丹型	1	1	—
2012	刚果民主共和国	本迪布焦型	36*	13*	36
2012	乌干达	苏丹型	11*	4*	36
2012~2013	乌干达	苏丹型	6*	3*	50
2014~2014	几内亚、利比里亚、塞拉利昂、尼日利亚	扎伊尔型	28646	11323	40

*. 数字代表实验室确诊病例数；—. 不适宜计算病死率。

（二）影响因素

1. 几内亚、塞拉利昂和利比里亚是彼此相邻的西非3个国家，大范围的陆路接壤，3国间人群跨境活动频繁，由此而引起疫情的跨境播散，也使得相关防控措施难以实施。

2. 该3个国家当地人群的卫生条件、风俗习惯、语言习惯及宗教信仰均对疫情的社区播散和防控产生影响。例如，人们临近寿终时，往往要返回出生所在的村庄，死后葬在祖先附近；再如，按照传统的殡葬习俗，参加葬礼者往往需要与死者遗体亲密接触，甚至用冲洗过遗体的水沐浴自己或涂抹他人等。

3. 该3个国家均是首次发生EVD病例，各个层面对疾病特点及防控知识缺乏基本了解，缺乏处置经验，对防控措施不配合或抵触情绪，导致疫情播散。卫生体制薄弱，不利于疑似病例的发现、调查，不利于密切接触者的确定和追踪。

4. 该3个国家卫生资源均匮乏，首先是医生人数与总人口比例仅为（1~2）人/10万人，其次是医院床位严重不足。再次是在许多医疗救治点甚至没有电力和自来水的供应。虽然国际救援组织承担了主要的医疗救护任务，但当地医务人员经验与能力不足，医务工作者存在高危暴露，且由于天气炎热和疲劳的因素，限制了医务人员长期佩戴个人防护设备的工作时间，导致院内感染严重。此外，由于数周或数月领不到薪水或防疫津贴，或被要求在不安全的条件下工作，医疗队伍中出现罢工情况。

5. 该 3 个国家首都及周边地区人口密集，较高的人口密度给疫情控制带来难度。以往 EVD 大多仅限于一些偏远的农村地区，城市中只发现了零星少数几例。但在本次疫情中，城市（包括 3 个国家的首都）成了病毒密集传播的中心。同时，在患者家庭护理过程中，存在高危暴露的行为，从而导致社区居民发生感染、死亡，引起民众恐慌。

（三）应对措施

鉴于几内亚、利比里亚和塞拉利昂 3 国疫情基本失控，疫情的干预控制已非单一国家或单一组织可以独立完成，需要国家、区域间联动协作，以及国际社会的全方位支持。因此，综合干预措施在联合国相关机构协调下开展，包括增加医疗机构数量、提高医务人员数量和技能、确保患者隔离治疗、落实密切接触者管理、加强遗体无害化处理、强化边境检验检疫工作、开展社区健康宣教、筹集资金等。

1. 塞拉利昂应对情况 疫情暴发初期，塞拉利昂政府出于经济影响、部落利益等原因，只对大的边境哨卡采取管控措施，一定程度上造成了疫情在边境地区快速上升。随着疫情持续扩散，2014 年 7 月 30 日，塞拉利昂总统宣布该国进入紧急状态，同时启动国家范围内的应对计划，措施的实行期限暂定为 60～90 日。

2014 年 8 月 14 日塞拉利昂专门针对 EVD 疫情防控发布了《突发事件条例》，以强化各项防控措施。8 月 18 日，塞拉利昂修订《公共卫生法》，将埃博拉纳入法定报告传染病。同时，塞拉利昂卫生部采取的主要防控措施：在所有病例报告地区开展病例监测和接触者追踪，调查社区死亡病例，指导安全丧葬；增设临床隔离治疗中心，加强培训，加强病例管理和感染控制；全国范围开展社会动员运动；向患者及其家庭和所在社区提供精神和社会支持；加强与国际组织和机构的沟通，获得物资和经费支持，通过国内资源配置协调物资供应；限制公民赴几内亚和利比里亚旅行；在凯拉洪和凯内玛地区采取特殊的出入境筛检。

9 月 18～21 日，塞拉利昂政府实施全国闭户日，在此期间公民将不得离家，防控人员入户搜寻 EVD 感染者，以控制疫情扩散。

10 月 10 日，塞拉利昂通过修订后的《塞拉利昂全国埃博拉应急响应计划》，主要措施包括：增加埃博拉治疗中心、留观中心及关护中心，大幅增加埃博拉医疗机构病床数，增加临床及非临床人员。加强公共卫生紧急行动中心的运行和后勤支持能力，强化其他方面的应急响应工作。讨论通过了病例发现和调查、密切接触者追踪、安全丧葬、感染控制等标准操作规程，并开始实施。

12 月 17 日起，为控制西区严重的疫情，塞拉利昂总统启动了为期 2 周的"西区浪潮行动"，鼓励人们通过 117 电话举报埃博拉疑似病例，同时增加埃博拉治疗床位、实验室诊断能力、救护车、工作人员及其他后勤支持服务。同时规定 2014 年圣诞期间，禁止居民在各区间旅行或流动；禁止所有新年夜庆祝活动；禁止西区所有公共集会；商人和市场摊贩只能在周一至周六的指定时间段进行交易，星期天暂停交易。

2015 年 3 月 21 日，塞拉利昂总体宣布全国开始为期 4 周的"零埃博拉"运动，要求全国居民于 3 月 27～29 日，4 月 4 日、11 日和 18 日闭户在家，由塞拉利昂卫生部门组织监测和动员人员挨家挨户搜索 EVD 病例，宣传教育和发放肥皂；全国停止商业活动，海边饭店、酒吧不得营业。

2. 利比里亚应对情况 2014年3~4月，第一波EVD疫情从几内亚传入利比里亚，由于疫情主要集中在边境地区且感染人数较少，利比里亚政府未能及时采取加强边境管理等必要措施，仅在国际社会的帮助下控制疫情后，便草草宣布疫情结束。

6月中旬起，发生第二波疫情，迅速从边境地区扩展至首都地区。利比里亚政府7月26日宣布成立由总统担任主席的"防控EVD疫情国家特别任务小组"，8月6日，宣布利比里亚进入为期90日的紧急状态，包括对疫情严重的社区进行隔离，关闭边境，关闭全国的学校，限制公共集会活动，限制公共交通工具乘客人数，在全国范围内开展卫生消毒活动，政府和媒体加强宣传教育活动，军警等安全力量协助执行防控措施等。10月30日，世界卫生组织认为利比里亚疫情已经出现下降，11月13日，总统宣布解除为期90日的疫情防控紧急状态，但同时强调，利比里亚民众不能对疫情掉以轻心，对西非疫情严重的3个国家来说，只要有一国、一地还存在EVD病例，就意味着疫情还未结束。

3. 几内亚应对情况 几内亚是西非3国中最早出现疫情的国家，虽然病例数低于塞拉里昂和利比里亚，但疫情一直处于波动状态，社区抵触现象十分严重，社会动员和关键防控措施落实不力。2015年1月2日，几内亚发起"60日零埃博拉"行动，制订关键防控措施的行动计划，包括监测、病例管理、感染控制、风险沟通和社会动员、安全丧葬、协调合作等。2015年3月28日，几内亚总统发表声明，宣布在福雷卡里亚、科亚、杜布雷卡、博法及金迪亚5个疫情较重地区展开为期45日的"强化卫生应急"运动，期间全国都要采取针对EVD疫情的"限制和约束"措施，包括限制EVD病例和尸体的转运，对有EVD病例的医疗机构进行临时关闭和患者隔离等。

4. 国际社会应对情况 世界卫生组织于疫情发现之初，即迅速派出力量帮助西非国家控制EVD疫情，由于对疫情严重性估计不足，没有能够动员足够的资源帮助西非国家及时控制疫情。即使2014年8月8日宣布本次EVD疫情为"国际关注的突发公共卫生事件"后，也未能使疫情得到迅速有效的控制，因此联合国于9月18日成立了埃博拉应急特派团（以下简称UNMEER），直接参与疫情防控的指挥和协调，提出了疫情控制的12项关键任务，确定了控制目标。国际社会在UNMEER和世界卫生组织的倡议主导下，主要在资金、物资、人员、药物和疫苗研发等方面提供人道主义援助。

自2014年3月22日几内亚发生疫情以来，向西非提供了人道主义援助的有19个国家和12个国际组织。2014年年底前，国际社会援助重点是针对患者收治和检测能力等基础设施援建，2015年后则逐步转向援助医疗卫生体系恢复和重建，从社会、经济、教育和人群心理等方面提供支援。总体上，国际社会的应对工作分为如下三个阶段。

（1）第一阶段（2014年8~12月），为迅速扩大应对活动规模阶段。在第一阶段，随着疫情急剧恶化，世界卫生组织及其合作伙伴的重点是迅速扩大应对活动规模。其中包括增加埃博拉治疗中心和病床数目；快速雇用和培训以安全和有尊严的方式埋葬尸体的团队；增强社会动员能力。在此期间设立了UNMEER。

（2）第二阶段（2015年1~7月），为提高能力阶段。世界卫生组织及其合作伙伴于2015年1月进入第二阶段工作。此阶段的重点工作是提高病例发现能力；提高在追踪接触者方面的能力；加强社区参与。

由于在这些方面做出的努力，加上开始在几内亚试验埃博拉病毒疫苗，疫情得到初步控制，EVD例数和死亡数降至个位数。世界卫生组织强调，由于该病毒从幸存者体内逐步清除，因此几内亚、利比里亚和塞拉利昂在后期可能一直处于发生更多小型EVD疫情的危险之中，仍需开展强有力的监测和应对。

（3）第三阶段（2015年8月至2016年年中），为阻断埃博拉病毒传播阶段。世界卫生组织及其合作伙伴于2015年8月进入第三阶段的工作，总目标是阻断EVD所有剩余传播链。为此确定了几项具体目标，包括进一步快速识别所有病例、死者和接触者；建立和维护安全的分流和卫生设施；在3个国家的地区级和地方级设立多学科快速反应小组；激励个人和社区遵循公共卫生措施；开展由酋长领导的并由社区掌控的当地应对活动；促进埃博拉病毒幸存者的参与和支持；在受影响国家的人群和社区中结束EVD的人际传播等。

（四）影响与展望

本次疫情对西非疫情地区的经济社会发展造成了极大破坏，据有关统计，疫情使几内亚、利比里亚和塞拉利昂3国2014年经济增长率分别下降至0.5%、2.5%和4%，至少造成约130亿美元经济损失，随后两年内由EVD疫情引发的经济损失高达320亿美元。

同时，疫情所导致的大量家庭破裂、流离失所、教育停滞，因孤儿寡母和失子老人产生的严重社会问题成为政府的沉重负担。疫情大量消耗西非地区本就不足的卫生资源，使得近年来在降低婴儿和产妇死亡率、治疗艾滋病和疟疾、安全用水等方面取得的成果也付诸东流。

此次EVD疫情再次彰显了传染病无国界，不仅对疫情地区民众健康安全造成严重威胁，对政治经济发展造成了巨大影响，同时也对全球公共卫生提出了严峻挑战。在本次疫情应对中，中国积极响应联合国和世界卫生组织的号召，第一时间向疫情国家提供物资和人员援助。先后4次向西非疫区国家提供了总价值约7.5亿元人民币的紧急现汇、粮食和防控物资援助，累计派出800余名医务人员和公共卫生专家奔赴疫区一线，这是中华人民共和国成立以来卫生领域规模最大的一次援外行动。与此同时，在为西非国家提供帮助的时候，也真正将防控关口前移，从而保障了我国海外公民和国内公众的健康安全。

三、思 考 题

1. 导致2014年西非EVD疫情失控的主要原因是什么？
2. 2014年西非EVD暴发疫情对全球卫生治理将产生何种影响？
3. 面对传染病疫情日益"国际化"的趋势，中国应采取怎样的应对策略及措施？

（李 超 周 蕾 张彦平 冯子健）

第三节 中东呼吸综合征的全球应对

一、案例介绍

（一）事件起因

2012年6月，沙特吉达市一家私立医院收治了1名临床表现主要为发热、咳嗽、气促、呼吸衰竭及肾衰竭的本地患者（6月24日死亡），其临床表现与SARS冠状病毒感染极为相似。从培养细胞上清液中提取RNA，进一步进行泛冠状病毒PCR扩增，经核酸测序比对后认定该患者感染了一种新型冠状病毒，研究人员将获得的该病毒碱基序列发布在ProMED上，GenBank的编号为JX869059.1。2012年9月，一名因急性重症呼吸道感染及肾衰竭赴英国求医的卡塔尔男子也发现感染了冠状病毒，其基因序列与此前沙特报道的PCR片段序列同源性高达99.5%。此后，全球各地陆续报道类似病例。2013年5月23日，世界卫生组织（WHO）国际病毒分类委员会冠状病毒研究小组将这一新型病毒命名为中东呼吸综合征冠状病毒（middle east respiratory syndrome corona virus，MERS-CoV），将新型冠状病毒感染所致疾病命名为中东呼吸综合征（middle east respiratory syndrome，MERS）。

（二）全球疫情

截至2017年8月17日，全球共有27个国家报告了2066例中东呼吸综合征确诊病例，其中720人死亡，病死率为35%。报告病例国家包括11个中东地区国家（沙特阿拉伯、阿拉伯联合酋长国、卡塔尔、约旦、阿曼、科威特、也门、埃及、伊朗、黎巴嫩、巴林）、8个欧洲国家（意大利、法国、德国、英国、希腊、荷兰、奥地利、土耳其）、5个亚洲国家（马来西亚、菲律宾、韩国、中国、泰国）、2个非洲国家（突尼斯、阿尔及利亚）及北美洲的美国。其中，82%的病例发生在沙特（1698例）。各国报告病例情况详见表3-4。

表3-4 2012~2017年全球报告中东呼吸综合征病例数

报告国家	2012年	2013年	2014年	2015年	2016年	2017年	合计
沙特阿拉伯	5	136	679	453	231	194	1698
阿拉伯联合酋长国	0	12	57	7	3	4	83
卡塔尔	0	7	2	4	3	3	19
约旦	2	0	10	16			28
阿曼	0	1	1	4	2		8
科威特	0	2	1	1			4
也门	0	0	1	0			1
埃及	0	0	1	0			1
伊朗	0	0	5	1			6
黎巴嫩	0	0	1	0	1		2
韩国	0	0	0	186			186
英国	1	3	0	0			4
突尼斯	0	3	0	0			3
美国	0	0	2	0			2
荷兰	0	0	2	0			2
法国	0	2	0	0			2
德国	1	1	0	1			3
阿尔及利亚	0	0	2	0			2
中国	0	0	0	1			1
意大利	0	1	0	0			1
希腊	0	0	1	0			1
土耳其	0	0	1	0			1
马来西亚	0	0	1	0			1
菲律宾	0	0	0	2			2
奥地利	0	0	1	0	1		2
泰国	0	0	0	1	2		3
巴林					1		1
合计	9	168	768	676	243		2066

(三）韩国疫情

2015年5月20日，韩国向世界卫生组织通报了韩国MERS疫情，这是亚洲地区第三个报告MERS病例的国家。该国的首例MERS病例曾于2015年4月18日至5月3日分别到访过巴林、沙特阿拉伯、阿拉伯联合酋长国、卡塔尔等中东国家，5月4日返回韩国。5月11日，该患者出现发热、咳嗽症状，其分别于5月12～20日多次辗转包括牙山首尔医院、平泽圣母医院、首尔开放医院、三星首尔医院在内的多家医疗机构就诊及住院治疗，5月20日其痰标本呈中东呼吸综合征冠状病毒（MERS-CoV）核酸阳性，随即转入国家定点医院隔离，并向世界卫生组织通报。5月21日，该病例的妻子和同病房的76岁男性患者也被确诊感染中东呼吸综合征冠状病毒。

截至2015年7月13日，韩国共报告186例MERS确诊病例，其中死亡36例。绝大多数病例在医疗机构相关场所感染，2例可能为家庭内感染外，病例中包括39名医院工作人员。共有首发病例1例，二代病例29例、三代病例125例、四代病例25例，6例代数不详。16家报告病例的医院分布于5个道（市）。病例年龄中位数为55岁，男性占60%。13例病例发生了续发病例，其中1例传播了84例。

（四）中国疫情

2015年5月29日，中国确诊首例MERS输入性病例。该病例系韩国MERS确诊病例的密切接触者，经中国香港入广东省惠州市，入境后出现了发热（39.7℃）症状，怀疑为MERS病例。中国卫生部门及时对该患者进行了隔离治疗并采取严密防控措施，患者于6月下旬痊愈出院。未发生续发病例。

二、案 例 分 析

（一）背景知识

中东呼吸综合征冠状病毒属于冠状病毒科病毒，直径为120～160nm，基因组全长约30kb。2014年，研究人员分别从沙特中东呼吸综合征冠状病毒感染患者及其发病前曾接触的单峰骆驼体内分离出基因序列完全相同的中东呼吸综合征冠状病毒。研究人员根据已有的基因序列数据推测，人源病毒和单峰骆驼源病毒之间存在密切关联，单峰骆驼可能是人类感染中东呼吸综合征冠状病毒的主要传染源，但尚不能排除蝙蝠或其他动物是该病毒自然宿主的可能性。人可能通过接触携带病毒的动物的分泌物、排泄物（尿、粪）、未煮熟的乳制品或肉而感染。而人际间的传播则主要通过飞沫经呼吸道传播，也可以通过密切接触患者的分泌物或排泄物而受到感染。

MERS的潜伏期为2～14日。临床表现主要为发热、头痛、畏寒、乏力、咳嗽、肌痛、呕吐、腹痛、腹泻、呼吸困难等。重症病例多在一周内进展为重症肺炎，可发生急性呼吸窘迫综合征、急性肾衰竭，甚至多脏器功能衰竭。年龄大于65岁、肥胖、合并有其他疾病（如肺部疾病、心脏病、肾病、糖尿病、免疫功能缺陷等）为重症高危因素。部分病例可无临床症状或仅表现为轻微的呼吸道症状。

（二）措施与干预

1. 世界卫生组织全球应对措施 2012年疫情发生后，世界卫生组织立即组织制订了病例定义及相关技术性文件。伴随疫情持续性发展，世界卫生组织采取了积极应对措施，包括协调现场应对合作;支持疫区国家加强疫情应对能力建设;支持加强 MERS 流行病学特征及影响因素、病原学及实验室诊断技术等研究;开展全球 MERS 疫情风险评估;建立主题网页,持续更新和提供最新的技术指南等。

(1)世界卫生组织早期的应对措施:MERS 疫情早期,世界卫生组织采取措施主要包括发布警示、制订病例定义、通报病例情况、发布各种技术指南(监测、检测、临床、研究方案)、及时更新病例特点、适时开展风险评估等。重要时间节点具体包括:9 月 23 日收到新型冠状病毒信息报告后通知各成员方;9 月 25 日发布新型冠状病毒感染临时病例定义;10 月 31 日公布《新型冠状病毒实验室生物安全管理临时指引》;11 月 23 日支持鼓励各成员方加强严重急性呼吸道感染(SARI)监测;11 月 28 日公布《人感染新型冠状病毒监测临时指南》(12 月 3 日进行了更新);2013 年 7 月 9 日召开《国际卫生条例》突发事件委员会第一次会议并发表声明。

(2)世界卫生组织中期应对措施:这一阶段采取的措施主要包括提供最新疫情信息;开展风险评估并与国家行政部门开展联合调查;召集科学会议;制修订技术指南;加强卫生技术人员培训(包括疫情监测、实验室检测、感染预防和控制、病例管理等内容)。世界卫生组织同时建议成员方加强对 SARI 监测,认真监控分析 SARI、肺炎病例的异常流行情况;继续加强监测中东返回人员健康情况;及时向世界卫生组织报告所有确诊和可能病例情况等,以便为开展有效的国际应对提供信息(表 3-5)。

表 3-5 世界卫生组织等国际组织应对过程(2014 年 4~9 月)

日期	措施
4 月 23 日	世界卫生组织要求各国持续报告所有的可能和确诊病例,并报告暴露、检测和临床过程信息,以有效地开展国际应对准备和反应。世界卫生组织推荐对每例病例都进行详细的流行病学调查,对指示病例开展病例对照研究
4 月 28 日	世界卫生组织发布《医疗机构内易于流行和大流行的急性呼吸道感染的预防和控制指南》
4 月 28 日至 5 月 5 日	世界卫生组织派出风险评估团队,对沙特吉达和阿拉伯联合酋长国阿布扎比报告病例急速增加进行调查
5 月 21 日至 6 月 30 日	世界卫生组织往沙特阿拉伯派出团队,并将对吉达卫生部门和指挥控制中心提供进一步支持,以协调暴发疫情的全球应对
6~7 月	世界卫生组织再次派出专业团队以对沙特阿拉伯卫生部 5 个区域实验室进行评估
6 月 1~3 日	世界卫生组织东地中海区域办公室组织召开关于防控中东呼吸综合征冠状病毒等急性呼吸道院内感染区域研讨会,沙特阿拉伯、科威特等多个国家医院感染专家参加了研讨会,并制订侧重于加强院内感染防控措施的医疗机构准备工作框架
6 月 3 日	世界卫生组织公布最新朝觐旅行建议
6 月 10~12 日	世界卫生组织在法国里昂召开实验室专家会议,以制订最新中东呼吸综合征冠状病毒实验室检测方法建议,建议加强对无症状和轻症病例的血清学检测
7~8 月	世界卫生组织派出团队与沙特阿拉伯吉达指挥控制中心风险沟通平台密切协作,对朝觐活动所准备的 MERS 和埃博拉风险沟通资料进行整理和完善
7 月 15~17 日	国际兽疫管理局在兽疫管理局总部巴黎召开动物 MERS 病毒感染专项小组会议
9 月 16~17 日	世界卫生组织在吉达组织召开 10 个国家的医疗随队人员会议,并派队去沙特阿拉伯和麦加以监督在朝觐期间 MERS 应急准备和监测工作开展情况

(3)世界卫生组织后期的应对措施:该阶段的主要应对措施包括现场应对工作协调;支持相关国家加强快速检测和病例管理能力建设;采取措施防止院内感染;支持和开展 MERS 流行病学特征、病原学、宿主、院内感染影响因素等研究;持续开展全球 MERS 疫情风险评估;持续更

新和提供最新的技术指南，包括实验室检测技术指南、预防控制指南和病例定义及诊断指南等。

2. 世界卫生组织针对韩国疫情的应对措施

（1）2015年6月9～13日，世界卫生组织MERS疫情联合评估团前往韩国指导MERS疫情防控工作，评估团专家前往发生病例的医疗机构指导开展流行病学调查及感染控制，并与韩国疾病管理机构对MERS病毒特点进行讨论分析等。

（2）2015年6月16日，世界卫生组织《国际卫生条例》突发事件委员会举行关于第九次MERS疫情电话会议，评估MERS国际传播风险，就MERS疫情是否构成国际关注突发公共卫生事件提出意见。并于次日宣布此次韩国MERS疫情尚不构成"国际关注的突发公共卫生事件"。

（3）2015年6月18日，世界卫生组织表示，经世界权威专家对病毒基因组测序结果进行分析，韩国的MERS病毒并未发生变异。

（4）2015年6月19日，世界卫生组织发布韩国和中国MERS疫情的现状概要和风险评估报告。

（5）2015年6月24日，世界卫生组织网站更新了《中东呼吸综合征冠状病毒实验室检测指南（临时）》《韩国MERS疫情态势评估报告》《韩国及中国MERS疫情概况及现状风险评估报告》。

3. 中东国家的应对措施

（1）沙特阿拉伯：在前期防控工作基础上，2014年5月14日，沙特阿拉伯卫生部宣布进一步加强防控措施，主要包括制订严格的预防控制指南和建立新的MERS指挥中心；根据修订的病例定义颁布更为严格的感染控制指南；系统评估全国医疗机构能力；在全国所有的医疗机构复核MERS病例数；成立快速响应干预小组；加强实验室能力建设；开展健康知识宣传。

（2）阿拉伯联合酋长国：加强SARI病例监测，及时向世界卫生组织报告病例。提高医务人员意识及警惕性，强化感染预防和控制措施，加强医护人员等的感染预防控制技能的教育和培训。向普通民众宣传预防措施。

4. 欧美等国家的应对措施

（1）欧盟各国开展的主要措施包括制订病例定义、持续开展风险评估、加强病例监测、提高口岸监测和实验室检测能力、发布赴中东地区旅游健康提示等。

（2）美国主要应对措施：2012年12月21日发布新型冠状病毒实验室检测临时指南；2013年2月19日，推荐临时冠状病毒疑似或确诊病例标本实验室检测生物安全管理；2014年9月，制订《MERS病例调查表》《MERS实验室检测临时推荐》（修订版）；2015年7月3日，更新《人感染MERS病毒病例调查》临时指南。具体应对措施包括全国加强SARI病例监测、及时向世界卫生组织报告病例；提高医务人员对MERS病例意识、加强感染预防和控制措施、开展教育和培训；发布旅行提示，提醒必要时了解旅行卫生预防措施信息，提高自我监测、及时就诊意识；为外出务工人员和旅行团提供健康咨询等。

5. 中国的应对措施 中国从收到韩国疑似病例入境信息到找到并隔离治疗首例MERS病例仅用了4小时。2015年5月29日经中国疾病预防控制中心，实验室复检阳性确诊为MERS病例后，国家卫生和计划生育委员会于当日及时进行了通报；6月1日，中国国家旅游局发布出行提示《中东呼吸综合征相关知识答问》，6月5日发布《提醒赴韩国中国公民注意防范疫情》；6月10日国家卫生和计划生育委员会详细介绍了中国首例MERS病例相关情况。

世界卫生组织对中国发现首例感染中东呼吸综合征冠状病毒患者后的应对措施给予了高度评价，称赞中国应对措施迅速得当。世界卫生组织代表柏汉德·斯科沃兰德（Bernhard

Schwartlander)博士高度评价了中国卫生部门的反应速度和效率："在应对此类情况时，中国有一套非常好的机制，包括对疑似感染病例进行训练有素的隔离并提供高质量的治疗。"该首例病例的成功应对，不仅及时阻断了MERS疫情在中国的传播，得到了国际社会的高度评价，而且在应对疫情过程中积累了丰富的防控和救治经验。

此外，中国香港也积极参与MERS的应对。2012年，将MERS病例列入法定报告传染病。香港防护中心加强了在机场、港口等口岸和公立医疗机构的监测力度。2014年6月，香港特别行政区政府提出应对措施，制订了《香港特别行政区政府中东呼吸综合征应变计划》，加强了防护措施及发生病例时的应变计划。

（三）影响

MERS疫情受到国际社会高度关注，韩国发生大规模的疫情更是引起区域国家和地区的关注和担忧。MERS疫情对韩国政府公信力及经济、旅游造成了极大影响，为阻止疫情扩散，首尔市取消了如马拉松大赛等多个大型活动，2000多所学校被迫停课，大型超市、百货商店、公园等公共场所仅零星人员光顾，旅游业、服务业持续低迷，对韩国社会、经济带来严重冲击。疫情后期，韩国的媒体依旧对政府应对不力持续批评，韩国《朝鲜日报》《韩民族新闻》《每日经济》等重要媒体都对政府的不得力应对做出批评。韩国民调结果显示，民众对朴槿惠政府的支持率下滑至34%。

为应对韩国MERS疫情的影响，2015年6月8日，中国香港特别行政区卫生行政部门将其应变级别由"戒备"提升至"严重"，并发布了健康建议，呼吁当地居民尽量避免赴韩国旅行。中国澳门特别行政区也提升了疫情防控级别，由"戒备"提升至"高度戒备"，建议当地居民避免前往韩国。新加坡政府于6月8日下令取消或延期所有前往韩国的活动，日本政府也于6月4日起开始强化对国内各国际空港和口岸的检疫措施，并发布了与MERS相关的具体应对措施。

（四）经验与教训

1. 韩国应对教训 世界卫生组织对韩国MERS疫情的调查结论与2014年在沙特阿拉伯和阿拉伯联合酋长国的调查结论基本一致，即大多数病例都是因为医院感染预防和控制措施落实不到位而导致的医疗机构内传播。其原因可能与韩国并未做好MERS疫情的应对准备工作，未对医务人员进行MERS相关知识及医院感染防控知识的培训，医务人员不熟悉MERS防控知识等因素有关；此外，韩国医疗机构的急诊室和病房过于拥挤，且由于患者有到多个医疗机构就诊（购物式就医）的习惯，加上韩国普遍存在的亲朋好友陪护、探视患者的习惯等诸多因素的影响，韩国在2003年SARS疫情发生十年后，并未真正吸取SARS教训，仍然发生了较大规模的院内感染疫情。

（1）韩国政府对疫情重视不够。首例病例确诊后，韩国卫生部门一味强调疾病的"传染性不强"，其后又多次强调MERS疫情发生二代病例的"可能性不大"。正是由于政府的重视程度不够及缺乏对疾病知识的了解，致使政府的决策失误，疫情初期采取的防控措施过于薄弱，以至于错过最佳的防控时机。

（2）应对措施滞后。首例患者确诊后，韩国政府最初阶段仅以保健福祉部中央对策本部的名义开展防治工作，并未提升到国家层面采取措施，直到6月3日才由总统责成相关部门成立国家级MERS防治应对领导小组。相关部门如承担重大安全预警职能的国民安全处，在疫情初始阶段并没有及时参与疫情应对,而是直到疫情发生后的第 17 日才开始采取向韩国民众发送预防 MERS 预警短信等措施。

(3)疫情早期未及时公开疫情信息。当韩国发生 MERS 疫情并在有关医院发生暴发后,韩国的一些网络开始出现谣言散播不实的 MERS 疫情,造成韩国部分民众产生恐慌情绪。此时,韩国当局迟迟未公开 MERS 疫情相关信息进一步引发了社会及公众的担忧和恐慌,流行病学调查和隔离预防措施也频频出现漏洞,政府公信力严重下降,成为 MERS 防控的不利因素。但直到 6 月 7 日,韩国才公开报告发生确诊病例及确诊病例曾经去过的医院名单,但此时疫情已经大面积扩散。《韩国时报》为此专门发表社论:"政府最终公布了 24 家涉疫情医院名单,但这为时已晚。此前各国政府与传染病抗争的经验表明,不仅要抗击病毒,更要有效与民众沟通。"

(4)密切接触者管理等防控措施未落实到位。2003 年 SARS 疫情期间,中国采取的对密切接触者进行集中隔离等措施对于控制疫情扩散蔓延起到良好效果。韩国采取的针对 MERS 疫情的密切接触者居家隔离措施,由于管理不严格,医疗机构监管指导不到位,不但有发生家庭成员感染的风险,也有被隔离人员随意外出,导致更多的人被感染的风险。例如,传入中国的韩国病例,已有明确的 MERS 接触史,但并未被纳入密切接触者管理,导致随意流动增加疫情的传播扩散。

(5)医疗机构医院感染控制措施未落实到位,医院成为 MERS 传播的主要场所,医务人员成为被感染的最高风险人群。由于医院感染控制措施未到位,也未及时对 MERS 患者频繁更换医院的行为采取控制措施,加上民众习惯成群结队到病房探视等习俗、各种因素的不断叠加将原本可能是一个小概率的事件变成了必然事件。

韩国 MERS 疫情的防控实践和经验教训为全球开展输入性新发传染病的预防控制工作提供了借鉴。对于存在输入可能的新发传染病,尽管在疫情早期缺乏有效的疫苗和药物,仍可以通过采取严格的非药物干预措施及早控制疫情扩散;反之,如果不能在早期采取较为严格的防控措施,则疫情可能会迅速蔓延,甚至演变为较为严重的公共卫生事件。

2. 中国应对经验

(1)联防联控工作机制是快速、有序应对的保证。联防联控工作机制是中国在防控 SARS、甲型流行性感冒、埃博拉等传染病时积累的宝贵经验,也是行之有效的防控工作机制。近年来中国以政府为主导的联防联控机制不断加强,部门间的信息交流和沟通合作机制越来越顺畅,在传染病防控中发挥着越来越重要的作用。本次疫情的成功应对,首先有赖于联防联控工作机制的建立,既包括由卫生行政、疾控机构、医疗机构等卫生部门内部的合作,又包括卫生和计划生育委员会牵头,公安、检验检疫、航空、宗教、宣传等部门依据各相关部门的职能分工,沟通协调,共同研判疫情发展趋势,落实各项防控措施等,还包括内地省市间及其与香港间等跨地区协查、协作等,及时通报疫情进展,交流所采取的措施,以及中国与世界卫生组织、韩国等国际合作。

(2)未雨绸缪,做好各项应对准备。2003 年 SARS 疫情后,经过十多年的发展,中国形成了以"一案三制"为核心的应急管理体系。"一案三制"中,"一案"指修订应急预案,"三制"指建立健全体制、机制和法制。随着应急管理体系的健全,突发公共卫生事件应急管理机制也逐步完善。应急准备工作在整个应急管理中则处于基础性的地位,是成功应对疫情的必要条件。

(3)快速、准确的实验室检测为疫情应对提供了强大的技术支持。近年来,中国不断推进突发急性传染病实验室网络体系建设,逐步建立了一批生物安全三级实验室和 400 多个生物安全二级实验室,病原学检测能力和生物安全管理能力显著增强。在本次 MERS 疫情应对中,中国科研机构在疫情初期即研制成功诊断试剂并下发到全国,在本次疫情成功应对中起到了关键性作用。

(4)做好医院感染控制是防止疫情扩散的重要保障。医院感染控制应以预防为主,针对诊治病例过程中可能出现的风险因素进行评估和控制,是传染病疫情控制中重要的一环,对防止疫情的扩散起着至关重要的作用。发生MERS疫情后,中国首先对收治病例医院开展了医院感染风险评估,完善医院感染控制应急预案,并针对医护人员个人防护、隔离病房管理、医疗废弃物处置、预防及终末消毒,以及临时检验室设置等各环节强化医院感染控制知识培训,优化流程,多次组织专家现场指导,同时督导医院感染控制各项措施的落实,从而确保在病例诊疗过程中医务人员的零感染。

(5)风险沟通是疫情防控工作顺利开展的必要条件。风险沟通是卫生应急体系的重要组成部分。此次MERS疫情发生后,中国及时开展了风险沟通,并与大众媒体建立了良好合作关系,向公众传播相关疫情信息和防控工作进展,对于正确引导社会舆论并取得公众的积极配合和支持起到积极作用,从而形成高效、有序的应对疫情的舆论氛围,对于确保疫情防控工作的顺利开展等发挥着至关重要的作用。

(五)全球传染病防控展望

1. 建立全球健康防控理念,开展跨境防控 随着世界经济全球化的快速发展,新发、突发传染病逐年增多,对全球健康的威胁一直存在,人感染H7N9型禽流感、MERS、EVD、寨卡病毒病等疫情几乎每年都有发生,不断考验着全球传染病监测预警网络能力和新病原体检测能力及全球传染病疫情应对能力。不论是发生在韩国的MERS,还是发生在非洲的EVD,或是发生在美洲或东南亚的寨卡病毒病,其实离我们并不遥远。传染病无国界,在关系到全体人类安全的公共卫生领域,如新发传染病或突发急性传染病的应对,要突破国界,坚持"同一个世界,同一个健康"理念,这一点特别需要世界各国的协同,需要世界各国发扬团结协作的精神,一旦疫情暴发,要在全球范围内迅速找到解决之道,即建立全球健康的防控理念,加强国际交流及国家层面的合作与援助,将传染病监测和防控工作向境外延伸,主动掌握疫情,对疫病的发生和流行及早防控;此外,建立全球健康防控理念也便于疫情信息、防控经验、疫苗与救治药物的研发等方面的交流与合作,通过推进全球化疫情联防联控,全面提升全球应对传染病水平。

2. 全球公共卫生事件频发,防控关口前移 随着全球化加速发展,人口的高流动性使世界连为一体,进一步加速了传染病在全球的传播和扩散,自20世纪70年代始,几乎每年都有一种或多种新发传染病发生。世界卫生组织认为目前全球正处于传染病传播速度快、传播范围广的时期,未来全球公共卫生安全形势不容乐观。世界卫生组织在《2007年世界卫生报告》中把全球公共卫生安全作为主题,并在《国际卫生条例(2005)》中,不再仅将国际传染病防控重点放在边界、机场和海港等被动的屏障上,而是转向积极主动的风险管理战略,目的是形成通过建立完善的公共卫生监测和预警系统,及时监测发现病例,尽快确诊,迅速采取隔离和救治措施,以防止疫情的扩散。同时,通过开展关口前移,严把国门,从源头上阻断疫情跨境传播,尽可能降低传播至其他国家和地区的风险。

3. 参与传染病国际合作,大国必经之路 目前,中国在传染病防控领域取得了举世瞩目的成绩,对重大传染病疫情有着丰富的经验。中国长期向非洲多国派遣医疗队,近年来也在《国际卫生条例(2005)》国际合作机制框架下,主动参与国际合作,承担应有的责任和义务,不断派出医疗队、救援队参与重大自然灾害国际救援行动,参与重大国际突发公共卫生事件的处置，体现了中国大国形象与风范。西非 EVD 及 2015 年 MERS 首例输入病例的成功应对，得到了国际社会的高度评价，也是中国真正意义上参与全球公共卫生行动的起步。未来，中国将以更加积极的姿态参与全球公共卫生应对。

三、思 考 题

1. 全球 MERS 疫情应对的成功经验及教训是什么？
2. 比较韩国和中国 MERS 疫情处理的异同点，讨论在不同国家，各级医疗卫生部门如何开展传染病的联防联控？
3. 如何在全球健康背景下开展 MERS 等新发传染病防控？

（王亚丽　周　蕾　张彦平　冯子健）

第四节　从尼泊尔地震看世界卫生组织的紧急救援机制

一、案 例 介 绍

2015 年 4 月 25 日，尼泊尔发生 8.1 级地震。该次震源深度为 20km，震中在博克拉。博克拉是尼泊尔第二大城市，它是著名的旅游胜地，位于加德满都西北方约 81km。2015 年 5 月 12 日再次发生 7.5 级大地震，在尼泊尔全国 75 个地区中，有 35 个受到波及，其中 14 个破坏严重。两次地震共造成 8000 多人死亡，16 000 多人受伤，估计有 280 万人流离失所。这次尼泊尔地震强震导致中国西藏、印度新德里等地震感强烈。尼泊尔首都加德满都也受到影响，当地有百年历史的著名建筑 9 层楼高的名塔达拉被地震完全摧毁，导致部分房屋损毁、路面出现巨大裂缝、通信信号中断。

在尼泊尔加德满都的公园里，一名女孩被倒下的雕塑砸中遇难；另一名 15 岁女孩因房屋倒塌遇难；地震导致印度教圣城印度瓦拉纳西 1 所医院里的民众惊慌失措，导致踩踏事件，造成两人死亡。地震过后公共卫生问题突显，医疗卫生服务中断，如孕产妇和新生儿服务的中断，地震造成人员创伤和康复治疗，灾后传染性疾病控制，精神健康和社会心理需求增加，以及慢性疾病治疗和营养不良等一系列相关问题急需解决。

尼泊尔第一次地震之后，世界卫生组织于 2015 年 4 月 27 日将这次危机宣布为三级紧急状况，世界卫生组织和尼泊尔卫生与人口部对地震灾区开展卫生保健机构快速评估，世界卫生组织发送 3 个月内可供 12 万人使用的基本药物和供应品，以及外伤和手术工具包等。世界卫生组织协助派出了技术专家、协调人员及外国医疗队。这些外国医疗队积极参与当地的救灾工作，治疗数以千计的伤员，并协助解决其他卫生需求。除了增加外援，世界卫生组织还协助尼泊尔卫生与人口部建立了一个卫生应急行动中心。根据灾民需求和伙伴组织的能力，世界卫生组织对尼泊尔的紧急状况给予了人力物力和财力的支持，其快速的应对措施和紧急应对框架为今后全球其他灾后救援工作积累了宝贵的经验。

二、案 例 分 析

（一）背景知识

1. 尼泊尔国家概况　尼泊尔为南亚山区内陆国家，北与中国西藏自治区相接，其余三面与印度为邻。地势北高南低,海拔 1000m 以上的土地占全国总面积的一半。截至 2010 年,尼泊尔总人口约 2826 万,行政区划分为 5 个发展区,包括东部区、中部区、西部区、中西部区和远西区。共有 14 个专区,36 个市,75 个县,3995 个村。尼泊尔山区占整个国家面积的 63%,全国 90% 的人口以农业为生,但农业总产值对 GDP 的贡献比例低,仅为总 GDP 的 30%(2009 年数据),并且呈持续降低的形势。尼泊尔经济发展相对落后,人均 GDP 在全球排名第 131 位。

尼泊尔的医疗卫生事业和卫生状况也不容乐观,2010 年人均期望寿命为 68.2 岁,全球排名第 126 位。根据世界卫生组织统计,2014 年尼泊尔全国医疗卫生总支出占 GDP 的 5.8%,人均医疗健康支出 137 美元。2000~2010 年全国平均每万人拥有医生 2 名、护理和助产人员 5 人、医院床位 50 张。根据尼泊尔官方数据,2010 年年底尼泊尔全国共有 500 多家医院,其中政府医院 101 家,私立医院 114 家,传统医院 290 家。近几年,其政府加大了对医疗卫生的投入,医疗卫生条件有了一定改善。目前,尼泊尔平均每 4 千人中拥有 1 名医生,人均寿命也提高至 68.7 岁。其国内 2/3 的健康问题来自于传染病,传染病发病率和死亡率都很高,病原不明的传染病时有暴发,从这几方面看出地震过后预防传染性疾病暴发尤为重要。

2. 世界卫生组织紧急状况应对框架　世界卫生组织在战略或行动层面,为满足具体政策要求或与资源协调有关的问题,提出积极状况应对框架,建立指挥和应对工作的主要结构,在管理职能内部,实现统一领导,建立进行风险沟通的单位,确保卫生应急工作的团结统一,并扩大行动部门内部的科学和技术技能。

在紧急事件分级的 24h 内,世界卫生组织为确保所有工作人员的安全,在国内任命一个事件管理员,最短初始时间为 3 个月,同时激活紧急基本公共卫生服务信息管理工作,在国内建立初始事件管理团队,其中涵盖 6 项关键的国际监测系统职能并通过重新调整国家办事处工作人员来完成。在此基础上世界卫生组织积极与政府官员、合作伙伴和其他利益相关者建立联系,确定是否需要向该国提供支援,以弥补关键问题事件管理系统功能,然后详细阐述最初的回应目标和行动计划,直到制订出更多详细的计划,并安排指定紧急协调员和事件管理支持团队在地区或总部一级进行协调,同时在区域和总部两级任命一级紧急情况协调人,并在全组织范围内支持应对二级和三级突发事件,以协调任何必要的支持。

风险评估和紧急情况分析是类似的活动,但也存在差异,风险评估是结合情境分析的要素,而紧急情况分析则包括风险评估。风险评估和情况分析都是世界卫生组织评级和业务相应联系结构中重要一环。首先是紧急事件的发现,紧急事件被发现后可划分为被怀疑的事件和确定为紧急事件两个主要方面,被怀疑的事件有待进一步的验证,若判断为非紧急卫生事件则弃置,若确定为紧急事件,验证后进行高风险或低风险的评估,评估后进行监测、防备和准备应对等工作。世界卫生组织会针对风险评估和情况分析及时响应并进行等级分级,分为一级至三级,随后及时激活事件管理系统及时响应。

(二)紧急状况应对措施

1. 世界卫生组织干预措施

(1) 援救时间表:尼泊尔地震灾情发生后,世界卫生组织竭尽所能在第一时间对尼泊尔政府和受灾民众提供协助。

4 月 25 日仅仅在发生灾难的 2 小时内,世界卫生组织和尼泊尔卫生与人口部(MoHP)在加德满都紧急行动中心开会,开始了医疗救援行动。世界卫生组织在 6 小时内为 4 万人提供了应急医疗包,包括药品和医疗用品,并从东南亚地区卫生应急基金向尼泊尔政府发放了 175 000

美元救灾基金。

4月27日世界卫生组织将这次危机宣布为三级紧急状况。三级突发卫生事件是指该事件在单个国家或多个国家造成的公共卫生影响很大，要求世界卫生组织驻国家办事处做出重大反应和（或）要求世界卫生组织在国际上做出重大反应。这意味着要求世界卫生组织的所有三个层级，包括国家办事处、区域办事处和总部都做出大规模积极反应。

5月1日，世界卫生组织，尼泊尔卫生与人口部和地区合作伙伴在尼泊尔一起对受影响最严重的14个地区进行了快速评估。

5月2日，尼泊尔卫生与人口部在世界卫生组织的支持下，为易流行的疾病制订了预警和反应系统。这包括基于卫生机构的监测，每日在14个高度受影响的地区报告4种灾后常见疾病：急性呼吸道感染、急性水样腹泻、急性血性腹泻和不明原因发热。该部设立快速反应小组，以预防和应对疫区暴发的其他潜在疾病。

5月3日，世界卫生组织与尼泊尔政府协调，在格尔卡设立了一个办事处。至5月3日，世界卫生组织在所有14个受到严重影响的地区都有工作人员，为地区卫生办公室提供支持。

（2）援救主要措施：世界卫生组织一直在支持尼泊尔卫生与人口部和其他合作伙伴向受灾地区提供医疗救助，救助措施主要包括以下几点。

1）进行快速评估，记录所有14个重点地区的卫生需求和要求。

2）协调外国医疗队和国家队建立实地医院和初级保健服务，以补偿被摧毁和损坏的医疗设施所带来的医疗供给的不足。

3）分发基本药物、医疗帐篷和设备，预防疾病发生。

4）建立东南亚国家卫生集群协调中心，加强沟通和协调工作。

5）建立传染病监测机制，以监测疾病趋势并准备应对疫情。

6）为灾后的高危的人群提供麻疹疫苗保护。

7）加强水和卫生服务，尤其是在帐篷社区的卫生设施服务。

8）把宣传健康信息当作优先项目，提供民众灾后的健康意识。

（3）世界卫生组织救援中优先事项：在世界卫生组织与尼泊尔卫生与人口部共同领导的救援工作中，持续的优先事项包括如下几点。

1）治疗伤者，包括提供康复服务。

2）迅速恢复保健服务，包括生殖健康、儿童保健和精神保健等服务。

3）提供后勤支持（运送和分配医疗用品、帐篷等）。

4）加强对传染病和媒介传播疾病的监测和应急规划，为季风期做好准备。

5）合并评估，确保在覆盖区域中心以外的区域采取世界卫生组织的全球应对措施。

2. 全球救援工作 地震发生后，中国是最早到达尼泊尔开展救援的国家之一。中国政府先后派出数支医疗队赴尼泊尔参与伤员救治与卫生防疫工作，并首次以地方医院为基础，组建以多学科医疗专家为主的救援团队。在中国医疗队抵达救援现场后，建立医务人员再分工、双向转诊、双语病历等特殊工作机制，与当地医院及驻军积极合作，形成了独有的跨境多方协作的医疗救援模式。除医疗援助之外，还提供物资和其他方面的援助。例如，中国武警交通救援大队也首次出境实施跨国救援，中国武警交通部队的救援车辆主要执行中尼公路樟木口岸至加德满都114km路段抢通任务，为疏导尼泊尔灾后的交通提供帮助，对灾后重建工作具有重大意义。

其他的捐助者和支持者还包括澳大利亚、爱沙尼亚、芬兰、挪威、俄罗斯及联合国中央应急基金，这些国家和组织参与灾后救助或资金援助等工作，为尼泊尔2015年发生地震的震后重建提供有效的帮助。

(三)《紧急状况应对框架》的指导作用

世界卫生组织为应对尼泊尔地震灾后的卫生需求所发挥的主要作用和活动是基于《紧急状况应对框架》的指导。该框架要求世界卫生组织以紧急和可预测的方式尽可能向受到紧急状况影响的人群提供服务并负起责任,这包括如下几点。

1. 领导作用 对卫生部门及参与救援的30多个伙伴组织发挥领导作用,并协调部署外国医疗队,在救援中发挥领导作用。

2. 信息分析 收集和分析对卫生系统造成的损失程度、卫生需求、危险和应对活动方面的信息并绘制信息图,并进一步进行信息分析,为灾后救援工作提供指导。

3. 技术支持 在一系列灾后常见问题上向尼泊尔政府和救援伙伴提供技术支持,这包括外伤处理、传染病防控、生殖卫生、尸体和废物处理、精神卫生和社会心理服务等。

4. 其他服务 采购医药用品和医疗设备,设立救援临时办公室,招聘并部署救灾工作人员。

实际上,世界卫生组织对尼泊尔的支持在这次地震之前就已开始。早在2001年,世界卫生组织就与该国合作,加强其卫生基础设施及应对灾害的能力建设,特别针对地震实行了对医院的改造,开展大规模伤亡管理培训等,以往的建设为本次尼泊尔应对地震的突发公共卫生事件储备了物质和人力的资源。

(四) 思考与展望

世界卫生组织的尼泊尔地震紧急救援的实践为全球各国日后应对卫生应急事件带来重要经验和启示。

1. 建立符合国情的应急管理体系,加强国际合作 加强组织领导,建立健全突发公共卫生应急的管理体系是指导突发公共卫生突发事件应对工作开展的首要任务。应对突发事件,必须建立未雨绸缪、高效运转的应急响应机制,坚持预防与处置并重,充分利用本国的分类管理、分级负责、属地管理的公共危机管理体系来应对突发事件。相关部门要在第一时间开展风险评估和情况分析,做出正确决策和快速反应,启动预案,及时展开救援行动,并提供突发事件后恢复重建的相关保障。加强与世界卫生组织和其他多方面力量的融合,建立多边联合、全面一体的应急支撑平台,优化配置资源,综合协调的应对措施。

2. 提升应急专业化水平,强化全民危机应对能力 提升突发公共卫生事件应急救助的专业化水平,做好卫生应急人员的专业知识和专业技能的培训工作尤为重要。特别强调抓好医疗一线医务人员、各级卫生应急队伍的全员培训,定期开展专业技术人员在突发公共事件中医疗救援能力的培训,强化医疗人员的卫生应急意识,及时更新卫生应急知识,全面提高应急专业人员应急处置的综合能力。另外,也应该普及全民危机教育,将危机教育、突发事件教育纳入全民教育课程,积极开展针对自然灾害和突发公共卫生事件的卫生应急知识宣传,将危机教育普及到各级学校和社区,定期进行不同形式的危机应对防灾演习,使民众也具备自救、互救的基本技能。

3. 完善突发事件监测预警系统,建立应急指挥中心 公共卫生防护网和信息监测系统是突发公共卫生事件预警和应急处置的根本保障。对基础薄弱的地区要加大支持力度,建立完整的突发事件监测与预警系统,并应由专门机构负责开展突发事件的日常监测、科学分析和综合评价,对早期发现的潜在隐患及可能发生的突发事件提前做好预警工作。一旦灾难发生,以国家突发公共卫生事件应急指挥中心为核心,将医疗服务系统、卫生资源和公共卫生基础设施进行整体规划，积极应对灾难，并能从大灾难中尽快恢复。

4. 加强物资的管理和储备，建立合理的灾后重建体系 世界卫生组织在地震后快速提供 3 个月的基本药物和供应品，为日后的卫生应急物资管理提供了典范。所有国家应该具备危机意识，在灾害未发生之前，应该未雨绸缪，合理配置各类卫生应急物资，积极做好应急物资储备工作，保证一定数量的各类医疗卫生防护用品、消杀药械、诊断试剂、检测设备等，保障在突发公共卫生事件发生时的及时供给，这是社会稳定和人民大众的生命财产安全的重要保障。

为做好卫生应急事件的预后工作，必须建立更加科学合理的灾后恢复重建体系，包括如下几点。①进行好协调、评估和规划，协调一致地应对受灾人员的健康需求。②完善健康服务交付，确保通过提供基本药品和用品，恢复综合初级保健（PHC）服务，包括优先领域的转诊和康复服务。③开展疫苗可预防疾病暴发的系列活动，疫情监测和疾病预防，加强传染病控制和监测。④提供受灾和救灾人员的心理和精神卫生服务。

总之，世界卫生组织这次在尼泊尔地震紧急救援的实践中，其救援速度之快，提供用品之全，国际支持力度之大和灾后防病效率之高为全球日后应对类似卫生突发事件带来重要启示和经验。

三、思　考　题

1. 世界卫生组织对三级突发事件如何定义？
2. 世界卫生组织在尼泊尔地震医疗救援过程中是如何发挥作用的？对以后的其他国家或地区的突发公共卫生事件有哪些借鉴作用？

（石力文　梁晓晖）

第五节　从松花江水污染案例探析国际水资源治理机制

一、案 情 介 绍

2005 年 11 月 13 日，中国石油天然气集团公司（以下简称中石油）吉林石化公司双苯厂一车间突然发生爆炸，导致 100 吨左右含苯类化学物质流入松花江，在松花江产生一条长达 80km 的污染带；至 11 月 14 日，造成 5 人死亡、1 人失踪、近 70 人受伤，这是一起严重的工业灾难。事件发生后，俄罗斯对松花江的水污染可能导致的中俄界河黑龙江的污染表示极大关切。时任国家主席胡锦涛明确表示：中国政府将积极行动，力求最大限度地减少污染所造成的损害。

从国际社会来看，水污染的案例也接连不断在不同国家和地区上演：1986 年 11 月 1 日，瑞士桑多兹化学公司的仓库爆炸，造成大量有毒有害的化学物质外泄，包括 10 吨杀虫剂及有毒化学物质的污水流入莱茵河，严重污染了莱茵河的生态环境。2000 年 1 月 30 日，罗马尼亚奥拉迪亚的一座金矿氰化物废水泄露，所有生物在极短时间内暴死，造成蒂萨河和多瑙河严重污染。上述案例的发生标志着全球已经进入水环境灾害高发期，水污染成为我们不得不面对的全球环境问题。

二、案 例 分 析

（一）相关的基本概念

1. 水资源 水是人类赖以生存的必不可少的物质。联合国教科文组织对其的定义：水资源是可以或有可能被利用的水源，它应该有一定的数量和质量，并能够在某一地点为满足某种用途而可以被利用。2016年1月联合国提出的《2030年可持续发展议程》，将水资源的发展定位为核心位置——不仅要求确保水资源的数量，还需要保障水的质量安全和卫生。从目前情况来看，世界上约有80个国家15亿左右的人口面临着淡水不足的威胁，其中还有29个国家约4.5亿人生活在极度缺水的紧急状态中，联合国呼吁，当前地区性的水危机可能预示着全球水危机的到来，水危机将给21世纪人类的政治、经济、和平及健康带来巨大的挑战。

2. 国际水资源 国际水资源的概念大致分为广义和狭义两种学说。广义说认为国际水资源包含国际界的江河、湖泊、沼泽、冰川及地下水，水库和水渠也被纳入国际水资源范畴。而狭义说则强调国际资源，指跨越两个或两个以上国家的淡水资源，主要指界河、以上下游形式存在的共有河流及处于边界的地下水。特别值得注意的是，与河流和湖泊等相对应的跨界水、界水及跨界地下水都是国际水资源组成部分。

3. 国际水污染 水污染是指水资源因某种物质的介入而导致其物理、化学、生物或放射性等方面特征的变化，造成水质恶化从而影响水的利用效率，危害人体健康或者破坏生态环境的现象。据统计，世界上大约有260多个水域是跨国界的。国际水污染指的是流经两个以上国家的水域而产生的污染。世界卫生组织的统计数据显示，人类80%左右的疾病都与水污染有关，国际上每年大约有2500万儿童因饮用被污染的水而导致各类疾病甚至死亡。

4. 突发性水污染事故 是指因为违反保护水资源法律、法规的行为，或者由于意外因素或不可抗力等自然灾害的影响致使水资源受到污染的突发性事故。突发性水污染事故的特征有发生的突然性、方式上的应急性、污染的流域性、处置的艰巨性和复杂性及社会危机性。这些特征决定了突发性水污染事故有时不是单纯的环境问题，如果处置不当，极有可能导致社会环境和公共安全危机，成为危害社会稳定的危险源。

（二）国内外水资源及水污染现状

1. 国际水资源及水污染概况 联合国教科文组织发布的《世界水资源开发报告》的统计数据表明：全球共有国际河流261条，跨境水资源约占世界淡水供应量的60%，影响人口占世界总人口的40%以上。世界资源学会的报告显示：世界淡水系统退化非常严重，难以支撑人类、植物及动物未来的生存需要，甚至可能导致许多物种数量急剧减少乃至灭绝。从国际关系来看，在过去50年中因水而引发了500余起冲突，其中近40起导致跨国暴力纷争，20余起演变为军事冲突，因协调水资源的关系而签署的条约达200个左右。预计到2030年，全球城镇人口比例将增加2/3左右，将造成城市用水需求激增；全球粮食需求大约提高55%，也需要更多的灌溉用水；如果持续下去，发展中国家预计将有20多亿人得不到可靠的水源。

在水资源本身已经拉响警报的情况下，水污染使得问题更加雪上加霜。目前世界每年排放的污水约4000亿吨，造成5万多亿吨水体被污染，导致全球60亿人口中约20%的人无法获得健康的饮用水。2017年7月12日，根据世界卫生组织和联合国儿童基金会（United Nations International Children's Emergency Fund，UNICEF）发布的最新报告，世界约有3/10的人口无法获得必要且安全的家庭用水，每日约有5500名儿童因为饮用被污染的水而死亡。国际社会面临的严峻的水资源短缺及污染的问题，已经严重威胁到了人类未来的生存与发展。

2. 中国水资源及水污染概况 从国内来看，联合国《世界水资源开发报告》中对180个国家和地区的水资源进行了评估。我国的基本情况是，每人平均每年拥有近2260m^3用水，该数据仅为世界平均水平的1/4，排在全球第128位，是人均水资源最贫乏的国家之一。当前，由于我国 80%左右未经处理的污水直接排入水域，造成了全国 1/3 以上的河流被污染，约有 50%的重点城镇水源不符合饮用水标准；同时大量围垦，不合理使用农药、化肥等造成水生态系统破坏，导致我国的水资源供给、饮用水安全已受到水生态系统污染及水质恶化的威胁。

从国际来看，我国约有 40 余条跨国河流，是世界上拥有跨国河流较多的国家。我国的西南地区是很多跨国河流之源，如澜沧江是湄公河之源，怒江是萨尔温江之源，雅鲁藏布江是印度布拉马普特拉河之源等。如上所述，环境部门的监测数据表明，我国主要水资源包括跨国水资源都不同程度受到污染。随着我国开放力度的加大，与世界各国，特别是周边国家联系日益密切，跨国水资源将成为我国进行国际交流的纽带和通道，并成为国际环境问题的敏感点。跨国水资源保护问题的重要性不能不引起足够的重视。

（三）水资源治理的国际条约

1. 国际水资源治理条约的历史发展进程　水资源治理的国际合作历史悠久。从历史发展的进程来看，国际水资源条约早期比较关注国际水资源的通航权，如 1921 年订立的《巴塞罗那公约》；后来转变为关注对国际水资源的开发利用，如 1923 订立的《关于涉及多国开发水电公约》，明确提出了水域开发不应给别国造成损害；到了 20 世纪中期，随着水污染问题日益严峻，越来越多的条约开始关注污染的防治，如莱茵河流域国家 1963 年在瑞士签署的《防止莱茵河污染国际委员会公约》；进入 21 世纪，可持续发展的理念受到广泛认可，条约的重点转向跨国水资源的可持续性利用与保护。

2. 国际水资源治理的主要条约　国际层面的环境法制建设，主要依据国际法的逻辑和水资源的特点进行梳理：

（1）全球性水治理条约：是指对世界各国开放签署的涉及水资源治理的公约。自 1815 年维也纳和会以来，国际社会就水资源治理达成了众多共识。例如，1815 年《维也纳和会最后议定书》确立了国际河流的航行自由原则之后，国际社会达成了一系列条约进行该领域的合作，如 1966 年 8 月《关于国际河流使用的赫尔辛基规则》，1972 年的《联合国人类环境宣言》，1990 年发表的《新德里声明》，1992 年通过的《里约环境与发展宣言》《21 世纪议程》《气候变化框架公约》等多项重要文件，1996 年拟定的《国际法未加禁止之行为引起有害后果之国际责任草案》，1997 年达成的《联合国气候变化框架公约京都议定书》《国际水道非航行使用法公约》，2004 年通过的《关于水资源的柏林规则》（名称原为"国际法协会关于水管理中公平合理使用的修订规则"），2013 年通过的《水俣公约》等，逐渐丰富和形成了国际水资源合作的框架，为国际水资源的利用和保护、普通民众水资源方面权利的实现、国家作为跨国水资源致损后的赔偿责任、国内外水资源一并管理和保护、减少汞对水资源的损害等问题的合作提供了法律依据。

（2）区域性水治理条约：是指由处于同一地理区域的国家之间缔结的调整协调水资源关系的多边条约。在跨界水资源的治理方面，欧洲、非洲、美洲等地区的政府间国际组织达成了若干多边公约，如欧洲经济委员会 1992 年在赫尔辛基通过的《跨界水道和国际湖泊保护和利用公约》，目前该公约已经成为跨界水资源适用范围最广、最为有效且影响力最大的区域公约，并朝着国际性公约的方向稳步迈进。再如南部非洲共同体于 1995 年达成的《关于共享水道系统的议定书》，2000 年又通过的《关于共享水道系统的修订议定书》，全面规定了与该地区国际水道的非航行使用、保护和管理相关的法律问题，并以议定书为依据制定跨界水资源合作的地区行动计划。

（3）双边水条约：指两个国家之间基于跨界水资源对双方社会经济发展的重要性，通过友好协商，为公平、合理利用和保护跨界水资源而签订的国际条约。例如，2006 年 11 月 9 日中华人民共和国政府和俄罗斯联邦政府签署的《中华人民共和国政府和俄罗斯联邦政府关于中俄国界管理制度的协定》。两国之间的跨国水资源关系主要通过双边水资源条约来进行管理和协调。

（4）流域性水条约：是指水资源流域中的部分或全部国家就流域水资源的利用或保护问题所签订的国际条约，是目前国际水条约的主要形式。根据2002年《世界淡水条约地图集》统计，目前世界上各大洲国家间已经签订了400多个跨界河流条约，如1998年《保护莱茵河公约》。但是目前水资源的国际合作尚未引起足够的重视，全球最大的263条跨界河流和湖泊，其中158条没有任何条约规范其利用；而签订了水条约的105条跨界河流和湖泊中近70%流经3个或以上国家，但是所签订的条约中仅20%属于多边条约。

上述条约奠定了国际水资源治理的基本法律框架，还存在巨大的合作空间。

（四）世界卫生组织饮用水治理的目标及依据

1. 世界卫生组织饮用水治理的目标　饮用水的质量和安全是人类福祉和发展的根本所在。世界卫生组织基于保障人类健康的终极目标，通过制订饮用水水质标准等措施，以实现保障全球饮用水的安全。饮用水水质标准是从维持人体正常的生理功能出发，对饮用水中的细菌学指标、有害元素的限量、感官性状及制水过程中投加的物质含量等所做的具体规定。

世界卫生组织的饮用水监管机制旨在确保饮用水的安全，通过制定《饮用水水质准则》，将水中有害成分消除或降低到最少，确保饮用水的安全，为各国建立本国的水质标准奠定基础，是全球保护公共卫生的有力工具。其愿景是使各国通过标准的构建等预防机制将水和环境卫生相关疾病方面的负担降低到最低的程度，以确保人类的生命健康安全。

2. 世界卫生组织的饮用水治理机制　为了保障饮用水的质量，世界卫生组织于1958出版了第一份《国际饮用水标准》，随后每10~12年修订一次。1984年世界卫生组织的《饮用水质量指南》取代了世界卫生组织的《国际饮用水标准》。文件的标题从"标准"改为"指南"，以便更准确地反映其咨询意见的性质，使其不被解释为法律标准。1993~1996年出版了世界卫生组织准则的第2版，这些准则是关于水质和健康的最常用的信息来源之一，也是编制国家饮用水质量标准的参考文件。1983年以来，世界卫生组织连续出台了4个版本的准则。

（1）1983~1984年发布的《饮用水水质准则》，制订的水质指标有43项，包括2项微生物学指标、9项无机物指标、18项有机物指标、12项感官性状指标和2项放射性指标。

（2）1993~1997年分三卷发布的《饮用水水质准则》（第2版），在第1版的基础上增加了许多污染项目，包括杀虫剂、消毒剂、消毒副产物等有机物指标，水质标准达135项。

（3）2004年发布了《饮用水水质准则》（第3版）第一卷，提出指示微生物指标8项、具有健康意义的化学指标148项、放射性指标3项，以及有感官推荐阈值的指标28项。这一版新增的"水安全计划"（WSPs），从供水系统的层层环节控制饮用水水质，确保用户水质符合健康目标。

（4）2011年7月4日，世界卫生组织在新加坡发布了《饮用水水质准则》（第4版），世界卫生组织呼吁世界各国以预防为主，加强饮用水质量管理。倡议要解决的问题包括：第一，饮用水安全问题，包括必备程序、特定准则值及其使用方法；第二，建立准则及准则值的方法问题；第三，微生物危害问题；第四，气候变化问题，由于气候会引起水温和降雨模式的改变，加剧旱灾或洪水、破坏水质或引起水缺乏，应作为水管理政策组成部分；第五，饮用水的化学污染问题，增加了之前未曾提及的化学品，修正了现有的化学品表，在某些情况下准则的覆盖范围缩小了，并帮助确认地区化学品优先级及其管理方法；第六，不同利益相关者在确保饮用水安全方面的重要作用问题等。《饮用水水质准则》（第4版）反映了世界最新的水质管理理念和控制目标,指明了全球水质管理及技术水平发展的目标与方向。

目前世界上已有许多国家应用世界卫生组织的"水安全计划"(WSPs)的概念和实施步骤,结合各国供水体系的实际情况,开展水安全计划的工作,如英国、澳大利亚、法国、加纳等国家应用之后已取得明显效果而备受欢迎。

3. 世界卫生组织水污染暴发事件应急决策机制 世界卫生组织针对水污染暴发事件的基本应急决策程序包括3个步骤:首先进行灾害形势评估;其次根据评估结果,编制应对计划;最后实施计划。评估要素清单包括对水源需求评价要素清单和对卫生管理中的排泄物处理评价要素清单。应急决策是一个循环流程,危机发生后需要组织第一轮快速影响和需求评估,判断风险形势,据之确定具体应急处置计划方案,并启动应急响应。实施水污染灾害需求快速评估时,一般根据需要选取遥感技术、现场观察评估、专家测量和测验、调查采访、参与式乡村评估、快速乡村评估及三角测量等方法进行评估,相关方法可以配合使用。在评价内容设置上,要求第一时间必须提供给决策者关键性信息,这些信息包括如下几点。

(1)总体情况描述,如灾情发生前后所有的可用设施及使用情况,包括设施的建造、运行和维护情况及其数量、质量和现存因素的说明。

(2)宏观情况分析,如多少人受到影响?他们在哪里?如何分配?定居还是流动?目前或可能发生的和水质卫生相关的疾病有哪些?

(3)具体数据报告。灾情情况需要具体数据加以体现,如每人每日可获得的饮水量是多少?所有的群体获得水的机会是平等的吗?在源头可获得多少水?对于短期和长期使用是否足够?目前的水供给是否可靠?是否存在季节性影响?会持续多长时间?所饲养的牲畜数量是多少?如果数量较大,其饮水供给如何解决?水源有哪些?水源是否遭到污染或正面临污染的危险(微生物和化学物质/放射物质)?如果是的话,污染物是什么?

世界卫生组织水污染应急决策机制通过上述程序可以在一定程度上有效应对水污染暴发事件,其效果取决于当事国的执行力。如果能够在国家层面上强化紧急情况的预警、信息公开、互助制度、损害责任及赔偿机制,其应对效果应该是非常明显的。在松花江水污染事件中,由于缺乏与俄罗斯系统的双边应急机制,导致我国在事故发生后没能及时向俄方公布信息,即使后期我国在应对国际水体的污染中付出巨大努力也遭到了国际社会非议。特别值得注意的是,发达国家和发展中国家在机会和资源上的差异,需要采取不同的制度路径,否则可能导致饮用水质量标准成为缺乏实用性的空中楼阁式要求。不同地区、国家的多种制度又可能导致监管的地域异质性,在国际社会造成不受欢迎的后果。例如,整个欧洲大陆农业使用的非饮用水水质标准的差异,可能损害货物跨越国家边界的自由流动。因为欧洲一部分地区的消费者可能会对其他地区的较低标准感到担忧,可能就此导致破坏欧盟单一市场原则的后果。因此,进一步协调和统一水质标准是非常必要的。

水污染是一种公共危机,地表水、地下水和海水的农业污染与饮用水的污染、生态系统的危害直接影响着全球健康。人类的健康和发展,需要从防控水资源污染、保障人类饮用水的健康标准等角度进行制度的设计与构建。目前一般来看,水资源保护制度至少包括3方面的内容,即排放条例、质量条例和杂项条例。在全球化趋势势不可挡的背景下,水资源治理难题的解决,必须通过构建深层次的国际合作模式,才能实现对于国际水资源的有效治理。世界卫生组织的目标是为人类健康提供无污染的水源及水质标准,防控水污染事件的发生发展。通过发表权威性声明,在水、环境卫生和健康相关问题方面发挥领导、规范作用;在卫生部门中构建应对紧急情况的机制,以恢复安全的水供应和适当的环境卫生;通过分析、综合和传播可靠及可信的水资源、水污染信息等措施,实现饮用水管理的目标。健全的饮用水管理系统将有助于国际社会实现人人普遍和公平地获得安全及负担得起的饮用水的可持续发展目标,实现世界卫生组织通过一级预防把水和环境卫生相关疾病方面的负担降低到最低可能程度的愿景。

三、思 考 题

1. 基于松花江水污染案例,讨论突发性水污染事故的概念、特征、后果及应对措施是什么?
2. 中国水资源的分布及水污染的特点是什么?
3. 世界卫生组织面对全球水污染的应对机制是什么?你认为中国防治水污染的措施是否符合世界卫生组织的要求?请说明理由。

(梁小尹 冯 理 刘瑜琳 陈 晨)

第四章 特殊人群与全球健康

第一节 全球老龄化背景下荷兰"乐老模式"的启示

一、案 例 介 绍

20世纪90年代,荷兰创建了世界上第一个酒店式养老项目——生命公寓,这种养老模式与传统养老院相比,不再以医生、护士和护理人员为主要工作人员,取而代之的是一个模拟的社区。在这个模拟的社区里面,有专门的社区广场,内设模拟的超市、美容院、美发店、自动提款机、网络咖啡厅、棋牌俱乐部和托儿所等,以及来来往往的进行各种社会活动的人们,不会让人产生任何跟养老院有关的印象。当然,在生命公寓里面也有专业的医务人员,包括老年医生、护士、康复训练师、营养师和心理咨询师等。在生命公寓里,老年人的一家之主是"主妇",她们不仅要满足老年人在衣食住行各方面的需要,而且还要和其他工作人员一起,组织老年人参与各种社交活动,学习新知识和完成力所能及的家务。此外,生命公寓还特别对所有的居住者进行合理的配置,一个居住区域内至少有1/3是身体健康或生活可以自理的老年人,大家居住在一起,相互关爱成为一个和谐的整体。这个让人耳目一新的独特的乐老模式,第一次向传统的养老模式发起挑战。

这种养老模式,除了在形式上与其他养老模式不同,其更大的意义在于这种养老模式所带来的养老理念,即对老年人个人意愿的尊重、心理的关怀,更可上升为符合世界卫生组织生命的终点有尊严的理念。生命公寓养老的特点主要表现在以下三个方面:第一,"泛家庭化"文化,这种文化是把所有在生命公寓内的老年人都当作一个大家庭中的一员,在生命公寓中创造一个大家庭的氛围。生命公寓把养老机构变成社交中心,老年人们可以去养老院的超市购物,去咖啡店喝咖啡等,这与传统的封闭式的养老院有着本质区别。第二,"用进废退"的原则。鼓励老年人积极参与各种基本的行为活动,如走路、购物、从事简单家务、做饭等,在生命公寓里,"过度护理"被认为比"关怀不足"更糟,因此,医疗护理不是生命公寓里的第一要素。第三,"Yes"文化。"Yes"即对老年人的需求和意见都抱以非常积极肯定的态度,增强老年人的被尊重感,被认同感和被重视感。充分尊重老年人的意愿,在生命公寓内所有的老年人都有权利去做自己认为重要的事,同时增强其自我管理的能力。

公寓采取半租半售的方式,隶属于非营利的机构,故所有的盈利均通过机构的利润积累,开发新的养老机构。这种模式集养老和生活、认同和尊重为一体,已经成为荷兰的标准养老模式。荷兰生命公寓的乐老模式给全球养老提供了全新的思路和成功的经验。一些发达的国家,如丹麦、新西兰、澳大利亚等效仿并引进了荷兰生命公寓的养老理念。在2012年,荷兰生命公寓被国际养老权威机构评为全球养老项目的典范,其经验值得推广。

二、案 例 分 析

(一)背景知识

1. 全球老龄化现况 据2016年4月美国人口调查局发布的最新研究数据,2020年前全球人口结构中 65 岁以上的人口数量将开始超过 5 岁以下的儿童人口数量。虽然世界各个地区之间这个数值的差异较大，但作为一个全球化的指标，人口年龄结构从"金字塔"到"交叉"的改变还是引起了全球的关注。究其人口年龄结构改变的原因，主要是由于相对发达的欧洲国家民众生育观念的改变，人口出现了连续的负增长，预计到 2050 年欧洲依然是老龄化最严重的地区，亚太地区也在逐步进入老龄化重灾区。在人类历史的长河中，在全球范围内，这种人口年龄结构的"交叉"也是极为罕见的。据穆迪投资者服务 2014 年的预计，到 2020 年全球将有 13 个国家 20% 以上的人口为 65 岁以上的老年人，将步入"超级老龄化"社会。而到 2030 年，以该标准定义的"超级老龄化"国家数量将增至 34 个。

目前，人口老龄化现象最为严峻的国家是德国、意大利、日本、希腊和芬兰等。以日本为例，早在 2010 年日本就已进入"超级老龄化社会"。据日本总务省 2017 年 9 月公布的人口估算数据报告，日本 65 岁以上老年人口约占总人口的 25%，再创历史记录。而 90 岁以上人口数量更是达 206 万，比去年增加了 14 万。更为严重的是，预计到 2050 年，日本 65 岁以上老年人口将占或将超过总人口的 40%，日本作为全球老龄化程度最高的国家，已经不可避免地因受老龄化影响而导致经济和人力的两大困境。

实际上，全球老龄化已由个别国家成为全球的一种普遍现象，由欧洲扩散到各大洲，由发达国家蔓延到发展中国家。老龄化不仅成为一种全球"流行"现象，更是一种全球"力量"，不可逆转。人口老龄化这种深层次的结构失衡导致劳动力对于经济增长造成的负面影响不容忽视。

2. 全球各国养老现况　应对全球老龄化并非一个国家的能力可以解决，也非单抓某个单一环节即能解决，往往综合了国家的、社会的、制度的、文化的和自身的各方面因素。全球各国政府都在依据自身的实际情况，积极探索和制订相应法律法规、方针和政策，积极引导全社会力量共同参与老年事业。除了改革与完善老年社会保障制度外，同时也通过制订影响老龄化的相关因素的政策来解决人口老龄化问题，如移民政策、改革退休制度、延迟退休年龄、鼓励生育等。下面是联合国和不同国家应对全球老龄化的相关的举措和对策。

（1）联合国：统筹兼顾，制订宏观政策目标。早在 20 世纪 80 年代，联合国开始着手解决全球人口老龄化问题。1982 年在联合国召开第一次老龄化问题的世界大会上，通过了包括 62 项建议在内的《老龄问题国际行动计划》。决议提出发动各个组织、机构、部门积极落实全球老龄化议题，并于 1983 年成立国际助老会。1991 年联合国大会通过《联合国老年人原则》，确立关于老年人地位的 5 个普遍性标准，即独立、参与、照顾、自我充实和尊严。2002 年联合国召开了第二次老龄问题的世界大会，不仅仅总结了 1982 年以来各国在老龄问题上的行动进展和成绩，还通过了《老龄化马德里政治宣言》和《老龄问题国际行动计划》，提出了积极老龄化观念，并建议纳入各国发展框架。

（2）日本：全社会参与，完善的社会保障制度。日本作为全球老龄化问题最严重的国家之一，在老龄化的问题上已经开展多种举措。为了维护老年人正当权益，日本政府制定《老年人福祉法》《老年人保健法》等多部相关法律，建立和完善养老、医疗、护理等社会保障制度，颁布老年人就业、企业参与养老事业等相关政策，形成了一套较为完整的社会保障制度和养老体系，如养老保险制度，包括国民年金、厚生年金、企业年金、共济年金和福利年金等。同时，还建立各种养老设施，满足老年人多样化的需求。在相关政策引导下，在日本已经形成了全社会参与养老事业的局面。

（3）美国：社会保障体系，多形式的养老保险模式。美国作为一个老牌的资本主义国家，是世界上建立养老保险制度较早的国家之一。1935 年美国颁布了《社会保障法案》，该法案最初只为在美国的工作人士提供退休后的养老金。1956 年经过修改，开始为残障人士、没有工作过的老人提供养老金福利，并逐步建立与养老、遗嘱及残障等相关的制度。随着老龄化问题的出现，单纯依靠政府的养老保障模式出现了不可避免的弊端，美国政府开始推行多形式的养老保险模式，这些养老保险制度的法案鼓励雇主为其雇员购买养老保险，在个人方面，也鼓励个人养老储蓄，以作为国家基本养老保险的重要补充。经过不断调整与完善，美国目前已逐步形成了包括国家基本养老保险、雇主养老保险和个人储蓄养老保险在内的"三支柱"养老保险体系。

（4）英国：延迟退休年龄，完善社区卫生服务养老体系。英国是世界上第一个工业化国家，也是全球面临老龄化挑战的最早的国家之一。英国曾有从"摇篮到坟墓"的医疗制度，其医疗制度一度成为全球的标杆。近年来，随着老龄化的加剧，英国同样面临着养老金不足，劳动力短缺等问题。在养老问题上，国家养老金仅保证其公民退休后基本的生活需求，英国采取的主要策略是延迟退休年龄、完善社区卫生服务养老、利用国际移民等措施。这些措施较为成功地应对了老龄化带来的各种社会和经济问题。

（5）澳大利亚：三支柱模式，效率与公平有效结合的普惠养老体系。澳大利亚国家税收充裕且人口少，是全球上实行社会福利制度最早的国家之一。其养老金制度采用的是典型的三支柱模式：第一支柱即基本养老金——来源于政府税收；第二支柱是强制性"超年金保证"——来源于雇主纳费，政府立法强制雇主为雇员额外拿出工资一定比例的数额作为雇员养老公积金；第三支柱是补充"超年金"——来源于公民自愿缴纳养老金，即个人在工作期间存下的养老公积金。雇员退休时才能取出这笔钱。此外，澳大利亚还建立起"政府兜底"模式的普惠制养老体系、免费医疗保障和配套服务提供保障。澳大利亚的养老制度采用先市场调节，后政府干预的原则，体现了效率与公平的有效结合。

（6）韩国：构建多支柱养老金体系与提高生育率同步进行。韩国也正逐渐步入老龄人口行列。面对日益紧迫的老龄化问题，韩国政府的主要应对策略为构建多支柱养老金体系，保障老年人基本生活水平，同时提高出生率、为老年人提供服务保障。其基本的思维是尝试从根本上解决日益严重的人口结构倒挂。另外，为应对老龄化引发的社会问题，韩国政府、企业和非政府组织也积极参与对老年人的关怀。

（7）巴西：养老权益写入宪法，各级设立行动计划。在巴西，老年人的权益被写入宪法。宪法明文规定"家庭、社会和国家有义务赡养老年人，保障他们参与社会，捍卫他们的尊严和福祉，保证他们的生活权利"。在 1994 年和 1996 年，巴西先后以法律形式颁布了《国家老年人政策》及其实施细则。巴西的养老金制度曾被称为全球"最慷慨"的养老金制度。在医疗保障方面，公立医院普遍设立老年专科。此外，巴西政府规定所有老年人都有权享有政府提供的最低生活保障，并支持教育部门建立老年大学，丰富老年生活，同时为老年人提供力所能及的工作机会。

（8）中国：健全社会保障制度，推崇积极老龄化的理念。中国把积极老龄化战略纳入长期规划，推崇积极老龄化的理念，主要包括"老有所养、老有所医、老有所为、老有所学、老有所教、老有所乐"内容，这是解决好中国人口老龄化问题的主体思路。老年化浪潮使退休金制度受到严重挑战，养老保险体系的构建成为健全社会保障制度必不可少的一部分，个人账户的自我积累和自我保障成为解决养老问题的途径。当前主要措施包括家庭养老和社会养老相结合、加快社区老年服务建设、健全老年人社会保障制度、大力发展健康养老产业等。

（二）荷兰乐老模式的实践对养老的启示

在全球健康这个大框架下，全球老龄化问题无疑是不可避免的全球健康问题之一。世界各国的人口结构发生了重大改变,老龄化趋势呈爆炸式发展,传统的养老模式已经没法满足人们的需求,与此同时,世界各国的人口生育率也趋于下降,在各国都积极探求新型养老模式的时候,荷兰乐老模式给养老改革带来了新的理念和启示。

1. 养老的最高理念:生存即尊严 在生命的终点有尊严的全球健康理念,在生命公寓中得到了充分的体现。荷兰生命公寓抓住了养老的最高理念:生存即尊严。这种超前的养老理念体现荷兰养老的最高标准,实现了荷兰养老院文化的自我突破,完成了荷兰老年人养老从"传统养老到模拟社区"的转化。基于广泛参与和快乐养老的理念,自立而有尊严地生活带来的另一个结果就是成本效益的提高,由于老年人的自我参与和尽可能的自理,在人员配置上实际比传统模式要小,维护成本也低,老年人的幸福感、归属感和被尊重感都明显提高。

2. 养老的健康理念:防重于治 老年人随着年龄的增长,身体各项功能慢慢退化,并伴随着认知障碍。老年疾病预防分为三个级别:一级预防可以从根本上防止或减少疾病的发生;二级预防减少疾病危害;三级预防减少或延缓疾病及其并发症导致的残疾、早亡,提高生存质量。加强健康教育,做好临床前的预防,提倡健康的生活方式和生活态度,避免可以预防的慢性病。对于某些患有无法彻底治愈的慢性病的老年人,最好的方法是让他们"快乐"和"积极"的生活。对于那些患有绝症的老年人,生命公寓坚持以人为本的乐老哲学,让老年人明白"死亡不可避免,接受它"以消除老年人对死亡的恐惧心理,快乐活在当下。

3. 养老的管理理念:"用进废退""泛家庭""Yes 文化" "用进废退""泛家庭""Yes 文化"是乐老模式的管理理念。世界上不同的国家虽然有着不同的文化和习俗,但根据马斯洛层次需要理论,不同国家人们的基本需要都包括生理需要、安全需要、爱与归属的需要、尊重的需要和自我实现的需要。荷兰生命公寓管理的理念积极向上且具有普适性,当老年人温饱问题和安全问题都不是问题的时候,大多数老年人就会追逐更高的精神层面的东西,那就是爱和归属感,还有尊重。"用进废退"原则让老年人对生活充满希望,感到自信;"泛家庭"观念营造了一个温馨、开放包容的氛围,老年人归属感、幸福感比较高;"Yes 文化"让老年人感到自己被人尊重和被人重视。大多数老年人并不需要过度的护理,他们或许只需要生病的时候有人在他们身边。

这些理念对世界卫生组织提出的积极老龄化也有推动作用。积极老龄化的观点,是国际社会应对世界人口老龄化问题时,进行理论研究和实践探索的结晶。导致老年人不快乐的原因是孤独和生活变得越来越消极。而荷兰生命公寓的养老理念打破了这一壁垒,让老年人在一起生活并生活在一个模拟的社区,避免老年人在独自生活中形成"痛苦的孤岛"。在现在这个信息发达的社会,每个人既是一个信息孤岛,又是万千信息的一个连接点,更何况是老年人。人的一生都在适应社会,积极老龄化应成为关注老年人工作的重点,应鼓励和创造条件让他们共同积极地生活。

(三)应对措施

全球老龄化问题的出现使得养老问题成为很多国家亟需解决的社会问题,在养老模式的选择上,不同的国家和不同的地区,依据其经济条件、社会发展水平、文化的不同,有着不同的应对措施。目前常见的养老模式可以归纳为以下 4 种基本模式(图 4-1)

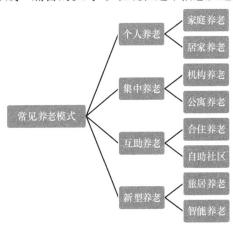

图 4-1 常见养老模式

1. 个人养老 可以分为家庭养老和居家养老。虽然都是以家庭为基本单位的养老模式，二者之间的差别在于养老服务提供者是完全不同的。就服务提供者而言，家庭养老指老年人居住在家庭中，由具有血缘关系的家庭成员对老年人提供赡养服务。而居家养老，虽然老年人居住家中，但其服务提供者主要有居家养老服务机构工作人员、志愿者等。服务内容包括基本生活照料、饮食起居照顾、安装设施、心理支持、休闲娱乐设施支持等。就养老资源而言，家庭养老的资金主要来自于自己或家庭成员的收入；而居家养老，除了老年人的家庭收入，对于贫困家庭，还包括社会救济和福利的资金。

随着人们对老年人心理需求认识的不断深化，近些年来，家庭养老越来越受到重视。目前，在以东方文化为底蕴的国家，以家庭为单位的养老还是占主体地位。在西方，父母和成年子女一般分开居住，多数老年人接受居家养老服务。在挪威、荷兰和丹麦，96%的老年人独居，因此家庭养老服务需求巨大。以德国为例，目前有 10 000 多家养老机构为体弱的老年人提供居家养老服务，近 8 年内为老年人提供居家养老服务的机构数目上升了 23%。居家养老服务成为老龄产业最活跃的一个领域。

2. 集中养老 分为机构养老和公寓养老。机构养老是传统意义上的养老机构，即老年人居住到专门的养老院，由养老院提供养老服务。根据老年人身体健康状态实行分级管理，不同健康状况的老年人入住不同类别的养老机构。集中养老的另一个模式是就是老年人集中居住在老年社区或老年公寓等场所进行养老，该模式与荷兰乐老模式非常相似。老年社区或老年公寓在设计上将老年人服务功能与物质和精神生活需求整合在一起，如美国的凤凰城的太阳城，日本的港北新城，中国的北京东方太阳城等都是老年人集中养老的典范。

3. 互助养老 是新型的养老模式，也逐渐被许多老年人接受，有的人甚至从中年就开始寻找互助养老的伙伴。互助养老实际上是指老年人与家庭外的其他人或同龄人，在自愿的基础上居住在一起，相互扶持和照顾，包括老年人结伴而居的拼家养老、社区内成员相互照顾的社区互助养老等形式。当自助养老的人数达到一定程度，则形成自助社区。在德国，很多老年人共同购买同一栋别墅，分户而居，由相对年轻的老年人照顾高龄老年人，大家共同生活彼此关照。另一种做法是安排一些大学生和独居老年人合住，由年轻人帮助老年人做晚餐、清扫房间等。在丹麦，互助养老也是最流行的养老方式。这样老年人可以做自己想做的事，可以和志趣相同的伙伴住在一起安享晚年。

4. 新型养老 随着经济的发展和交通的便利化，旅居养老和异地养老成为一种时尚。例如，西班牙南部开设有大型养老公寓，吸引着越来越多的老年人来这里旅居养老。此外，许多美国老年人拿着退休金到风景优美、适宜养老的地方安度晚年，如佛罗里达、夏威夷、墨西哥等都是老年人喜爱的旅居养老地。从养老到享老，旅居养老为享老开创了一个新模式。

智能养老是最近流行的一种养老概念。该养老概念最早由英国生命信托基金会提出，被统称为全智能化老年系统，即老年人在日常生活中不受时间和地理环境的束缚，利用现代科学技术，通过电子化医疗信息管理，可穿戴设备和智能家居，让老年人在自己的家中或机构过上高质量的生活。智能养老是未来发展趋势，它将把先进的信息通信技术融合到各种不同的养老模式中，发挥其重要作用。以中国的麦麦智慧照护为例，作为国内第一家云端智慧养老机构，麦麦首先和养老机构合作，为老年人建立电子健康档案、跟踪照护计划的执行和反馈，提供个性化优质的照护方案。

人口老龄化带来有史以来全球健康最为严峻的考验，荷兰生命公寓为养老理念和养老模式提供了很好的启示。不同国家需要从自身的老龄化现况和经济状况出发，借鉴其他国家的养老经验，因地制宜地建立健全国家、社会、家庭和个人相结合的养老保障体系，探索符合自身发展的养老模式。

三、思 考 题

1. 在全球老龄化背景下，荷兰生命公寓对未来各国养老模式有什么启示？从全球健康的角度评价一下各国应对老龄化的对策。
2. 讨论假如你是一个发达国家或者发展中国家的政策制订者，怎样制订适合不同经济发展水平国家的养老模式？需要考虑哪些影响因素？

（梁亚平　梁晓晖）

第二节　增进全球妇女和儿童健康的策略与实践

一、案例介绍

科琳娜生活在某发展中国家一个边远、贫困的村庄。在当地的社会习俗中，男孩子是家里的希望，会接受教育和外出工作；女孩子除了帮助家里做家务，就是等待出嫁，有时为了减轻家里的经济负担，很多贫困家庭会让未成年的女孩早早出嫁。科琳娜 15 岁时嫁给了比她大 15 岁的丈夫。科琳娜的丈夫靠在村里做零工赚取收入，是家里唯一的经济来源，每日的收入约折合 3 美元，勉强能维持家里的生计。

科琳娜 16 岁时第一次妊娠。因为经济困难，加之距离能够提供产科服务的医院很远，科琳娜没有接受任何的产前服务，只能在家中分娩。分娩过程中，科琳娜未获得具有技能的卫生人员的帮助，导致了产科瘘。由于没有获得治疗，之后产科瘘一直危害着科琳娜的健康。从未接受过教育的科琳娜觉得这是没有办法的事情，在她身边甚至会有很多妇女死于妊娠和生产的并发症。

科琳娜自婚后，陆续生育了 5 个女儿。随着孩子们的出生，微薄的收入已经难以维持家庭的正常开支，生活条件越来越差，无法购买足够的食物。因为外出打工的丈夫是家里的经济支柱，科琳娜总是将有限的食物优先分给丈夫，然后是孩子们，自己吃的最少，这也是当地每个贫困家庭认为天经地义的一件事情。但是孩子们由于经常挨饿，存在着明显的营养不良。腹泻和肺炎是当地的常见病和多发病，每一年都有一些孩子因此失去生命。科琳娜的孩子们也屡次发生腹泻和肺炎，两个不足 5 岁的女儿都差一点死于肺炎，这让科琳娜很担忧。科琳娜一家已经开始考虑将 13 岁的大女儿嫁到外村去。

尽管科琳娜的健康状况已经非常不好，但是科琳娜的丈夫坚持要她生育一个男孩，她只能再一次怀孕。这次妊娠的情况尤为糟糕，科琳娜经常感到头晕和腹痛，并多次晕倒，周围的人劝她应当到医院去看看。考虑到即便能够搭上免费的车去医院，因为没有医疗保险也付不起诊疗费用，科琳娜决定听从"命运"的安排。

这一日，科琳娜生活的村庄里来了一些"特殊的人"，她们是国家为承诺实现千年发展目标而设置的"保健助理"。这些"保健助理"是城市医院中具有熟练技能的护士，她们将每个月到村里来两三次，免费为村民提供综合性的卫生保健，如提供计划生育、营养、免疫接种、妊娠和分娩、传染病和常见病治疗等服务和咨询意见。科琳娜将自己的情况告诉给"保健助理"，经检查发现科琳娜已经出现了早产的症状，如不进行恰当的处理，孕妇和胎儿都将存在生命危险。科琳娜立刻被转诊到城市医院，在那里平安地生下了第 6 个女儿，一直困扰她的产科瘘也得到了有效的治疗。更令科琳娜高兴的是，由于妇幼健康服务的筹资机制和补助制度，她全部的治疗费用都得到了免除。而且她和她的新生儿还将继续得到来自"保健助理"就近提供的围生期护理和访视,其他几个女儿也获得了免费的预防接种。

恢复健康后,科琳娜申请了国家专门面向妇女发放的小额贷款,她依靠政府的支持进行创业,增加了家庭收入,全家的生活条件有了很大的改善。科琳娜在家中的地位也得到了提高,她的丈夫同意她采取避孕的措施,全力抚育6个女儿。科琳娜将达到入学年龄的女儿们都送进了学校接受义务教育,希望她们能够在生命的各个阶段健康成长,享有更富有发展机会的未来。

在发展中国家中,有着与科琳娜相似经历的妇女还很多,是全球健康不公平的主要问题的体现,也是可持续性发展目标中需要着力解决的优先事项。但是科琳娜及其家庭的变化,使她们看到了希望。那么是什么因素导致了科琳娜和她的女儿们的健康损害?又是怎样的健康治理使得科琳娜和她的女儿们获得了健康的改善?

二、案 例 分 析

(一)背景

从本案例中可以得知,科琳娜一家的经历是部分发展中国家仍然在面临的问题,孕产妇死亡率和儿童死亡率,尤其是5岁以下儿童死亡率仍然需要得到改善。

梳理案例,可以发现几条重要的线索,有助于分析威胁科琳娜健康的主要因素。①多次妊娠和分娩:自从婚后,科琳娜一直在不停地妊娠和分娩,增加了发生妊娠和分娩并发症的风险,甚至险些于第6次妊娠过程中死亡。②早婚早孕:科琳娜15岁结婚,16岁第一次分娩,这对于未成年女性的健康威胁极大,在案例中早婚早孕导致科琳娜出现了产科瘘。③营养状况:在家庭中,科琳娜总是将食物优先分配给丈夫,又要尽可能地照顾孩子,自己分得最少,营养不良非常严重。④卫生系统不完善:在案例中可知,在科琳娜生活的村子卫生系统的可及性较差。一方面是卫生资源配置不公平,贫困、边远地区缺乏卫生资源,居民难以就近获得卫生保健服务;另一方面,医疗保障制度不健全,部分居民仍然未被医疗保险制度所覆盖,抵御疾病经济负担的能力极低,也使得居民难以获得必要的卫生保健服务。

此外,对科琳娜健康问题的转变还可以从一些深层次的原因进行讨论。①社会文化:科琳娜所在村庄的两项习俗使得该地区的女孩和女性更容易出现健康损害,一是早婚,未成年的女孩早早出嫁,并迅速进入妊娠和分娩阶段;二是重男轻女,为了生育男孩,丈夫会要求妻子多次生育。由此增加了孕产妇死亡风险,并且也增加了女性带病带残生存的风险。②教育:科琳娜从未接受过教育,因此对于获晓卫生保健知识和参加社会活动都存在障碍。③卫生政策:在政府未制订创新的卫生政策以前,科琳娜几乎无法获得卫生保健服务,而在科琳娜所在村庄设立"保健助理"以后,科琳娜及其家人获得健康的极大改进。可见,依据健康问题决定因素的分析框架和模型,能够发现健康问题的"原因的原因",因此需要将健康融入所有政策,采用综合性的干预措施增进妇女的健康。

分析科琳娜女儿们的健康问题也表明,在部分发展中国家营养不良仍是威胁儿童健康的重要原因,造成5岁以下儿童死亡的主要原因是可预防的常见病和多发病,如腹泻和肺炎。

(二)背景知识

1. 全球妇幼健康的基本状况 妇女和儿童人口数量众多,约占全球人口的2/3。妇女和儿童的健康状况对于全球健康的公平性的实现具有重要的作用。但是在相当长的时间里,妇女和儿童的健康保护被认为是家庭内部事务,社会关注程度较低,这阻碍了妇女和儿童拥有健康与获得发展的权利,其健康需求难以及时得到满足,是人群中的脆弱群体。通过可负担的简单干预措施便可以预防或是治疗一些在妇女和儿童中具有较高的发病率和死亡率的疾病。

自 1978 年《阿拉木图宣言》发表以来，妇女和儿童健康成为公共卫生领域的优先发展事项，日益受到国际社会和各国政府的重视。特别是进入新千年后，在跨国界的多部门行动之下，通过实施千年发展目标使得妇女和儿童健康水平的增进取得了实质性的进展。全球统计数据显示，女性期望寿命从 1990 年的 67 岁增加到 2015 年的近 74 岁，增加了约 7 年；同时全球孕产妇死亡率从 1990 年每十万活产中死亡 380 人减至 2015 年每十万活产中死亡 216 人。全球 5 岁以下儿童死亡率从 1990 年每千例活产中死亡 91 人减至 2015 年每千例活产中死亡 43 人。甚至在经济落后和资源匮乏的地区与国家，如撒哈拉以南非洲地区，在 2005～2013 年，5 岁以下儿童死亡率的年下降速度是 1990～1995 年的 5 倍多，妇女和儿童的健康也取得了前所未有的惊人改善。

但截至 2015 年，全球妇女和儿童健康状况的改善尚未完全实现千年发展目标的具体要求。在全球，5 岁以下儿童死亡率以 1990 年为基准下降 53%，下降幅度未达到 2/3；孕产妇死亡率以 1990 年为基准下降 43%，下降幅度未达到 3/4。2015 年全球约有 30.3 万名妇女死于与妊娠和分娩相关的并发症，270 万新生儿死亡，同时发生了 260 万名死产婴儿病例。同时，全球妇女和儿童健康仍存在着明显的国家间和地区间的不公平，几乎所有的儿童和孕产妇死亡都集中发生在发展中国家。从地区分布上，孕产妇死亡人数中超过半数发生在撒哈拉以南非洲地区，另有近 1/3 的孕产妇死亡发生在南亚。从生存环境来看，孕产妇死亡人数中有一半以上发生在脆弱和人道主义危机环境中。每千名活产婴儿中超过 40 名 5 岁以下儿童死亡的国家是 5 岁以下儿童高死亡率国家，目前全球有 52 个国家仍然属于此类国家，在全球所有国家中，安哥拉是全球 5 岁以下儿童死亡率最高的国家，每千名活产婴儿中有 167 名会在 5 岁以前死亡。而 5 岁以下儿童死亡率最低的国家是卢森堡，每千名活产婴儿中死亡人数仅为 2 人。2013 年，低收入地区的孕产妇死亡率是高收入地区的 26 倍；低收入地区 5 岁以下儿童死亡率是高收入地区的 13 倍（表 4-1）。非洲仍然是妇女和儿童健康状况最为堪忧的地区。2015 年，非洲的孕产妇死亡率是欧洲的 34 倍；非洲 5 岁以下儿童死亡率是欧洲的 7 倍（表 4-2）。

表 4-1　2013 年不同经济收入地区的妇女和儿童健康情况比较

地区经济水平分组	15～60 岁妇女死亡率（每千人）	孕产妇死亡率（每十万例活产）	新生儿死亡率（每千例活产）	5 岁以下儿童死亡率（每千例活产）
低收入	230	450	29	76
中低收入	164	240	27	59
中高收入	92	57	10	20
高收入	67	17	4	6
全球	124	210	20	46

表 4-2　2015 年全球妇女和儿童主要健康指标的地区间比较

地区	女性期望寿命（岁）	孕产妇死亡率（每十万例活产）	5 岁以下儿童死亡率（每千例活产）	新生儿死亡率（每千例活产）
非洲	61.7	542	81.3	28.0
东亚	70.4	166	52.0	26.6
东南亚	70.7	164	42.5	24.3
美洲	79.9	52	14.7	7.7
西太平洋	78.7	41	13.5	6.7
欧洲	80.2	16	11.3	6.0
全球	73.8	216	42.5	19.2

2. 全球妇幼健康促进目标的历史沿革 1978 年在阿拉木图召开了国家初级卫生保健大会，会上发布了《阿拉木图宣言》（简称《宣言》）。《宣言》表述了各国政府、国际组织、所有卫生人力和社会发展工作者等为保障并增进全球健康而立即采取行动的必要性，并将缩短发展中国家与发达国家之间卫生状态差距作为首要任务，从而减少国家之间及国家内部存在的严重的健康不公平。在宣言中指出，初级卫生保健是在社会公正精神下保障到 2000 年人人享有健康（health for all by 2000）的主要途径。初级卫生保健的主要内容之一是妇幼卫生保健，包括家庭计划，从此将妇女和儿童健康作为了公共卫生服务领域的优先发展事项，但是尚未提出明确的全球妇幼健康促进的目标。

2000 年 9 月联合国首脑会议上 189 个成员共同签署并承诺了一套有时限的、旨在消除贫困的发展目标，即千年发展目标（millennium development goals，MDGs）。在 8 项千年发展目标中有多项关注妇女和儿童权益和健康的目标。其中目标 3 是促进两性平等并赋予妇女权利，即争取到 2005 年消除小学教育和中学教育中的两性差距，最迟于 2015 年在各级教育中消除此种差距。目标 4 是降低儿童死亡率，即 1990～2015 年，将 5 岁以下死亡率降低 2/3。目标 5 是改善产妇保健，即 1990～2015 年，产妇死亡率降低 3/4；到 2015 年实现普遍享有生殖保健。

可持续性发展目标（sustainable development goals，SDGs）是千年发展目标 2015 年后的发展议程。在发展框架中延续并发展了千年发展目标中关于妇女和儿童健康促进的具体指标。而到 2030 年，全球孕产妇每十万例活产的死亡率降至 70 人以下，所有国家的孕产妇死亡率均不超过全球平均水平的两倍；消除新生儿和 5 岁以下儿童可预防的死亡，各国争取将新生儿每千例活产的死亡率至少降至 12 例，5 岁以下儿童每千例活产的死亡率至少降至 25 例。

（三）挑战

妇女和儿童的健康与福祉是社会稳定、持续发展的基础。但是在科学不断昌明，医学技术不断进步的情形下，妇女和儿童仍然面临无数健康挑战，每年仍有超过 30 万例的孕产妇死亡；260 万例的死产；590 万例 5 岁以下的儿童死亡。而影响妇女和儿童健康的因素很多，如贫困、营养不良、性别歧视和卫生系统薄弱等，并且许多因素通常相互影响。由此带来了实施妇女和儿童健康干预措施的诸多挑战。

1. 贫困 按照世界银行的标准，日均收入低于 1.25 美元的人口是极度贫困人口。据统计，全球极度贫困人口约有 12 亿，主要是妇女和儿童。因为生活极度贫困，获得满足生存所必需的食物存在困难，长期的饥饿使得妇女和儿童存在明显的营养不良。营养不足是使妊娠期的妇女发生早产、胎儿发育不良和妊娠并发症的原因之一。世界卫生组织的统计数据表明，约有 1300 万低出生体重儿和早产是因为孕妇营养不足所致。营养不足对于儿童的主要损害是发育迟缓，全球超过 1.7 亿的 5 岁以下儿童存在发育迟缓。而且贫困也导致了家庭支付妇女和儿童的健康服务费用的意愿和能力较低，难以获得有质量的基本保健服务和必要的基本药物，增加了妇女和儿童的死亡风险。例如，在高收入国家，至少做过 4 次产前检查的妇女几乎达到 100%，而直到 2015 年，低收入国家中也仅有 40%的孕妇做过 4 次产前检查。

2. 性别歧视 性别歧视在相当多的国家和地区仍然非常普遍，由此导致女性处于经济、社会和健康的不利地位，并在女性的整个生命历程中影响其获得全面的发展，性别歧视具体表现在女童难以获得公平的受教育机会和妇女难以获得公平的就业机会。在部分国家和地区，女性对性和生殖的权利也常常受到侵害，甚至难以决定自己的结婚年龄。全球约有 1.4 亿少女在 18 岁以前结婚，其中有 5000 万少女结婚时还不足 15 岁。童婚会给少女带来了严重的身心伤害。

由于结婚早，通常伴随着妊娠和生育早，少女死于妊娠和分娩综合征的风险更大。研究表明，妊娠和分娩综合征是15~19岁年轻女性死亡的主要原因。

3. 卫生系统的妇幼健康服务供给能力有限 卫生系统是以改善健康为主要目的的所有组织、机构和资源的总和。其在面对民众时，必须提供具有反应性和经济上公平合理的服务。但是在许多孕产妇和儿童死亡率负担高的国家，卫生系统薄弱。妇幼健康服务质量因人力资源和基础设施有限而供给能力不足，妇女和儿童只能有限获得或不能获得高质量的基本卫生服务。例如，全球每年约有数百万的孕产妇无法获得必要的产前保健，或是在缺乏熟练的技术人员帮助下进行分娩；此外，大量的新生儿无法获得基本的围生期保健，导致其在出生后很快死亡，或是带着各种各类的产伤而度过病痛的一生。

（四）措施与干预

2010年9月在联合国千年发展目标峰会上由联合国发起了"每个妇女每个儿童"（every woman every child）的运动，其宗旨是救助和改善全球妇女和儿童的生活，并使之能够享有可实现的健康水平。"每个妇女每个儿童"运动是一次具有创新意义的全球妇幼健康实践，这个活动得到了各国政府、多边机构、私营部门、研究学术机构和民间团体等300多个合作伙伴的支持与参与，并做出了400项具体承诺，并形成了《促进妇女儿童健康全球战略》，保证妇女和儿童能够在需要时和在适当的地点获得集预防、治疗和护理等为一体的综合性的服务。

2015年，在纽约召开联合国大会期间，联合国秘书长潘基文再次推出《妇女、儿童和青少年健康全球战略（2016—2030）》（以下简称《新战略》）。《新战略》是《促进妇女儿童健康全球战略》的延续和发展，是妇幼健康2015年后议程的路线图。《新战略》的总目标是终结所有的可预防的死亡，到2030年，努力确保全世界任何地方任何环境中每位妇女、儿童和青少年都能够在生命的各个阶段存活和健康成长，享有可以实现的最高健康水平。《新战略》主要包括如下三个方面。第一方面，生存：终结可预防的死亡。具体是指：①孕产妇死亡率降低到每10万例活产不到70例死亡。②将各国新生儿死亡率降低到每千例活产12例死亡。③将各国5岁以下儿童死亡率至少降低到每千例活产25例死亡。④终结艾滋病毒、结核病、疟疾、被忽视的热带病和其他传染病的流行。⑤因非传染性疾病造成的过早死亡减少1/3，并促进精神健康和福祉。第二方面，繁荣：确保健康和福祉。具体是指：①终结各种形式的营养不良，保障儿童、少女、孕妇和哺乳妇女的营养需求。②确保普遍获得性和生殖卫生保健服务（包括计划生育服务）和权利。③确保所有女童和男童都能实现高质量的幼儿期发展。④大幅度减少污染相关死亡和疾病。⑤实现全民健康覆盖，包括个人经济风险保护和获得高质量的基本服务、药物和疫苗。第三方面，变革：扩展促进性环境。具体是指：①消灭极端贫困。②确保所有女童和男童完成初等和中等教育。③消除所有针对妇女和女童的有害做法、歧视和暴力。④实现普遍获得安全且可负担的饮用水及环境卫生。⑤加强科学研究，提高技术能力和鼓励创新。⑥为所有人提供法律身份，包括出生登记。⑦加强促进可持续发展的全球伙伴关系。

《新战略》通过跨部门的广泛合作建立伙伴关系，将包括营养、教育、水、清洁空气、环境卫生、个人卫生和基础设施在内各个领域和部门一并纳入健康促进的框架中，加强信息监测和问责工作，运用综合管理策略促进妇女和儿童的健康，确保各种环境下的每个妇女、儿童和青少年都能拥有生存、繁荣和为变革做出贡献的平等机会。目前，儿童疾病综合管理（integrated management of childhood illness，IMCI）策略与妊娠和分娩综合管理（integrated management of pregnancy and childbirth，IMPAC）策略均在实践中取得了良好的效果。

1. IMCI 策略　儿童代表人类社会发展的希望和未来，保证儿童的健康成长和发育是所有社会都应关注的健康问题。但是儿童时期是人类个体发展进程中的脆弱阶段，营养不良、传染病感染、伤害等健康风险极易导致儿童罹患疾病，甚至是同时患有多种疾病，进而导致儿童的伤残或是死亡。此外，儿童期的健康问题如不能得到妥善处置，通常会带入其成年期，成为影响其终生发展和生命质量的健康风险。

IMCI 是由世界卫生组织和联合国儿童基金会联合制订的一系列可以有效避免死亡、促进儿童健康成长和发育的综合性措施。IMCI 的创新在于改变了传统医疗体制下以单独治疗某种疾病为核心的儿童保健观念，以改善营养和加强免疫等健康干预为手段，通过增强家庭、社区与卫生机构之间的联系，保证预防性和医疗性的管理措施得以协同实施，从而预防儿童期的常见和重大疾病，减少儿童伤残和死亡。

IMCI 是综合性战略，其将导致儿童健康风险的多种影响因素结合患儿的病症做出综合性的诊断和治疗。IMCI 主要包括三个部分：①提高卫生保健工作人员病例管理的技能。②改善整个卫生系统。③改善家庭和社区卫生做法。IMCI 战略有利于妇幼卫生系统的覆盖网络延伸至社区和家庭。卫生工作人员在社区对儿童期常见病进行准确识别和诊断，同时将检出的危重患儿及时转诊到医院，使之获得专科的临床医疗服务。在社区内开展儿童健康促进干预，提高儿童的照料者在科学抚育和照护领域的知识水平，使之能够及时将患儿送诊并遵从医嘱，配合卫生工作人员做好儿童日常护理。

引入 IMCI 的国家在战略实施过程中需要结合其具体的卫生国情，通过大量的协调工作加强卫生部门与地方政府的合作，确保具体实施计划符合 IMCI 的理念并适应地方的实际情况。IMCI 的主要实施步骤包括：①将综合管理儿童健康和发展的方法纳入国内卫生政策的框架内。②制订符合国内实际卫生情况的 IMCI 临床标准和指导原则。③培训卫生人力，提高卫生服务工作者识别和治疗儿童疾病的能力，并使之能够为患儿家属提供有效的咨询建议。④保障基本药物和医疗设备的供给。⑤增加儿童重大疾病诊疗的可及性，减少应就诊未就诊的情形。⑥建立长效的管理机制，加强家庭、社区和医院的协同实施，保证患者的就诊及时性。

IMCI 战略现已经在七十余个国家实施。世界卫生组织的儿童与青少年卫生与发育司对 IMCI 战略的实施成果和效果等在巴西、孟加拉国、秘鲁、乌干达和坦桑尼亚联合共和国等国家进行了多国评价，为在发展中国家实施 IMCI 战略提供了可参考的建议，并为在儿童健康促进领域开发国内政策环境和国际合作的伙伴关系贡献了可借鉴案例。多国评价的结果表明：①IMCI 改善了卫生工作人员的绩效和儿童保健质量。②IMCI 的良好实现能够改善儿童营养状况并降低 5 岁以下儿童死亡率。③IMCI 的成本效益良好，能够降低儿童的疾病经济负担。④家庭和社区行为的改善，以及多部门的支持和配合对 IMCI 的实施效果具有重要的作用。⑤IMCI 战略的实施覆盖率还需要不断扩大，否则不能做到显著降低 5 岁以下儿童死亡率。

2. IMPAC 策略　妊娠或分娩有关的并发症是严重危害妇女健康的疾病负担之一。在全球范围，妊娠或分娩有关的并发症每日约造成 1000 名妇女死亡，而这些死亡中大多数可以通过经济、简单的干预措施加以避免，如规律的产前检查、分娩期间得到熟练的专业技术人员的帮助，以及产后的访视和支持等。鉴于单一的保健和治疗措施对于孕产妇女安全和健康的有效作用，实施综合的妊娠和分娩管理至关重要，即把导致孕产妇身处严重健康威胁中的多种因素都考虑进来，加强了常规保健与特定疾病规划相结合，形成了一揽子的综合性孕产保健服务包。

IMPAC 是提高孕产安全和改善新生儿健康的一系列指南和工具，是由世界卫生组织确保母婴安全司向发展中国家提供的系统化、战略性技术支持，用于解决妇女在妊娠、分娩前、分娩期间和分娩后阻碍其获得熟练照护的各种关键影响因素和问题。IMPAC 的框架包括了国家政策、规划和行动计划。

IMPAC 的工具包能够分别为卫生系统、卫生工作者，以及家庭和社区提供工作指南和实施工具。对于卫生系统而言，IMPAC 在国家和地方层面上制订卫生政策，对基础设施、经费管理等进行规划，并且对实施 IMPAC 国家或地区的孕产服务需求进行评估，不断提高必要照护和紧急照护的可及性，并监测卫生系统的绩效，从而满足孕产妇的健康服务需求。IMPCA 提供了分娩之前、期间和之后给予照护的临床指南，将多项健康服务整合到产前保健服务中，如在产前保健中增加了防治艾滋病、疟疾等传染病的项目。对卫生工作者而言，通过培训或是学习相关指南等，提高了卫生工作者的技术和能力水平。对于家庭和社区而言，IMPAC 的实施能够影响根深蒂固的传统文化信仰，使得妇女获得由熟练的专业人员提供的妊娠期和分娩期服务的可能性得到提高。同时，社区能够提供妊娠和分娩的健康教育，对孕产妇提供经费支持，增加妇女对现有的卫生服务的利用水平。

3. 中国的妇幼保健实践经验 中国政府历来重视妇女和儿童健康的增进。在减低孕产妇死亡率和儿童死亡率方面，中国均提前实现了千年发展目标中 MDG4 和 MDG5 的目标值。目前中国仍在积极地实践，继续对可持续性发展目标的实现履行承诺，同时向全球贡献妇幼卫生保健服务的成功经验。中国妇幼保健的经验包括以下三方面。

（1）完善妇幼保健法律制度：为了保护妇女儿童的健康权利，"两纲要、一法律"的格局（即《中国妇女发展纲要》《中国儿童发展纲要》《中华人民共和国母婴保健法》）使得中国的妇幼卫生保健工作实现了有法可依。而配套制订出台的《中华人民共和国母婴保健法实施办法》和《计划生育技术服务管理条例》等法规进一步完善了中国的妇幼卫生法律法规及政策体系，从国家层面提供强有力的保障，不断规范妇幼保健技术服务和妇女儿童健康的系统管理。

（2）健全妇幼卫生保健服务体系：中国的妇幼卫生保健体系是具有中国特色的妇幼卫生保健服务网络。它以妇幼保健专门机构为服务核心，以基层医疗卫生机构为社区触角，以大型综合医疗机构和相关科研教学机构为技术支撑，向妇女儿童提供具有可及性的、均等化的公共卫生服务。

（3）推进妇幼卫生健康项目实施：自 2000 年起实施的降低孕产妇死亡率和消除新生儿破伤风项目（以下简称"降消项目"）是中华人民共和国成立以来，在妇幼卫生领域资源投入最多、受益人群最广泛的健康项目，对提高住院分娩率、降低中国孕产妇死亡率发挥了极为重要的作用。在"降消项目"的实施过程中充分凸显了政府主导、多部门联动、全社会参与和全程监督的特征。"降消项目"将普及妇幼保健知识的健康教育与动员孕产妇住院分娩有机结合起来，在居民中树立起科学的生育观和健康素养，提高了居民的自我保健能力与利用服务的自觉性。贫困孕产妇住院分娩救助资金的拨付到位和规范使用切实保证贫困孕产妇获得住院分娩的均等机会，尤其是在农村地区使得孕产妇在家庭生产的比率明显下降。基层妇幼保健人员的业务培训重视基础，强化实践，推广适宜技术，提升了县、乡两级产科服务能力和服务质量，为早期识别高危孕产妇提供了坚实地保障，同时开通孕产妇急救的"绿色通道"和建立"危急重症急救中心"，这些措施的实施让高危孕产妇获得及时、有效的治疗，使孕产妇死亡率不断降低。

妇女和儿童是社会发展的基础与希望，健康的妇女和儿童群体能够储备优质的人力资源，形成推动社会前进和变革的强劲驱动力。因此，投资于妇女和儿童的健康是最好的投资，应当被纳入到人群健康促进的各项计划和战略中。保护和增进妇女与儿童的健康依然是可持续性发展中"人人享有健康"的核心议题,是全球发展的优先事项。

三、思 考 题

1. 通过科琳娜的故事,阐述综合性的干预措施的必要性。
2. 全球妇幼健康的主要挑战有哪些?
3. 请思考妇幼健康综合管理策略的实施对改善妇幼健康的意义。

(宁 岩)

第三节 莫桑比克孕产妇保健的政策与实践

一、案 例 介 绍

2000年在联合国千年首脑会议上,189个联合国成员及许多国际组织承诺将致力于2015年前实现提出的8项国际发展目标。其中,3项与健康密切相关,即降低儿童死亡率,改善孕产妇保健及对抗艾滋病、疟疾和其他疾病。至此,在发达国家的国际援助与国际组织的协助下,许多发展中国家,尤其是低收入国家,积极制订卫生政策,指导卫生服务的组织与提供,以便实现健康相关的千年发展目标。在许多撒哈拉以南的非洲国家,孕产妇保健模式以人群为基础,初级卫生保健为依托,伴有转诊系统和紧急情况处理的安排。但目前对于低收入国家孕产妇保健较多的研究和分析集中在产前、产时和产后服务的可及性和利用上,很少有研究这些服务提供过程中遇到的挑战及其对健康结局的影响。本案例以莫桑比克为例,描述了孕产妇保健组织及其提供的政策框架,并与其实际服务提供情况进行比较。

莫桑比克是撒哈拉以南非洲地区的一个低收入国家,人口约为3050万。1992年长期内战结束后,莫桑比克经济发展得以逐步恢复。马普托市是莫桑比克的首都,位于南部地区,有超过100万居民。在马普托,社会经济发展和健康状况的指标总体上明显高于全国平均水平。2012年马普托市的人均国民生产总值为1153美元,约是全国平均水平的两倍。在2010年,马普托市孕产妇死亡率为364/10万活产婴儿,低于全国平均水平(490/10万活产婴儿)。2011年,孕产妇中艾滋病患病率为15.8%。

在莫桑比克,公立医疗机构是提供卫生服务的主体,由政府总体统筹规划。卫生服务的管理主要在三个层面,由国家、省和地区的卫生行政部门负责卫生资源的分配和人员部署。医疗机构包括四级:卫生服务中心和诊所提供初级卫生保健;区级综合医院(包括农村医院)构成二级转诊医院,提供急诊或手术服务;第三和第四级医疗机构包括了7家省级医院和5家中心与专科医院,主要提供专科医疗服务。另外,由国际非政府组织和宗教组织资助的非营利私营卫生机构大多也被纳入公立系统管理。私营营利性诊所或医院得到当地卫生局的许可后,可以运营。此外,还存在一些非正式卫生服务,如传统医药等。公立医疗机构的卫生经费主要来自国际援助和国内税收,还有一小部分来自医疗保险和患者自付费用。据统计,国际援助的经费占了总卫生经费的50%~75%。另外,也有一部分国际捐助直接由卫生部支配,大多为健康相关项目的专项经费。

2007~2012年,莫桑比克政府相继出台一系列卫生政策,强调基于国家的初级卫生保健网络,以公平为原则,加强卫生服务提供效能,最终实现健康相关的千年发展目标。然而,相应政策在实际落实过程中也面临着诸多挑战。在此主要通过对莫桑比克孕产妇保健政策与实践的比较，进一步分析造成其间差异的可能原因，尤其是卫生体系发展方面的相关因素。

二、案例分析

（一）背景知识

妇幼健康在全球议题中一直占据重要位置。自1945年联合国成立，1946年便成立了联合国儿童基金会，以保护和捍卫儿童权利和健康。1948年世界卫生组织成立，旨在使全世界人民获得尽可能高的健康水平，其中就强调了促进妇幼健康和其生活福祉。20世纪，联合国儿童基金会、世界卫生组织和其他的一些国际组织专注于消灭一些特殊疾病，尤其关注其对妇幼健康的影响，这些通常被称为垂直健康项目（vertical programme）。然而，这些垂直项目对存在的卫生体系发展起到很小的促进作用。1978年，在世界卫生组织和联合国儿童基金会的资助下，国际初级卫生保健大会在阿拉木图召开，倡导整合卫生资源，加强初级卫生保健，促进更公平的卫生服务利用，以实现全民健康。这也是国际妇幼卫生发展的奠基石。

（二）问题与挑战

1. 莫桑比克孕产妇保健组织和提供的政策框架 莫桑比克2007~2012年国家卫生规划强调改善人口健康状况，加强卫生服务提供能力。其中一个具体目标是降低孕产妇死亡率。实现这一目标的措施包括提供系统的孕产妇保健和计划生育服务，以及预防和治疗艾滋病和疟疾等传染性疾病。这些服务基于国家的初级保健网络，以公平为原则，提供连续、完整的产前、产时和产后服务，以促进孕产妇和新生儿健康。

与其他省、市相比，马普托市有相对更多的医疗机构和卫生人力资源。在2000年前后，马普托市大多数的医疗机构完成了重建和翻新，水、电等基本能源供应稳定，但偶尔也会出现医疗用品的不足或缺失。在初级保健网络中，卫生服务中心被分为了两类：一类卫生服务中心或诊所仅提供产前保健和计划生育服务；二类较大的卫生服务中心则提供基本的产科服务，如阴道分娩及其相关的产科处理。这些卫生服务中心的数量和分布以地理区域性的人口数为基础，担任"守门人"的角色，负责连续性的孕产期保健，并按其需求转诊。按照其规定，孕产妇在其居住地范围内的一类卫生服务中心寻求产前保健服务，并在该区域内的二类卫生服务中心利用分娩服务。分娩后，再回到一类卫生服务中心接受产后服务。如若其间出现孕期并发症或合并症，有需要的孕产妇则被转诊至高一级的医疗机构，以获得全面的和紧急的孕产期诊疗服务，包括剖宫产。在上级医院救治结束后，孕产妇将被转诊回所属地的卫生服务中心，由其随访和观察。

卫生部制订了相应的孕产期保健服务内容，包括转诊的原因清单，并逐级颁发到相应的医疗机构。从事孕产期保健的人员主要有专科医生和有助产技能的护士。根据受教育和培训的年限，护士又分为初级、中级和高级护士。高级护士通常能够提供紧急和复杂的产科处理，包括进行剖宫产手术。在国家卫生人力培训的计划中，培训初级和中级助产护士是一个核心内容。另外，一些国际非政府组织也协助培训高技能助产士。公立医疗机构的经费预算由卫生部门根据上一年度的服务提供量进行估算，再由财政部门拨付。孕产妇保健服务作为所有卫生服务的一部分，纳入总预算，并不做专项预算。对于孕产妇，所有的孕产期卫生服务均免费，包括抗艾滋病和疟疾的药物等。非计划内的药物并不免费，但其自付费用一般很少。其宗旨是确保所有孕产妇享有必需的孕产期保健服务。

2. 孕产妇保健组织与提供的具体实施情况 尽管有明确的政策框架以指导孕产期保健服务的提供,但在实际执行过程中却差强人意。虽然医疗机构的分布旨在为规定地域内的人群提供诊疗服务,但并没有具体措施约束其就诊范围。在马普托市"自我转诊"现象非常普遍。大多数孕产妇在卫生服务中心进行产前检查,然而她们中很多人却并未如预期的在她们的居住区域内的卫生服务中心就诊。在选择产检机构时,孕产妇最常考虑的因素是可及性,如是否公共交通方便到达或是否邻近公路。由此,这样的卫生服务中心通常面临较大的压力,护士每日的接诊量大,没有足够的时间进行细致检查、与孕妇交流及对产检情况进行完整记录,很难保证其卫生服务的质量。另外,也有一部分孕产妇选择离家较远的卫生服务中心,是担心邻居知道自己患有艾滋病或其他传染性疾病,以避免社会歧视。对于分娩医疗机构的选择,直接到提供紧急产科服务的医院分娩则更为普遍。其主要的原因是考虑到产时服务质量在这些医院中更高。通常医院不会拒收已临产的产妇。由于是非系统转诊,医院会收取产科挂号费或其他相关费用,但数额一般很少。在这些医院中,时常出现一位助产士不得不同时照顾多名孕产妇分娩的情况。在卫生资源非常有限的情况下,占用产科急救资源,无疑对危重孕产妇和新生儿造成较大威胁。

尽管马普托市较莫桑比克其他地区拥有更多的卫生资源,然而按照人口的健康需求计算,其卫生资源,尤其是卫生人力仍是严重不足。2010年,莫桑比克全国仅有40位妇产科专科医生,其中16位在马普托市工作。护士主要承担孕产妇保健服务,在马普托市共410位。随着相应政策的鼓励与推行,近年来孕产期服务利用率大幅增加,然而其卫生人力的培训和投入却明显不足,难以满足增加的卫生需求。而且,许多初级孕期保健护士,由于技能不足,未发现或较晚才发现孕期合并症或并发症,以致延误了转诊和治疗的时机。缺少合格的孕期保健"守门人"是提高孕产期保健服务质量的主要障碍。此外,其他的医疗资源(如药品、医疗器械和其他的医疗补给等)的分配主要依赖于上一年消费量的估算。在孕期保健过程中,通常孕产妇自己持有孕期保健卡,但孕期保健卡的信息填写并不完整,分娩结束后,医疗机构也并未要求统一回收。而在大部分医疗机构内部,或是缺少系统的卫生信息收集,或是信息不完整,或是缺少意识利用现有信息,以致并未形成可靠机制有效地分配其有限的卫生资源。

另外,对于现有的卫生从业者,也缺少合理激励机制和职业保护。公立医疗机构的卫生从业者,收入普遍较低。近年来,在马普托市和其他的较大城市,私立营利性医疗机构日渐增加。很多的公立医院妇产科医生和高级护士也常常在私立医院中兼职,以增加他们的收入。这些医生和护士通常工作很长时间,回到公立医院时,已经非常疲惫,甚至有时在工作时间缺席,影响其工作质量。在私立医院中,为了使"顾客"满意,又经常提供一些不必要的服务,如更多、更高级的超声波检查或是剖宫产等。除了经济的原因,许多孕产期保健护士表达了他们对公立机构中工作环境的不满。例如,在提供孕产期服务时,他们也经常暴露在一些传染性疾病中,如结核病,艾滋病等。然而医院却并没有相关的职业保护或是经济补贴,这成为卫生从业人员流失的主要原因之一。

(三)思考与展望

事实上,制订的卫生政策与实际实施间存在差异,在莫桑比克或马普托并非一特例,而且也不仅仅存在于妇幼保健服务的提供中。一些卫生体系的局限性,如卫生资源的不足,尤其是缺少合格的卫生人力,以及薄弱的卫生信息系统等,在许多发展中国家,尤其是在撒哈拉以南的非洲地区是普遍存在的,以致卫生体系的表现并不足以实现期望的人群健康目标。

2015年联合国成员方通过了可持续发展目标,承诺将继续致力于进一步降低全球孕产妇和儿童死亡率。世界卫生组织相继提出一系列的行动框架,并强调加强卫生体系建设将成为促进妇幼保健服务质量和人群健康水平的关键。各国卫生体系虽有其共性,也有其特性。因此,国家/地区卫生政策的制订须基于证据,因地制宜,定期监督、评估其执行情况,并及时商讨实施过程中出现的问题,制订相应对策,以期实现全民健康覆盖的最终目标。

三、思 考 题

1. 所有联合国成员方承诺将努力实现2030全民健康覆盖的可持续发展目标。基于莫桑比克孕产妇保健案例,你认为如何能更好地将相关卫生政策转化为实践?

2. 比较莫桑比克和中国孕产妇卫生保健现况,分析两国在孕产妇保健卫生政策转化为实践过程中的成功经验或挑战,供其他国家借鉴和参考。

(龙 倩 Tavares Madede Saara Parkkali Leonardo Chavane
Johanne Sundby Elina Hemminki)

第四节 "儿童伤害"——不容忽视的公共卫生问题

一、案 例 介 绍

在澳大利亚,妈妈莉萨有5个孩子,哈里森是最小的的一个。一天早上她正给其他孩子放录像,没有注意到年仅18个月大的哈里森在厨房里打开了洗碗机用的洗涤粉容器的盖子,他误以为洗涤粉是奶粉,直接将其吞食。哈里森所吞食的洗涤粉碱性极强,其pH高达13.4,这次误食造成他口腔黏膜严重溃烂,声音嘶哑,吞咽困难,并出现胃肠道出血,生命危在旦夕。

在墨西哥,胡安同父母和6个兄弟姐妹住在梅里达外的一个小村镇里。一年多前他最小的妹妹马莎发生了可怕的悲剧,目前他被迫离开学校照料他的妹妹。当时她妹妹马莎只有6岁,为了拿掉进水中的玩具而坠入自家后院的水井。胡安听到妹妹的惨叫声,第一个到达现场,立即呼叫在外卖水果的父亲。父子俩抱着已经昏迷不醒的马莎跑到最近的一家诊所。医生们立即进行抢救,但她始终处于昏迷状况。他妹妹不得已被转到梅里达一所较大的医院,但马莎因为颅脑外伤,直到现在仍患有精神障碍和身体残疾,需要别人帮助料理一切日常生活。

在中国,广东省阳山县青莲镇7名小孩相约去水塘边玩耍,4个人下水,其中1名女孩突然被水草困住脚,未下水的孩子中1名年纪最大的女孩立即下水救人,但只救上来1个,其他3名孩子被急流卷入水中。岸上的2个小孩跑回村里向大人求助。青莲镇派出所民警接到报案后,立即和公安消防大队及120急救中心的救援人员火速赶往现场搜救。花了近2小时才把3个小孩打捞上来,但是已经没有生命迹象。

从世界卫生组织网站案例和中国的新闻案例不难看出,意外伤害已经成为危害儿童健康的严重问题,值得全社会关注。

二、案 例 分 析

(一)背景知识

1. 儿童伤害 根据《联合国儿童权利公约》中的定义,儿童即年龄未满18岁的人员。《世界预防儿童伤害报告》中,伤害被定义为当机体突然遭受到的能量总和超过生理耐受阈值,或由于缺乏一种或多种重要的生命元素,而出现的身体损伤和后果。儿童伤害包括非故意伤害和故意伤害。非故意伤害主要包括道路交通事故、溺水、火灾引起的烧伤、摔落及中毒,这5种原因是儿童伤害致死原因中的主要原因,数量超过所有致死原因的一半。其他非故意伤害还包括捂闷、窒息、哽死、动物及毒虫咬伤和自然灾害等。故意伤害则包括自杀、战争、暴力等。

每年有成千上万的儿童死于伤害或暴力,数百万人遭受各种非致命伤害。儿童在5岁之前,其生存最大威胁便是意外伤害。伤害是全球儿童致残和致死的主要原因。在许多国家,1~4岁儿童因伤害致死的比例非常高,如果不加以重视,这必将影响2030目标中降低儿童死亡率的实现。儿童伤害是一个从出生开始就应该关注的领域,在所有儿童死亡人数中,非故意伤害所占的比例将近90%。然而,降低儿童伤害发生的可能性和减低儿童伤害发生的严重程度都是有办法的,只是人们没有意识到儿童伤害其实是完全可以预防的。

2. 儿童伤害的全球现况 从1990年到2016年,全球在降低儿童死亡率方面取得了显著进展,全球5岁以下儿童死亡率从每千例活产儿中93例死亡减少至41例死亡,降幅为56%。在过去16年中,特别是儿童死亡率下降速度最快。儿童伤害所导致的死亡严重影响5岁以下儿童死亡率的控制。据世界卫生组织《世界预防儿童伤害报告》的数据表明:在全球,每年都有83万儿童死于非故意伤害,这也意味着平均每日都有2000多个家庭因意外伤害而失去孩子。道路交通、伤害及摔落是导致儿童致残的首要原因。

伤害发生必定会给家庭带来巨大的悲痛,使家庭变得支离破碎,而这些伤害本是可以预防的。儿童意外伤害死亡率高,此外,还有数以百万计的儿童即使所受的伤害未致命,但需要长期照料或获得康复服务。95%以上的儿童伤害发生在低收入和中等收入的国家,非洲儿童的意外伤害死亡率最高。欧洲高收入国家及西太平洋地区国家,如澳大利亚、荷兰和英国等发达国家,其儿童伤害率较低。非洲儿童意外伤害总死亡率比这些国家高出10倍以上。然而,儿童伤害的问题在全球范围内一直未受到重视。在世界卫生组织、联合国儿童基金会的呼吁下,相关专家们基于各国当前现实,就如何预防儿童伤害开展不同的实践和研究。研究表明:在儿童伤害预防方面采取了共同努力的国家,其儿童伤害的发生率明显下降,这些成果为制订、实施和评价遏止儿童伤害相关规划,人力资源和机构能力建设,增加投资促使全世界儿童及其家庭的健康和福祉提供了充分依据。儿童伤害问题已逐渐提升为全球健康中的优先问题,如果采取有效的干预措施,每日至少可以挽救1000多名儿童的生命。

(二)预防儿童伤害的策略

在世界卫生组织、联合国儿童基金会及一些非政府组织的倡导下,在过去的30年,许多高收入国家通过各种预防措施已经成功将儿童伤害的死亡率降低了接近50%。下面重点介绍瑞典和中国预防儿童伤害的历程和策略。

1. 瑞典 瑞典素有"儿童天堂"的美誉,早在20世纪50年代,瑞典儿童伤害率便开始减少。在1969年,瑞典18岁以下的男孩和女孩的死亡率分别是24/10万和11/10万;到1999年,瑞典成功将儿童死亡率降至男孩5/10万和女孩3/10万。虽然瑞典没有一部专门的儿童权益保护法,但其对儿童健康和伤害预防的工作却从来没有停止过。研究其相关的法律体系发现:瑞典将儿童的伤害预防和健康早已经融入了其他的政策之中,如1944年公立托幼政策、1947年儿童津贴制度、1960年儿童及少年福利法、1961年儿童照顾法、1975年学前教育法、1979年反体罚法、1982年社会服务法,还有家庭法、教育法、反歧视法等法律法规共同构成了较为完善的瑞典儿童保护法律体系。在 1979 年瑞典成为世界上第一个将殴打或体罚儿童定为刑事犯罪的国家，也是首批签署联合国《儿童权利公约》和倡议召开世界儿童问题首脑会议的国家之一。瑞典的这些相关法律规定在儿童保护方面具有较强的可操作性。

瑞典始终把儿童保护放在中心地位。相关的法律法规从人权的角度出发，认为由于儿童心智虽然尚未发育成熟，但其权利更应受到特别保护。因此，在瑞典的系列儿童保护法律体系中，并不把儿童当成是弱者或需要被保护的对象，而是把他们当作平等的权利主体，拥有独立人格，积极全面地保护儿童的生存权、发展权、受保护权、参与权等权利，在此基础上培养孩子的自我保护能力。

2. 中国　在中国，伤害死亡是儿童的死亡重要的原因之一，伤害成为儿童健康与发展的主要公共卫生问题。中国政府早在 2001 年就开始从国家层面制订相关的策略以防止各种儿童伤害，2001 年国务院颁布了《中国儿童发展纲要（2001—2010 年）》，从儿童健康、教育、法律保护和环境四个领域提出了儿童发展的主要目标和策略措施。2010 年，《中国儿童发展纲要（2001—2010 年）》确定的主要目标基本实现，儿童健康、营养状况得到持续改善。最为突出的是婴儿、5 岁以下儿童死亡率分别从 2000 年的 32.2‰、39.7‰下降到 13.1‰、16.4‰。2011 年，国务院再次下发《中国儿童发展纲要（2011—2020 年）》（以下简称《纲要》），提出了儿童在健康、教育、福利、社会环境和法律保护等领域到 2020 年应实现的一系列目标，在这个纲要中，明确提出将降低儿童伤害死亡率作为儿童健康的主要目标之一。《纲要》就预防和控制儿童伤害，明文规定实施多部门合作的儿童伤害综合干预行动计划，加大执法和监管力度，为儿童创造安全的学习、生活环境，预防和控制溺水、跌伤、交通伤害等主要伤害事故发生。截至 2016 年，根据《纲要》中期统计监测报告，《纲要》实施总体进展顺利，在可监测的 33 项重点统计指标中，有 31 项指标提前实现《纲要》目标，总达标率 93.9%。

（三）思考与建议

1. 预防儿童伤害的思考

（1）营造健康安全的儿童生长生活环境：儿童在面对伤害时显得更脆弱，儿童的能力和行为与成人有很大差异。他们的能力、活动和行为随年龄的增加将会发生显著变化。但是在儿童发育过程中，他们的身体发育和认知的不匹配导致他们陷入受到伤害的危险之中。如果能清楚意识到儿童的这种不匹配，很多伤害原本可以预防，但却因为人们的忽视而导致了庞大的儿童伤害数据，过去 30 年来，儿童生存倡议成功地将世界上儿童死亡率居高不下地区的儿童比例从 75%降至 20%。目前为降低儿童伤害所采取的干预措施有如下几点。①强制限速，特别是在学校周边、住宅区及运动场地附近安装减速带，以实行强制减速。②禁止酒后驾车。③推行戴自行车和摩托车头盔及使用安全带的法律。④使用儿童约束系统或"儿童安全座椅"的法规。⑤清除或遮掩危险水域，在游泳池四周设立护栏，以预防溺水。⑥安装烟雾报警器。⑦为窗户加装防护装置以防坠落。⑧使用符合国际标准的儿童安全瓶盖等。

通过一系列具体的规划，由多部门共同努力改善儿童自然环境和社会环境，营造儿童安全生活环境，大幅度持续降低儿童伤害率，而且减少的幅度相当惊人。

（2）设立专门儿童伤害机构：预防儿童伤害是一项共同的责任。但由于发挥作用的部门烦多，因此有必要在政府机构中明确确定预防儿童伤害方面的领导部门，并由此部门专门领导预防儿童伤害的相关工作。例如，该部门可收集伤害儿童造成的负担、风险因素及成本；了解儿童伤害所致死亡，非致死性伤害和残疾的数量；了解受儿童伤害影响的群体；最常发生的伤害种类；伤害最多发生的地域；儿童伤害的危险因素；现有的儿童卫生政策；具体的伤害干预措施实施情况和效果等。根据这些信息制订更符合各国的儿童伤害预防措施。

2. 针对不同层面的建议 世界卫生组织于 2008 年在《全球儿童伤害预防》中强调了减少儿童伤害的重要性。近十年来，全球儿童伤害率整体呈现下降趋势。但诸如前面案例的事件时有发生。在预防儿童伤害的方法，应该从不同层面来进行。

（1）从国家层面，加强立法与执法：立法是预防儿童伤害的一种有力工具，可将其视为保证儿童安全的承诺。立法提高了社会的各个部门对预防儿童伤害预防性措施的采纳率，是降低儿童伤害的发生率和死亡率的根本保障。

（2）从企业方面，产品改良减低伤害风险：改变产品的设计，产品的材料和制造方法可以降低儿童伤害的风险，减轻伤害的严重程度；推广安全器具，改善家庭生活环境，减少相关的伤害，如安全器具的研发和推广可显著降低婴幼儿摔落造成的伤害发生率。

（3）从医院方面，完善医疗服务将儿童伤害降到最低：为儿童提供院前救护、急救医疗、临床治疗和康复训练；强化各阶段的医疗服务，有助于减轻儿童伤害造成的死亡和残疾负担。

（4）从家庭方面，加强防范儿童伤害的宣传教育计划：宣传教育是其他策略如立法、推广安全器具和家庭访视的基础，但宣传教育计划不应成为儿童伤害预防措施中唯一的重点问题，尤其是在被证明行之有效的策略已存在的情况下。

（5）从自身方面，提高儿童自身的预防意识：提高儿童伤害预防意识，可以通过在广播剧、电视剧和其他广播节目中宣传预防伤害的安全规范，提高儿童对危险环境和危险事物的鉴别能力。

虽然全球没有一个统一的适合所有国家的干预措施，但各国必须采取积极的行动来预防和控制儿童伤害，发起或支持预防儿童伤害的运动；通过这些方式来提高全社会对预防儿童伤害的认识。

三、思 考 题

1. 可持续发展目标中哪些与儿童相关？预防儿童伤害对实现可持续发展目标有什么影响和意义？

2. 儿童伤害是可预测和可预防的，讨论如何预防儿童伤害，为什么说立法是预防儿童伤害的强有力的工具。

（田秋诗　梁晓晖）

第五节　中国改善贫困地区儿童营养的实践

一、案 例 介 绍

中国政府一直十分重视青少年膳食营养，特别是贫困地区青少年儿童的健康成长。21 世纪初，教育部、农业部和卫生部等 7 部委就联合印发和推广了"中国学生饮用奶计划"。2011 年，农业部印发《全国农垦经济和社会发展第十二个五年规划》（农垦发[2011]4 号），再一次确定了"中国学生饮用奶计划"的重要性和实践性。

与此同时，"免费午餐"等民间爱心行动在邓飞等人的筹划中逐渐变成了惠及贫困儿童的实际措施，该行动也受到了中国福利基金会的支持，他们倡议公众为贫困儿童每日捐赠 3 元保证其免费午餐的供应。紧接着，"免费午餐"的行动受到了国家政府的支持。2011 年 10 月"农村义务教育学生营养改善计划"在国务院对贫困地区的专项拨款中拉开了帷幕，农村贫困学生的营养改善计划从最初的"局部普惠"一下子扩展到了全国。

2012年5月底,《农村义务教育学生营养改善计划实施细则》等5个配套文件的下发标志着营养改善计划的进一步深化,文件明确指出要坚持"政府负责、部门协同,分级管理、以县为主"的原则,由教育部牵头,设立全国学生营养办公室,负责和指导全国各地科学有效地实施农村义务教育学生营养改善计划。

随后三年多的发展,"农村义务教育学生营养改善计划"实施的范围更为广阔,基本覆盖了全国共有23个省(自治区、直辖市),惠及学生人数达到3206.46万人,对农村义务教育阶段学生营养状况的改善起到了巨大的作用。

二、案例分析

(一)背景知识

1. 全球营养不良状况不容乐观 2016年4月1日,十年营养行动决议(UN Decade of Action on Nutrition from 2016 to 2025)在联合国大会众多代表的掌声中顺利通过,旨在全球范围内消除饥饿和改善营养不良,期望每一个人的膳食健康而可持续。大会报告中也指出全球大约有30%的人或多或少存在微量元素缺乏症,10%左右的人营养不良程度较重,5岁以下儿童由于营养不良出现发育迟缓的人数达到了1.5亿。罗伯特(Robert E Black)等在其研究中指出营养不良是全球每年约310万孕妇和儿童死亡的根本原因,并且在5岁以下的儿童中,营养不良在总体疾病负担中所占据的比例达到了45%。季成叶等对中国乡村中小学生的营养状况进行了分析,其研究结果表明:虽然在1985~2005年,乡村学生生长迟滞率和消瘦率都有所降,但检出率仍保持着较高的趋势,生长迟滞和消瘦检出率在男性中分别为7.4%和14.6%,在女性中分别为7.7%和11.5%,这充分表明长期性营养不良的状况并没有获得有效的缓解。

2. 发达国家营养干预策略卓有成效 许多发达国家从20世纪中叶就开始制订相关的政策法规,对贫困农村家庭的学生进行营养干预。例如,在20世纪中叶,为了保证学生的生长发育,无论地方财政是否紧缺,英国政府规定地方教育部门必须为学生提供营养午餐;1946年,美国将学校午餐计划纳入了法制轨道,《国家学校午餐法》(National School Lunch Act)在国会中正式通过,该法案在不断的实施和改进中为美国儿童的健康生长和发育提供了极为有利的条件,并在1998年1月1日修订为《国家学校午餐计划条例》(National School Lunch Program Regulation),该法案明确规定了各州和学校食品管理当局在该计划中所应承担的职责。经历半个世纪的发展,美国构成了保障学生营养午餐实施的庞大体系,该体系中包含了《学校早餐计划条例》(School Breakfast Program)、《专项牛奶计划》(Special Milk Program)、《课余加餐计划》(After School Snack Program)和《妇女、婴儿和儿童营养补充特别计划》(Special Supplemental Nutrition Program for Women, Infants and Children, WIC)等,这些条例和计划极大地降低了美国儿童营养不良的发生率。从世界卫生组织发布的全球5岁以下儿童发育不良的数据来看,美国从1963年至今营养不良的发生率一直处在3%左右的较低水平。

3. 社会公益午餐日益兴盛 贫困儿童的健康一直是民间社会组织关注的焦点。以中国为例,2011年4月,贵州黔西县贫困山区沙坝小学的学生首先享受到了邓飞等500名爱心人士提供的免费午餐,该校也成为中国第一家免费午餐试点学校。在"师生同食,就地取材,透明公示,村校联合"的四项原则的指引下,"免费午餐"项目历经6年的发展,其覆盖范围逐渐扩大和深入,全国26个省(自治区、直辖市)的728所农村学校、20多万名学生吃上了真正的免费营养午餐。除了"免费午餐"项目,全国各地也不断兴起了企业或个人自发组织的"阳光午餐"行动：2012 年 8 月四川乐山部分企业联合为当地留守儿童提供了免费午餐；2014 年 11 月安徽省餐饮行业协会举行了"阳光午餐"启动仪式，为贫困儿童提供营养健康的午餐。这些营养午餐项目如雨后春笋般迸发着蓬勃的生机与活力。

4. 中国政府对儿童和青少年健康的高度重视 中国有关儿童和青少年健康的营养政策虽然正式起步较晚，但是从中华人民共和国成立初期就有所探寻，从最初在部分地区发放婴儿食品，到 20 世纪 80 年代对于婴儿辅助性食品的研发，再到 90 年代大力提倡母乳喂养，促进膳食模式优化等政策的实施，再到 21 世纪初"学生饮用奶计划"的萌芽，以及如今"农村义务阶段营养改善计划"的全面普及，国家对儿童、青少年的健康生长发育都尤为重视。

2001 年 11 月，我国营养政策实现了初步推进，《中国食物与营养发展纲要（2001—2010 年）》（国办发〔2001〕86 号）由国务院印发并传达至各省市。《中国食物与营养发展纲要（2001—2010 年）》明确将儿童青少年、妇幼、老年等作为重点人群，将农村和西部作为重点区域，大力解决其营养发展问题。

2014 年 1 月，我国营养政策实现了全面推进，国务院印发了《中国食物与营养发展纲要（2014—2020 年）》（国办发〔2014〕3 号）。《中国食物与营养发展纲要（2014—2020 年）》明确指出：全国 5 岁以下儿童的生长迟缓率在 2020 年需要控制在 7%以下，并提出了促进儿童青少年健康的双重任务——在降低农村儿童青少年生长迟缓和缺铁性贫血的发生率的同时，还要积极引导城镇儿童的饮食习惯，从而有效遏制儿童超重、肥胖和营养过剩率的不断增长的趋势。

（二）实践

1. 试点启动 2011 年，《国务院办公厅关于实施农村义务教育学生营养改善计划的意见》（国发办〔2011〕54 号）选择较为集中的贫困地区作为试点地区，并设立专项资金，为试点地区的义务教育阶段学生发放每日 3 元的膳食补助（全年按 200 日发放），这标志着全国性的学生营养改善计划正式进入政策启动阶段。

2. 正式实施 2012 年 6 月，《农村义务教育学生营养改善计划实施细则》等 5 个配套文件的印发为营养改善计划的正式实施提供了明确而详尽的办法，同时确定了国家和地方政府的责任、营养午餐内容与模式，强调了食品质量安全和配套食堂的建设管理制度。由此，全国性营养改善计划进入了正式实施阶段。

3. 调整阶段 2014 年 11 月，中央财政对试点学生的膳食补助从以前的 3 元/日提高至 4 元/日，加上农村寄宿学生的补助后达 8~9 元/日。并且，地方财政在中央政府的鼓励下不断地对学生营养改善计划进行资金配套支持，这使得营养改善计划获得了充足的资金支持。

4. 评估阶段 2013 年 5 月，《农村义务教育学生营养改善计划评估报告》在京发布，评估显示，全国几乎所有目标地区的学生都享受到了营养计划实施所带来的实惠，并表明食堂供餐是营养改善计划的主要形式，大约 60%的农村学生都改变了过去长期吃不到动物性食品的困境。2017 年 3 月，教育部印发了《关于农村义务教育学生营养改善计划实施情况的报告》，报告中大力肯定了"农村义务教育学生改善计划"启动实施 5 年来的成果。

（三）成果与效益

1. 促进儿童青少年的身体发育 中国疾病预防控制中心在 2012~2015 年对农村营养改善计划的试点区域进行了跟踪监测，结果表明能够食用三餐的试点学生所占比例从 2012 年的 89.6%上升至 2015 年的 93.86%。在"营养改善计划"试点区域的学生的平均身高增长了 1.2~1.4cm，男生和女生的体重分别增加了 0.7kg 和 0.8kg，高于全国农村学生的平均增长速度。值得一提的是，学生贫血率在这期间也发生了重大变化，从 2012 年的 17.0% 下降至 2015 年的 7.8%，有效缓解了部分农村学生的营养不良问题。在刘玄华等对广西农村营养改善计划项目地区的监测中也有类似的发现，2012 年监测学生营养不良率为 28.7%，2013 年降低为 27.8%，贫血率由 11.3% 下降至 9.1%，维生素 A 和维生素 D 的缺乏率也都有所下降。

2. 有效降低儿童青少年疾病的发生率 徐海泉等对试点区域学生的消化和呼吸系统疾病进行了调查，在 50 个重点监测县中，随机抽取了 2 所小学和初中，共 2 万多名学生。调查发现村庄学校学生消化和呼吸系统疾病的发生率都显著低于乡镇和城市学校学生，并分析其中的差异主要是由于城镇学生家庭经济状况良好，静坐时间较长，体力活动不足和高热量膳食摄入过多所导致的，而农村学生在营养改善计划的支持下，营养和发育水平较为改善，再加上较为充足的体力活动，增强了农村学生的机体抵抗力。

3. 逐步改善儿童的营养行为 儿童营养饮食行为可以促进青少年人格形成，提高智力发育水平，并且会对成年期的饮食习惯和健康行为产生更为深远的影响。刘玄华等对营养计划实施学校的学生进行了营养知识和行为调查，发现无论是男生还是女生，2013 年营养知识和行为得分（4.3±2.3）显著高于去年的（4.1±2.1）。

4. 产生良好的社会效益 "农村义务教育学生营养改善计划"实际缓解了农村贫困学生家庭的经济压力，所以一开始就获得了广大民众的广泛支持，这项计划群众的满意度超过了 90%。同时，计划实施需要向周边农户采购农产品的形式也促进了当地经济的发展，增加了就业机会，为中国脱贫攻坚的实现奠定了基础。不仅如此，计划的实施也获得了国际的一致好评。2012 年，世界银行、联合国世界粮食计划署和儿童发展伙伴组织的联合考察组高度赞扬农村营养改善计划实施所获得的巨大成效。

（四）问题与挑战

1. 缺乏规范管理 地方部门责任不明确是营养餐管理制度中的拦路虎，进而会导致资金管理不严，挤占挪用、虚报人数套取补助等腐败情况；此外，就营养餐本身而言，需要相关部门和学校严格执行标准，责任划分的模糊也导致了供餐模式和供餐内容的单一，这与儿童青少年丰富多样的营养需求实际是相悖的，导致许多地方儿童青少年的营养改善效果并不是十分有效。

2. 食品安全问题 营养改善计划本身采购链条长、环节多的特征导致其十分容易出现食品安全问题，而地区食品安全监管部门人员有限，更是无法有效保障食品安全问题。与此同时，部分营养计划实施地区根据其自身财政的实际情况，并没有将计划整体的运转经费纳入到财政预算中，导致营养餐的制作和加工都是聘请的临时人员，其流动性大，营养相关知识缺乏，必然会给食品安全与健康带来巨大的隐患。

3. 教师负担加重 营养改善计划的实际工作主要是由学校领导和老师来具体实施，但是营养改善计划实践表明学校采取集中供餐后，教师需要有序组织学生用餐，而且午餐用餐后学生留在学校加重了教师的监护责任，从一定程度上，增添了教师的工作量，加重了教学工作的负担。

4. 经费使用问题 大部分项目地区处于贫困山区，交通不便，运输成本较高；这些贫困地区的餐饮厨房基础设施设备环节相对较为薄弱，前期投入较为巨大。刘新芳在对"营养改善计划"实施的问题分析中指出物价水平的差异，会导致营养餐补助资金缩水，会降低资金对食用产品的购买力。

5. 补助对象难以精准 "营养改善计划"一直针对的是农村义务教育的学生，但是中国人口流动性较大，而且各个地区差异悬殊，很难精准到底哪些地区的学生真正需要营养改善。"营养改善"计划进行调查发现，许多农村地区孩子到城镇读书并不能享受到这份补助，此外在有些比较富裕的县里，仍然存在许多农村贫困地区的学生，他们也不能享受到这份补助。

6. 营养政策有待加强　　从中外营养政策对比来看，中国的营养政策有待进步提高。营养政策在许多发达国家起步较早，较长时间的检验已经形成了比较完善的运作模式和管理体系。许多发达国家，如美国、法国，还有日本都是从立法着手，通过法律手段来规范营养餐的运作机制。日本的营养餐立法走在世界前列，《营养改善法》和《营养师法》在 20 世纪 50 年代先后颁布，法案实施 50 多年之后，在 20 世纪末，营养午餐在当时日本基本实现了全覆盖，覆盖 761 万名小学生，360 万名中学生，成为当时国际上学生营养餐覆盖率最高的国家之一；美国在 1946 年颁布了《国家学校午餐法》(*National School Lunch Act*)，并在 20 多年的事件中不断完善，从法律层面上对以滥用、欺诈或伪造手段获取学校午餐专项资金的人员实行高额的处罚甚至监禁。徐培培等在其研究中论证了中国学生营养立法的必要性，研究指出，虽然国家和地方政府出台了大量政策，但是这些都只是停留在行政阶段，中国并没有针对于此出台相关的法律法规，而完善的法律法规可以保障营养政策的长期持续，并且提高其执行效率。此外中国"营养改善计划"的形式还较为单一，美国为了促进儿童青少年的健康发育，先后颁布了 6 项计划，形成了以《国家学校午餐法》为主导，多项计划共同补充的局面；同时中国"营养改善计划"的载体也比较单一，现在主要是在贫困地区学校实施营养改善计划，力量十分有限。1983 年，肯尼亚政府以社区为主开展了营养改善计划，以妇女和 5 岁以下儿童为主，强化了社区参与，调动了目标人群的积极性，并且获得了良好的社会效果。

不同之处的背后，也有许多相似之处。中国和许多其他国家都坚持了政府主导，社会力量共同参与的原则；政策在坚持普惠原则的前提下，尽量向贫困地区农村学生倾斜，促进社会公平；此外运作模式多样化，学校供餐的基础上拓展了企业供餐，以及混合供餐形式；覆盖面积都十分广泛。

（五）展望

实际上，中国的"营养改善计划"具有自身的特色。一是在国务院的领导下，国家教育、卫生和财政等部门有序地、分工明确地开展着营养改善计划实施的各项工作。二是政府实行间接有效的教育投资，由政府买单聘请和雇佣营养食堂的专职厨师和工作人员。三是在国家财政的有力支持下，农村义务教育阶段学生的膳食补助水平不断提高，在世界同等收入的发展中国家行列中处于领先水平。四是促进农村学生的寄宿制度的发展，帮助农村学生获得了公平的教育机会，从而也会营养改善计划的实施提供了先天有利条件，而且通过寄宿方式，可以为贫困学生提供更多、更完善的配套服务。

贫困地区儿童营养状态的改善不仅有赖于国家政策的有效保障，还得益于整个社会的关注和支持。在积极向西方国家学习有关儿童营养干预的同时，也要考虑到中国贫困儿童的实际情况，坚持自身营养改善计划的特色，这将对改善中国地区贫困儿童的营养状态起到重大的作用，也将有力地推动"健康中国"的建设。

三、思　考　题

1. 如何通过其他国家的经验来解决目前"营养改善计划"所面临的问题和挑战？你对"营养改善计划"有什么意见和建议呢？

2. 为了改善全球其他贫困地区的青少年儿童的营养状况，中国"营养改善计划"实践中有哪些经验和教训？

（余宏杰　何启强）

第五章 药物安全与可及性

第一节 全球疫苗免疫联盟与儿童免疫规划

一、案例介绍

2016年2月24日法国新闻社报道：2000~2014年，非洲的免疫接种已有大幅进步，从最初的57%攀升至80%，尽管如此，麻疹、风疹、新生儿破伤风等致命性传染病在非洲仍然相当普遍。

2016年4月25日，罗宾在联合国儿童基金会网站上的文章指出：将近2/3未接种疫苗的儿童生活在受到冲突影响的国家，如南苏丹只有39%的儿童能够接种基本疫苗，是全世界疫苗接种率最低的国家；索马里仅有42%的儿童能够接种疫苗；乍得儿童接种率则为46%；5年冲突造成叙利亚疫苗接种率的严重下滑，从冲突爆发前2010年儿童接种疫苗的比例超过80%，到冲突爆发后2014年降为43%，最终导致销声匿迹14年后的脊髓灰质炎于2013年卷土重来。

大量事实证明：疫苗是历史上最具成本效益的卫生投资之一。虽然接种疫苗是保障儿童健康，降低5岁以下儿童死亡率的主要措施，但全世界仍约有1/5的儿童无法接种所需疫苗，每年有超过1000万儿童在5岁之前死亡，其中有250万死于本可以通过疫苗预防的疾病。他们大多来自于贫穷的、不发达和战乱中的国家，生命安全受到严重威胁。

1999年，一个公私合作的全球健康合作组织——全球疫苗免疫联盟（Global Alliance for Vaccines and Immunization，Gavi）成立，该联盟是由免疫接种领域主要利益攸关方组成，它致力于帮助世界上贫困国家的儿童获得疫苗，拯救儿童生命、保护人类健康，积极与政府和其他非政府组织合作，促进全球免疫事业的发展。Gavi的工作职责还包括为疫苗工作提供技术和财政援助。Gavi作为全球免疫的践行者，对于儿童健康目标的实现起着至关重要的作用。由于Gavi的不懈努力，2015年儿童死亡率相比2010年减少了2/3。对Gavi在2010~2015年的5年间产生的影响初步估计表明，Gavi疫苗工作预防了170万儿童死亡。Gavi在发展中国家扩大疫苗接种覆盖率和研发拯救生命新疫苗的工作中取得了卓有成效的成就。

二、案例分析

（一）背景知识

1. 免疫 是人体的一种生理功能，免疫细胞能够识别、排斥和破坏进入人体的抗原物质（如病菌等），或人体本身所产生的损伤细胞和肿瘤细胞等，以维持人体的健康。机体的免疫能力可分为特异性免疫与非特异性免疫两种。非特异性免疫是生物在种系发展过程中形成的、与生俱来的并可遗传给后代的一种免疫功能。特异性免疫是获得性免疫，是经后天感染（病愈或无症状的感染）或人工预防接种（菌苗、疫苗、类毒素等）而使机体获得抵抗感染能力。特异性免疫具有特异性、免疫记忆和多细胞参与等特点。在抗原刺激下，特异性免疫应答可分为感应、反应和效应3个阶段。T细胞介导的细胞免疫和B细胞介导的体液免疫在特异性免疫中发挥重要作用。人工免疫获得方式包括：①人工主动免疫，如接种减毒活疫苗、灭活疫苗、类毒素等。②人工被动免疫，如使用抗毒素、丙种球蛋白、细胞因子等。

2. 疫苗　疫苗的发现是人类与传染性疾病斗争历程中的一个里程碑。疫苗是指用各种病原微生物制作的，可用于预防接种的生物制品。目前可用的疫苗有 20 多种，传统上疫苗可以分为减毒活疫苗、灭活疫苗、抗毒素、亚单位疫苗（含多肽疫苗）、载体疫苗、核酸疫苗等。它利用病原微生物（如细菌、病毒等）或其代谢产物，经过人工减毒、灭活或利用转基因等方法制成免疫制剂，当机体接触到这种不具伤害力的病原菌后，免疫系统便会通过细胞免疫或体液免疫产生一定的保护物质，当机体再次接触到同一病原菌时，免疫系统便会依循其原有的记忆阻止病原菌对机体的伤害，从而起到预防疾病的作用。

3. 公私合作伙伴关系模式（public-private partnership，PPP）　即政府与私人模式，是一种新型的政府资本和社会资本合作的模式。在该模式下，鼓励私营企业、民营资本与政府进行合作，参与全球健康和公共基础设施的建设。

（二）实践与成就

1. Gavi 的实践

（1）Gavi 的战略目标：Gavi 作为一个公私合作的全球卫生合作组织，其核战略核心是覆盖面和公平。其战略目标包括如下 4 方面。①疫苗的目标：促进疫苗的可及性和提高疫苗的覆盖率。②卫生体系的目标：建立完善卫生体系，提高疫苗有效性和疫苗交付率。③可持续发展的目标：提高国家免疫规划的可持续性。④市场成形目标：为疫苗和其他免疫产品提供成形的市场。

（2）Gavi 的模式：Gavi 采用 PPP 模式运作，但与其他全球卫生行动者比较，Gavi 具有两个独特的模式，即伙伴关系模式和商业模式。

1）伙伴关系模式：作为一个 PPP 的全球卫生合作的典范，其长期伙伴关系包括发展中国家和捐助国政府、世界卫生组织、联合国儿童基金会、世界银行、工业化国家和发展中国家的疫苗业界、科研和技术机构、比尔与美琳达·盖茨基金会和其他非政府组织。在这种公私伙伴关系中，Gavi 可充分利用各个合作伙伴的优势和能力。

2）Gavi 的商业模式：这种商业模式结合联盟各利益攸关方的优势及 Gavi 因国家需求而设立的基金池，来保障长期的、可预测的资金供给，确保免疫相关产品的价格下降。其商业模式包括需求-融资-市场-疫苗-体系-可持续 6 个共同行动，具体见图 5-1。

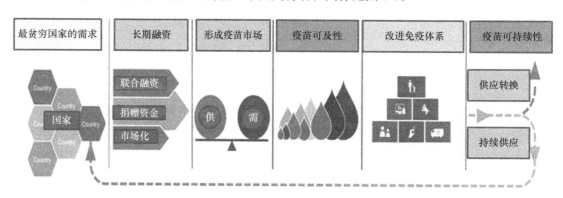

图 5-1　Gavi 的商业模式

（3）Gavi 在中国：Gavi 作为全球疫苗的践行者，它关注的焦点不仅仅是世界上最贫穷的国家，对其他发展中国家也提供支持和指导。以中国贫困地区的免疫为例：Gavi 自 2002 年开始与中国开展合作，在 12 个西部省份及 10 个中部省份的国家级贫困县开展新生儿免费乙肝疫苗接种。2002～2010 年，中国的 Gavi 项目给中国贫困地区 2500 多万儿童提供乙肝疫苗免疫接种，从而减少了 382 万儿童的慢性乙型肝炎（简称乙肝）感染和 68.5 万儿童乙肝相关疾病的死亡。在项目进行中，中国和全球疫苗免疫联盟不断调整预算，前 5 年耗资近 7600 万美元，由中国政府和 Gavi 各负担一半资金。项目花费用于支持示范项目的改进工作；进行计划免疫工作的人员培训和监督项目的影响，从结果评价关键效果的实现。从人力资源来看，县级从事乙肝疫苗接种的人力资源从 2002 年平均每县 29 人到 2009 年的 66 人。项目中明确无论婴儿在医院出生，还是在山村家庭或在大草原牧民帐篷中出生都能及时地接种疫苗，明确"谁接生，谁接种"的责任制。此项目还使用自毁型注射器，来增进注射安全。数据显示：乙肝疫苗覆盖率从 2002 年的 71% 增加到 2009 年的 93%。中国的成功为其他仍然在努力控制乙肝病毒的国家树立了一个典范，而 Gavi 的作用功不可没。

2. Gavi 的全球免疫行动的成就　在全球，Gavi 在低收入国家通过增加公平使用疫苗来挽救儿童的生命和保障人们健康的方面进行了大量的工作，Gavi 的主要成就表现在如下方面。

（1）自 2000 年成立以来，Gavi 帮助发展中国家推广以下 10 种疫苗：五价疫苗、肺炎球菌、轮状病毒、黄热病、脑膜炎、乙型脑炎、人乳头瘤病毒（HPV）、麻疹、风疹、麻疹风疹二联疫苗。这些疫苗的成功使用避免了 900 多万人的死亡。

（2）自 2000 年以来，Gavi 支持全球约 6.4 亿儿童的免疫接种。

（3）在 2016 年，Gavi 支持的国家三个剂量白喉破伤风百日咳疫苗（DTP3）覆盖率超过 80%，仅低于全球平均水平 6 个百分点，这一数字和 2000 年的数据相比增加了 21%。

（4）仅仅在 2016 年，有 6200 万的儿童在 Gavi 的支持下接种疫苗，这相当于这些儿童和初级保健系统之间的联系超过 1.85 亿人次，为其他健康干预提供了一个强有力的平台。

（5）Gavi 协助超过 60 个国家加强卫生系统和免疫接种服务。

（6）在 Gavi 支持国家的免疫接种投资回报是 1 美元的免疫支出节约 18 美元的疾病负担。考虑到人们寿命更长、生活更健康等好处，投资回报率将高达 48 美元。

（7）在 2017 年年初，不丹、圭亚那、洪都拉斯、印度尼西亚、基里巴斯、摩尔多瓦、蒙古国、斯里兰卡、乌克兰等 9 个国家完全摆脱对 Gavi 的财政依赖，开始自付所需疫苗的费用。

（三）展望

2014 年 6 月，Gavi 董事会批准 2016～2020 年任务，提出五年战略规划。该战略仍以在低收入国家通过增加疫苗的公平使用来挽救儿童生命，保护人们健康为宗旨。战略规划包括如下 6 个方面的工作。

1. 2020 目标　①5 岁以下儿童死亡率：以可持续发展目标（sustainable development goals，SDGs）为标准，即 5 岁以下儿童死亡率低于 5%，来评估疫苗的作用。2020 Gavi 目标是降低 10% 儿童死亡率。②死亡率：这个指标主要用来估计 Gavi 支持的疫苗对死亡率的影响，死亡率的降低是 Gavi 支持的最终目的，因此是重要的估计指标，即以 68 个 Gavi 支持的国家估计因疫苗而避免的死亡数作为评估指标，Gavi 2020 目标是降低 500 万～600 万。③伤残调整生命年：这个指标是评价疫苗可预防的疾病负担的重要指标，能测量疾病带来的疾病负担的影响，是对死亡率评估后的一个很重要的补充指标，即以 68 个 Gavi 支持国家估计因疫苗而避免的伤残调整生命年作为评估指标，Gavi 2020 目标是大于 2.5 亿。④儿童免疫数：跟踪有多少儿童得到 Gavi 疫苗支持的重要指标，Gavi 2020 目标是大于 300 亿。⑤疫苗维持：在 Gavi 的模式是支持某些贫困国家成功引入疫苗，但是至关重要的是脱离 Gavi 财政支持后，该国是否能可持续的自我供给。用这个指标衡量疫苗可持续发展的水平，Gavi 2020 目标是 100%。

2. 疾病指标 ①乙肝负担：乙肝表面抗原是慢性乙肝感染的生物学标志，未接种疫苗的儿童患病风险明显增高。Gavi 的目标是 Gavi 支持国家 5 岁以下儿童乙肝表面抗原阳性比例小于 2%。②轮状病毒负担：轮状病毒感染是严重腹泻和儿童死亡的一个重要原因。③麻疹的负担：在 Gavi 支持的国家，麻疹仍然是导致死亡和残疾的重要原因。Gavi 的目标是支持国家麻疹发病率低于 $5/10^6$。

3. 疫苗指标 ①常规疫苗覆盖：百白破、乙肝和麻疹五价疫苗完整的 3 次免疫计划在 Gavi 支持国家达到全覆盖。②保护的广度：在常规疫苗执行中，提高新疫苗和常规疫苗的覆盖率。通过例行程序估计年度覆盖率的总体平均值。③接种疫苗覆盖率的地理公平性：支持五价疫苗完整 3 次免疫计划在 Gavi 支持国家的 80%区域覆盖。④接种疫苗覆盖率的公平性：尽管全球获得疫苗的机会变得更加公平，但各国在最贫穷者和最富有者之间的差距仍然存在。贫穷者是最脆弱的，而且一般来说在没有接种疫苗的情况下最可能死于疫苗可预防的疾病。Gavi 支持的国家需缩短其差距。⑤母亲/女监护人教育状况与疫苗接种覆盖的公平性：母亲/女监护人教育状况与免疫覆盖率相关，消除此因素的影响包括妇女教育和赋权的作用。

4. 卫生系统指标 ①有效的疫苗管理：这一指标用来评价有效疫苗管理的进展情况，评估 Gavi 的供应链战略来提高可用性、疫苗供应链质量和效率。目标是 Gavi 支持国家 80%达到疫苗管理的合格评估。②数据、质量和一致性：目标是和国家行政覆盖率的统计数的差异不大于 10%。③可及性、需求和服务：对五价疫苗接种第一至第三剂量覆盖率的调查，了解可及性，需求和服务水平的信息。④儿童保健服务疫苗的打包服务：70%享有整合 DTP3、MCV1、PAB 和 ANC1 4 种疫苗的打包服务。⑤社会的参与：这一指标是衡量民间社会组织参与提高覆盖率的一项指标。

5. 可持续发展的目标指标 ①履行共同供资承诺：共同融资作为一种机制，支持各国走向疫苗的可持续性。②国家投资常规免疫：对国家投资常规免疫的资金的评估。③成功转型的国家：跟踪已经超过 Gavi 的支持资格门槛的国家，在过渡的轨道上是否顺利。④机构能力：监测是通往方案和资金可持续性的关键途径，是战略推动者。Gavi 的整体战略需与国家决策、方案管理和机构能力相结合。

6. 市场目标指标 ①充足和不间断疫苗供应：Gavi 疫苗市场保障充足和不间断供应满足标准和数量的疫苗，该指标提供疫苗供应是否足以满足各国需求的信息，是正常贸易的一个关键方面。②疫苗价格的变化：使用疫苗价格跟踪有助于为低收入国家建立正常的贸易市场。③疫苗创新：创新是 Gavi 对全球健康和免疫计划的一个关键驱动力。④正常的贸易动态：建立正常的疫苗市场，能使疫苗市场朝着更大的方向发展。

从 Gavi 的 2016~2020 年的战略指标中可以看到，Gavi 正在为在低收入国家加速疫苗的覆盖率，提高疫苗可及性，预防融入卫生系统，推动国家免疫计划的可持续性，获取的公平性，以及建立健全疫苗和免疫产品市场而努力，他们的努力将对实现 2030 可持续发展目标和使全球远离疫苗可预防疾病起到举足轻重的作用。

三、思 考 题

1. Gavi 作为全球免疫的践行者，在通过疫苗挽救儿童生命，保障人们身体健康方面取得巨大的成就，以你对 PPP 模式的认识，结合 Gavi 的主要实践，分析该模式的优势和劣势。

2. 中国和 Gavi 联合项目为中国控制乙肝病毒传播树立了一个国际典范，你认为中国成功的经验是什么？还可能存在哪些挑战？

（梁晓晖　程　峰）

第二节　从印度仿制药反思药物可及性的知识产权障碍与对策

一、案例介绍

2015 年"抗癌药代购第一人陆勇事件"成为社会热议的焦点事件之一。当事人陆勇是一名慢性粒细胞白血病患者，该病需长期服用抗癌药品——来自于瑞士诺华公司生产的"格列卫"，价格每盒人民币高达 2.35 万元；而据称药性相似度高达 99.9%的印度仿制药每盒只要 4000 元，团购价仅需 200 元。陆勇患病 2 年后，由于无法承担高价的药物负担，听病友的介绍后，开始从海外代购仿制药。此后，他不仅自己使用仿制药，还通过网购为很多其他病友代购药物，被称为抗癌药"代购第一人"。但他却因此被湖南省沅江市检察院以涉嫌"妨碍信用卡管理罪"和"销售假药罪"提起公诉。消息曝光后，数百名白血病患者联名写信，请求法院对陆勇免予刑事处罚。

无独有偶，2016 年的魏则西事件，又使"印度仿制药"话题再次被推上舆论的风口浪尖。魏则西罹患"滑膜肉瘤"晚期，其治疗药物在香港购买一个月或者 40 日的药价大约是 4.4 万元，但印度仿制药只需 5000 元，可是不允许入关。不难看出，两起案件背后都牵涉到印度仿制药及患者药物可及性问题。他们共同面临的司法和伦理困境是：在法律方面，法律应该保护合法药品的生产、销售和知识产权，必须依法打击生产、销售非法"假药"的行为；在经济方面，癌症患者迫于经济压力不得不购买廉价仿制药品以获得必要的医疗条件和生存权利。陆勇事件和魏则西事件引发了人们对"药品专利权""印度仿制药"等话题的广泛关注。这一问题是发展中国家维护健康权、实现世界卫生组织保护和发展公共卫生利益的普遍问题。

目前印度的仿制药在世界上已经具有广泛的声誉，其仿制药行业成为发展中国家中最发达的国家之一。印度目前不但为发展中国家提供廉价的仿制药品，而且在美国、欧盟、澳大利亚等发达国家和地区的仿制药市场中也占有不小的份额，被冠以"世界药房"的称号。诚然，印度仿制药在药品可及性问题中一直发挥着不可忽视的作用。然而，印度的仿制药在知识产权方面所引起的争议在国际社会中也从未停止。

二、案例分析

（一）相关概念

1. 仿制药　指在活性成分、剂量、剂型、效力、质量、作用、安全性、规格及给药途径上与原研药基本相同的一种药品。中国的《药品注册管理办法》（药监局令第 28 号）及美国《联邦管理法规》都明确规定，仿制药品应当与被仿制药品具有相同的活性成分、作用强度、给药途径、剂型、适应证和治疗效果。在有的国家，仿制药是合法供应的药品。患者拿着医生的处方去药店取药时，药剂师会直接问"你要原研发药还是仿制药"，患者可以根据病情、医生的建议和药品的价格自己做出自由的选择。

2. 药物专利 主要表现为药品在专利期限内被授予的独占权,专利权人能够控制药物的生产、供应、销售和价格。由于药品的研发过程需要耗费大量的人、财、物等成本,因此,制药企业为了有效地收回成本、获取利润,会使创新药物在一段时间内享有法定的独占权。否则,制药企业将难以为继,无经济实力研发新药,最终损害患者的治疗。在法律上,为了鼓励创新、提供新药品的研发资金,就不得不依赖于药品专利制度对知识产权进行保护。如此一来,制药企业实行垄断经营,对专利药品定价过高,一些疾病患者特别是发展中国家的疾病患者难以承受和负担,因此不能获得疾病所必需的药物,直接阻碍了世界卫生组织药物可及性目标的实现。

3. 专利强制许可 又称为非自愿许可。一般是指在法定情形下,未经专利权人同意,直接允许强制许可申请人实施专利权人的专利技术,并由强制许可申请人向专利权人支付一定使用费的法律制度。这一制度是为了平衡专利技术的独占权与公共利益之间的矛盾而设立的,这一矛盾在医疗卫生领域体现得特别突出。在巴西、泰国、印度等一些发展中国家,政府为了实现世界卫生组织的千年目标,基于公共利益的需要,明确规定了强制许可制度,允许本国企业使用他国的专利技术。

4. 世界卫生组织药物可及性 世界卫生组织药物是指世界卫生组织公布的《基本药物标准清单》中的药物。《基本药物标准清单》是世界卫生组织制订的一项全球卫生策略,通过清单的制订,可以帮助各会员国选择和购买价格合理、质量可靠、符合卫生需要的基本药物。药物可及性,是指疾病患者为治疗而获得相关药品的难易程度,它主要包括可供性、可负担性两个指标。药物的可供性指的是某一种药品在市场上是否有供应、供应量是否充足的指标。可负担性是指患者为了获得药物而支出的费用与其收入水平是否相当的指标。

当前现实情形中反映出由于相关法律制度的苛严阻碍了药物的可供性,或者因药价过高、不允许进口等原因导致患者难以获得及使用已研发出的专利药物的状况,也从可负担性上影响了药物的可及性。仿制药在实现世界卫生组织药物可及性目标上的贡献是,在解决陆勇、魏则西类似患者的药物可负担性方面发挥了重要作用,使患者能够获得廉价药物以维持疾病的治疗乃至于生命的延续;其不足在于,仿制药针对世界卫生组织的可供性问题上存在瑕疵。由于仿制药品的生物利用度只要求具有原研发产品利用度的±20%。很多仿制药品存在只复制了原研药主要成分的分子结构,而成分中添加剂及内在成分物质不同的问题却导致了仿制药与原研药实际上并不完全具有相同的药物成分,也难以具有生物等效性,当然两者的疗效也有差异。

(二)印度仿制药对于世界卫生组织药物可及性的影响

1. 印度仿制药突破了专利权的独占性而逐步走向鼎盛 印度是世界上最大的非专利药生产国,印度仿制药的发展主要经历了以下几个时期。

(1)限制时期:1970年以前,印度对医药产品给予了较强的专利保护,本土企业没有能力研发新药,且其医药市场主要被跨国企业所控制,只能代理销售外国制药企业的产品或少量生产、销售一些专利过期的产品。但是在1969年,印度制药公司兰伯西成功仿制了瑞士罗氏公司的镇静剂地西泮,成为印度开发仿制药的转折点。

(2)萌芽时期:1970~1987年。印度《专利法》取消医药产品专利,不承认西方国家药品专利。在该法案下,印度制药企业可以随意仿制生产任意一种药物。在此期间,印度当地企业利用其制度支持和成本优势,规模不断壮大,其在本国的市场份额从1976年的27%增长到1981年的52%。

(3)发展时期:1988~2004年。印度签署《与贸易有关的知识产权协议》(以下简称TRIPS

协议）。印度充分利用了该协议给发展中国家的 10 年过渡期，对医药专利产品进行大规模的合法仿制，加速扩张国际市场。1970～2004 年，是印度本土企业抢占医药国际市场的发展时期。2004 年印度成为世界第五大制药企业国家。

（4）鼎盛时期：2004 年以后，印度《专利法》修正案重新引入了药品、食品等产品专利保护条款。2005 年印度为加入世界贸易组织（WTO），修改的专利法首次承认药品专利，但只承认 1995 年之后的药品专利，导致罗氏公司的抗癌药厄洛替尼等药物在印度被拒绝授予专利保护。此外，印度还常常以"解决公共健康危机"为名滥用专利强制许可制度。例如，2012 年，德国拜耳公司专利抗癌药多吉美就被以价格贵为由"强制许可"。为不让印度制药企业强制仿制，欧美制药企业被迫出售专利药特许使用权。2014 年，美国吉利德公司宣布：向 7 家印度仿制药商转让生产技术，以 1%的价格销售丙肝药物索菲布韦片。因此，从发展历程来看，印度仿制药的产生与发展是印度医药产业政策、医药法治环境的产物。这样的制度，使得印度成为第三世界药房。2015 年 1 月，印度成为发展中国家仿制药的最大供应国。联合国儿童基金会一半的药物来自印度仿制药，达到其历史发展的巅峰。

2. 印度仿制药的客观价值 印度仿制的世界卫生组织药物，基于高质量、低售价的特点，在促进世界卫生组织药品可及性方面，包括可供性和可负担性方面，都发挥了重要作用，体现出特有的现实价值。既在合理的程度上打破了独占权对于药物可供性的限制，又在很大程度上通过提供价廉物美的药品，实现了药物的可负担性。印度公司多年来一直是许多危及生命疾病关键药物的主要提供者，尤其是对发展中国家。以世界卫生组织基本药物清单中治疗艾滋病（AIDS）的抗逆转病毒药物为例，印度作为世界上最大的非专利药生产国，为 80%左右的中低收入国家的人类免疫缺陷病毒阳性患者提供治疗；不仅患者在使用，一些公共医疗机构如全球基金、艾滋病紧急救援计划、国际药品采购机制和联合国儿童基金会等，也在大量利用印度仿制药，奠定了实现世界卫生组织药物可及性目标的基础。一位提供人道主义救援的无国界医生说："不单是艾滋病，在其他诸如结核病、疟疾和广泛的感染性疾病项目中，无国界医生医疗队（MSF）也经常使用印度通用药物。"目前全球医疗项目资金正在减少，保持必要药品的可提供性、可负担药物的流动性比以往任何时候都更重要。在非洲，通过印度制药公司的出口，特别是西普拉和兰伯西，使抗逆转录病毒疗法每年的费用从 10 年前的每项专利 15 000 美元下降到现在的 200 美元，使药品价格显著降低，为发展中国家患者在疾病治疗方面实现公平医疗提供了切实可行的途径。

3. 印度仿制药的现实问题 印度仿制药作为世界卫生组织药物的替代物，虽然在药物可及性方面发挥着重要作用，但是却掺杂诸多法律、技术等问题。法律上仿制药从生产到销售的过程中对于知识产权制度、TRIPS 协议提出了挑战，在一定程度上侵害了知识产权受益人的权益，可能影响人们进行新科技开发的积极性；技术上仿制药被频繁爆出存在药物质量问题，与原生药的疗效之间存在明显差距。在 2012 年、2013 年，印度制药企业因质量问题召回药品的事件就有 5 起，药品被召回的企业有太阳制药、西普拉、兰伯西、阮氏公司等企业。2014 年，美国监管机构食品药品监督管理局针对临床资料造假、药品掺假、卫生不合格等质量问题，对多家印度大型制药公司的产品发出进口禁令，将 30 多家印度制药企业列入"进口警告"黑名单，其中包括印度最大的制药企业兰伯西、太阳制药、沃克哈特等。虽然印度仿制药在为治疗艾滋病和肿瘤等其他疾病提供可负担得起的药物中发挥着不容忽视的作用，但在管理标准与生产技术上与欧美企业相比较，印度制药企业还是有着较大差距，这也导致了仿制药的质量参差不齐。药品的可及性要求患者能获得安全、高质量的药品，而暴露的质量问题让仿制药的可靠性堪忧，可能影响药物实质效果的可及性。

（三）世界卫生组织药物可及性的知识产权障碍

国际社会普遍关注的药物可及性的知识产权障碍问题，在微观上体现的是如何维持以公共健康为目的的药物可及性与药品的知识产权保护的平衡，在宏观上反映的是 WTO 成员中的发达国家和发展中国家在医药市场利益中的博弈问题。在目前的法律框架下，仿制药从生产到销售的过程中，知识产权障碍具体表现如下所示。

1. 药品专利保护期的延长直接影响了药品的可供性　专利保护期关系到药品专利权人能够享有多久的市场独占权，从而决定其利润的多少。TRIPS 协议规定专利保护期为从申请日起 20 年，成员可以在这一基础上规定更长的专利保护期限。一般来说，药品专利陆续到期意味着仿制药将大量进入市场，这对降低药品价格，提高获得药品大有裨益。延长专利保护期有利于对濒临到期的专利药品的保护，但无疑推迟了仿制药进入市场的期限，增加了进入市场的难度。

2. 独占药品测试数据间接阻碍了药品的可供性　药品测试数据是指药品上市审批时要求申请人提供的关于药品质量、安全性和有效性的相关测试数据。TRIPS 协议第 39 条第 3 款明确规定，成员对药品测试数据提供保护，且保护该数据的目的是为了防止不正当的商业使用和数据泄露。以美国等为代表的发达国家要求，即使该药品没有在缔约国获得专利权，也必须对药品测试数据提供独立于专利权的独占性保护，这样只要获得上市批准就拥有对测试数据 5 年以上的独占权。从这个角度讲，数据独占保护从一定程度上起到了与专利保护同等的作用，甚至有超越专利权地域限制的优势。使得仿制药若要上市，只能通过两种途径，一是等待数据保护有效期届满；二是自己进行临床试验获得测试数据。美国 TRIPS-plus 协议对药品测试数据提供独占性保护将严重削弱仿制药竞争，进而巩固美国等制药企业的市场垄断。

3. 专利强制许可未能解决专利权的滥用

（1）TRIPS 协议下的强制许可障碍：TRIPS 协议签订之前，1883 年的《保护工业产权巴黎公约》（以下简称《巴黎公约》）第 5 条对专利强制许可进行了原则性的规定，用以控制对专利权的滥用。1994 年签订的 TRIPS 协议在第 31 条"未获权利所有者同意的其他使用"列举了强制许可的几种情形，包括国家紧急状态、非商业性公共利用等。发展中国家可以利用 TRIPS 协议中该强制许可的弹性条款来获取可负担得起的药物和解决公共健康危机，但是为维护专利权人合法权益，第 31 条也对被强制许可成员方设置了 12 项应当遵守的义务，申请条件严苛、申请程序繁杂。目前，少数发展中国家，如印度、埃及、中国、阿根廷等都有较强的制药能力，但一些艾滋病、疟疾等传染病疫情严重的贫困国家，自身缺乏药品本地化生产的能力，不能通过强制许可的方式自己生产药物，而其他准许强制许可国家生产的仿制药又不能销售到贫困国，贫困国还是必须通过购买专利药品来获取药物，在药价昂贵难以负担的情况下，这些国家依然不能获取治疗疾病所需的药物。

如此看来，TRIPS 协议虽然为 WTO 成员提供强制许可条款来处理公共健康危机，但由于设置诸多障碍，其实际实施效果难以达成，特别是对没有生产药品能力或缺乏合成药物资源的国家而言。

（2）《多哈宣言》后强制许可的制度障碍：2001 年，WTO 第四届部长会议达成了《TRIPS 协议与公共健康多哈宣言》（以下简称《多哈宣言》）。该宣言明确指出："我们同意：TRIPS 不会也不应阻止各成员采取措施保护公共健康。"支持 WTO 成员维护公共健康。就专利强制许可而言，《多哈宣言》第 5 条指出，根据第 4 段的宗旨，WTO 成员在施行 TRIPS 协议时拥有广泛的灵活性，如"每一个成员有权颁发强制许可并有权自主地确定颁发强制许可的条件"和"每一成员有权确定什么情形构成国家紧急状态或其他紧急的情形，其中公共健康危机，包括有关艾滋病、肺结核、疟疾及其他传染病可以构成国家紧急状态和其他极其紧急情势。"《多哈宣言》在一定程度上就 TRIPS 协议中有关问题做出了澄清，重申了强制许可的合法性和灵活性。

《多哈宣言》是在国际社会对公共健康的强烈呼吁和广泛支持下通过的，体现了一定的进步性；但遗憾的是，该宣言并没有从根本上解决保护知识产权和公共健康要求药物可及性的冲突问题。《多哈宣言》虽承认了发展中国家有权维护本国公共健康，但实际上并未对 TRIPS 协议设立的权利和义务做出改变，也未就如何防止专利权的滥用做出回应。对于强制许可药物出口问题仍未解决，因此无制药能力的发展中国家依旧难以从其他国家进口强制许可下的仿制药。

（3）《关于实施 TRIPS 协议和公共健康第六段的决议》（以下简称《总理事会决议》）和补充声明存在的强制许可障碍：按照《多哈宣言》，WTO 成员启动了就宣言中强制许可问题的新一轮谈判，并于 2013 年达成了《总理事会决议》和一份补充声明。《总理事会决议》主要内容为 TRIPS 协议（f）款强制许可药品出口和（h）款专利使用费中确定的义务放弃执行的情形。《总理事会决议》在一定程度上突破了 TRIPS 协议对专利强制许可制度的限制，缓解了 TRIPS 协议后部分发展中国家购买廉价专利药品的困难，从法律上确定了那些没有或缺乏药品生产能力的国家利用强制许可制度进口低价药品的权利。

然而，《总理事会决议》在具体适用时依然存在许多限制条件和障碍，并未真正有效地解决世界卫生组织药品可及性问题。主要表现在如下两个方面。一是《总理事会决议》及补充声明对成员通过强制许可获得药物设置了许多繁杂的程序要求。对于出口国来说，这一复杂的程序可能存在一定的政治风险，如某些强势国家就有可能趁机向出口国施加新的压力；而一些国家怕遭到可能的政治报复或潜在的经济制裁而不愿实施这种强制许可，导致药品难以出口至贫困国。二是《总理事会决议》对强制许可的药品范围较窄，并未明晰是否包含纳入最新世界卫生组织基本药物清单中的心脏病、癌症及陆勇案中的白血病等慢性非传染性疾病的药物。这些不具备传染性的疾病，可能并不属于公共健康的范畴，但是患者对药物可及性却是同等重要的。此外，补充声明的主要内容是对《总理事会决议》的相关技术问题做出解释和明晰，仅是以会议纪要的形式散发，并未纳入 WTO 法律文件的一部分，缺乏法律效力。

因此，虽然发展中国家可以从 TRIPS 协议灵活性或弹性条款中收益，但由于实际设置了较多的程序限制和障碍、一些条款的规定还比较模糊，《多哈宣言》及《总理事会决议》的实行效果存在一定难度。

（4）《香港宣言》后存在的强制许可障碍：2005 年 WTO 总理事会在香港召开的第六次部长会议通过了《修改 TRIPS 协议的决定》（以下简称《香港宣言》），将 TRIPS 协议第 31 条第（f）款有关"强制许可生产的药物主要投放国内市场"的规定之后增加一条："准许强制许可下生产的药品出口至欠缺药物生产能力的国家"。放宽了强制许可不得出口的限制条件，在一定程度上为欠缺制药能力的国家通过进口获取廉价药物提供了一个途径。但是修改后的 TRIPS 协议第 31 条仍然保留《总理事会决议》为进口国和出口国设置的复杂程序，实际操作仍然存在障碍。

4. 平行进口的合法性未统一阻碍了药物的可负担性 平行进口是指同一专利权人就同一项发明创造在两个国家获得了专利权，未经相关知识产权权利人授权的进口商，将由权利人自己或经其同意在其他国家或地区投放市场的产品，向知识产权人或独占被许可人所在国或地区的进口的行为。而平行进口又和权利用尽理论关联。权利用尽一般是指，专利权人或者专利权人许可第三人将专利产品投放市场销售后，即宣告对该产品的专利权用尽。这一原则是基于私人利益与社会利益的平衡而产生的。至于权利用尽的地域范围，发达国家大多主张"权利国内用尽"，即专利产品于一国地域范围内销售后专利权用尽；大多数发展中国家则主张"权利国际用尽"，即专利产品于世界范围内销售后专利权用尽。根据"权利国际用尽"原则，平行进口专利药品具有合法性，不构成专利侵权。

TRIPS 协议并未明确规定是否采用"权利国际用尽"原则，跨国制药企业在全球各地的药物定价不同，从价格低廉国家平行进口专利药物可以让经济不发达国家的患者更容易获得药物，更多人可以获得药物。但问题是，当发展中国家和发达国家就世界卫生组织药物平行进口问题采纳的权利用尽原则不一致或发生冲突时，由于没有明确的统一标准和解释，很难判定药物平行进口是否合法，一旦被认定为不合法，解决药物可及性的途径之一将被切断。

5. 国际上强制许可障碍的典型案例　在公共健康危机相关的知识产权国际争端案件中，涉及强制许可直接阻碍了药物可及性的典型案例有如下几起：

一是美国跨国医药公司与南非的贸易争端案。1997 年，基于对艾滋病药品等医疗产品的需求，南非政府通过了《药品和相关物品控制修正案》。该法案明确认可强制许可，授权对受专利保护的药品为非商业的政府使用并进行生产。该举措遭到美国贸易制裁的威胁，并被美国跨国医药公司提起诉讼。

二是美国与巴西贸易争端案。在 20 世纪 90 年代早期，巴西遭受艾滋病危机。巴西政府为保护公共健康，告诫持有受专利保护药品的医药公司，要求他们将药品价格降至可支付的水平；否则政府将终止药物的专有权利，并将授权实施药物的强制许可。该行动同样遭受跨国医药公司强烈反对。美国采取了施加外交压力、以单边贸易制裁相威胁等措施，以促使巴西的专利制度转向有利于美国跨国企业利益的方向。

上述两个有关平行进口的典型案例表明，WTO 的专利保护制度实质上是不利于世界卫生组织药物可及性目标的价值追求的，明显将对医药公司利益的保护置于公共利益之上。实际上，这不仅对发展中国家人民，而且对于发达国家的弱势群体来说，都将造成了重大的损害。

（四）解决世界卫生组织可及性目标知识产权障碍的思考

在当前的国际知识产权法律体系下，世界卫生组织药物可及性面临着诸多的知识产权障碍，特别是对于发展中国家的需要。为平衡知识产权的国际保护和公共健康利益之间的关系，解决世界卫生组织药物可及性的知识产权制度障碍的矛盾，提出如下对策。

1. 完善药物可供性方面的制度建议

（1）简化申请强制许可程序：TRIPS 应简化确定强制许可使用费的程序，取消司法审查程序，允许成员通过行政程序确定使用费标准，以保障强制许可在必要时能够得到及时实施，为提供必需药物获得顺利生产或销售的机会。《香港宣言》修改后的 TRIPS 协议第 31 条增加了强制许可生产的药物可出口至欠缺制药能力的国家的规定，但依然保留了申请强制许可的繁杂程序。在 TRIPS 出台之前，很多国家规定在国家紧急情况下的专利强制许可仅需简单的行政决定，支付一定的使用费即可，不需要冗长的司法复查程序。复杂的申请程序不仅容易打击强制许可申请人的积极性，影响对 TRIPS 协议的利用，还会造成实施强制许可的时间的拖延。

（2）明确专利独占权例外情形：2008 年 11 月在北京举行的"专利保护与公共健康——药物创新与药物可及性"国际论坛上，专家们产生了两种截然相反的观点：一是发展中国家的专家呼吁基于人类公共利益，降低专利保护力度，通过强制许可或者平行进口等方法实现药品可及性，消除某些专利药品的垄断，如 2005 年巴西就成功运用了强制许可购买雅培公司制造的抗艾滋病药 kaletra；另一方面，来自发达国家的专家则极力反对弱化专利保护，以保障知识产权者的法定权益与研发的积极性。不可否认，知识产权的独断保护虽然保护了人们研发知识产权的积极性，但是其负面影响是增加了发展中国家获得某些基本药品的难度，阻碍了药品可及性的实现。如何协调知识产权与公共利益的关系，是不容忽视的人道主义追求的必然要求。有必要形成合理的利益平衡机制处理两者之间的关系。我们认为，法律上的最佳切入口是完善独占权例外制度：既明确保护知识产权的权益，又为公共利益的需要留下了合法的空间。TRIPS 协议中有关专利独占权例外制度的规定见于第 30 条，"其条件是：这样的例外不得与专利的正常开发利用相抵触，并且不得不合理地损害专利权人的合法利益。"该条是原则性的规定，其后的《多哈宣言》《总理事会决议》《香港宣言》均未对独占权的例外情形做出更明晰的界定和解释，实践中操作难以把握。当前一些国家的实践中已有 Bolar 例外条款、科学实验例外等专利侵权的例外规定。这一例外对于发展中国家确保低价的仿制药在专利保护期过后能够立即进入市场非常重要。因此，建议发展中国家依据本国国情，充分利用 TRIPS 协议中有关专利权例外的原则性条款，在其国内专利法或相应的行政管理条例中引入"提前经营"例外或规定类似加拿大专利法中的强制审查例外及 Bolar 例外条款、科学实验例外等例外规定，使制药企业可提前合法地研究药物的成分和制药工艺，只等专利过期就可以立即生产销售，以最快的速度和效率为患者及时提供廉价药品。因此，建议 TRIPS 协议对实践中普遍认可的专利侵权例外予以确认并作出相应的解释，形成完整的制度体系，为仿制药的生产、销售提供合法的理论与制度依据。

（3）丰富强制许可制度：根据《多哈宣言》第 4 段的宗旨，各成员可以采取措施保护公共健康，并且享有在各自国内法中确定强制许可条件、何种情形构成国家紧急状态等的自由。发展中国家特别是最不发达国家可以充分利用《多哈宣言》确立的宗旨，根据本国情况，本着最有利于本国疾病患者获取药物的原则，将《多哈宣言》的宗旨和原则性规定转化为具体的权利义务规范，如合理地设定强制许可条件、放宽申请主体资格、简化申请程序等。同时，由于《香港宣言》放开了强制许可出口的限制，成员一方可以为他方解决公共健康危机提供强制许可药品，从而为他方打开一条获取药物的途径。

（4）完善仿制药质量保障制度：近年来，随着许多药品专利保护的到期，仿制药又可依托知识产权制度优势，获得较大的发展空间，但实践中暴露出的仿制药质量问题、仿制药与原研药疗效存在差异等问题仍有待解决。生产出高质量的仿制药就成了问题的关键。

当前保障仿制药质量的实践经验有美国食品药品监督管理局（FDA）在颁发的一本国际公认的法规科学专论《橙皮书》中引用药学等效和治疗等效这两个概念具体阐述质量一致性的内涵，并规定了生产仿制药要满足的 5 条总原则。目前，无论是世界卫生组织的药品采购，还是国际上跨国产品认证，以及中国民族制药企业在北美和欧洲申请仿制药的注册上市，都是按照这一"五层一致性要件"操作执行。因此，笔者建议对各成员采用仿制药质量一致性评价标准，以严格保障高质量的仿制药上市销售。即在药品专利过期后被批准生产的仿制药，必须分期分批与原研药全面对比研究，进行质量一致性评价，如果未通过质量一致性评价，则不予批准生产上市，以保障患者最终获得安全的、高质量的仿制药品。如果仿制药的质量、疗效得不到保障，药物的可及性就只是画饼，不能真正实现世界卫生组织可及性的目标。因此，在解决仿制药产生和销售的合法性问题之后，在制度上进一步形成完整的仿制药管理制度体系，为实现实质效果的可及性提供法律保障。

2. 在提高药物的可负担性方面的建议

（1）完善平行进口制度保障仿制药的供应：由于仿制药的价格与原研药的价格差异，仿制药的使用能为患者和经销商节省数百亿美元的花费，因此保障仿制药的流通是非常重要的。实际上，TRIPS 协议第 6 条有关"权利用尽"的规定，并没有排除平行进口的使用；《多哈宣言》也肯定了成员享有确定权利用尽制度、平行进口的权力。因此，在国内法层面上，发展中国家可以充分利用 TRIPS 协议中该项条款的灵活性，在本国采用"国际权利用尽"原则，利用专利药物的全球定价不同，设定药物平行进口规则，以便合法地从低定价的国家平行进口所需药物，保障患者获得价廉物美的仿制药，实现可及性的目标。

（2）政府采取措施分担药物研发的风险和利益：要解决药品专利对药物可负担性的障碍问题，还需要关注药品研发的成本投入问题。随着疾病的变异、发展，一些疾病可能对现有药物产生抗药性，当前药物已经不能满足疾病的治疗，需要疗效更好的药物，因此加快新型药品的开发速度，提高药品研发技术，研发出疗效更好的药物来满足疾病患者的需求是不容忽视的现实问题。在实践中发现，医药行业研发新药的风险相对其他领域来说更大，在研究开发过程中会可能遭受巨大的失败。据初步估计，一项药物研发失败的可能性高达 95%，导致成本往往十分高昂。因此，制药企业研发的资金在制药企业资金中所占有的比例应该远远高于一般的企业，才能保障研发的进度能够跟上社会发展的需要。药物开发需投入高成本，对于一些发展中国家和不发达国家来说，企业资本有限，这时需要政府对本国制药企业在财政、金融、税收等政策上给予支持。例如，对药物研发设置专项资金；对创新型企业医药研发资金提供金融政策支持；对制药企业给予减税、免税等税收优惠政策；对实施强制许可的企业给予一定的补偿等，以促进相关疾病的药品、疫情的疫苗的研究开发、上市。通过制度和政策保障自主研发知识产权的利益和积极性，保障医疗行业在战胜健康危机面前掌握主动权，有效解决药物短缺及可负担性问题，从而提高药品可及性。

（五）结语

药物是治疗人类疾病的基本手段和工具。由于不同国家经济发展水平、医药管理政策及制药生产能力的差异，使得一些发展中国家在应对公共健康危机时，在药物的可获得性和可负担性上存在困境，严重阻碍世界卫生组织基本药物可及性及患者医疗公平权利的实现。影响药物可及性的障碍是多方面的，知识产权障碍是其中重要的影响因素之一，特别对于专利药物和创新药物。因此，国际社会需要从药物的可供性与可负担性两个方面来解决问题。既要完善知识产权制度中不利于可及性目标的内容，如解释和澄清 TRIPS 协议所规定的弹性条款，以确保发展中国家能将这些条款用于公共健康的目的，免受发达国家的法律、外交和贸易制裁的威胁；又要完善国际知识产权保护制度，保障专利权人的合法权益，使之能够平衡知识产权保护与公共健康需求之间关系，真正服务于经济不发达国家的健康发展目标，促进解决世界卫生组织药物可及性在知识产权制度方面面临的问题。仅仅从人类健康利益角度出发，倡议通过立法规范仿制药朝着法治化方向的发展，避免陆勇、魏则西悲剧性事件的重演。消除可及性知识产权障碍的制度体系是未来值得研究的方向，进一步思考从宏观到微观完整的制度体系问题将有利于逐步推进世界卫生组织药物可及性目标的实现。

三、思 考 题

1. 从陆勇、魏则西事件阐述世界卫生组织药物可及性目标的现实意义。

2. 以印度仿制药为例，讨论仿制药对知识产权制度提出的挑战。药品专利强制许可制度在实践中的应用障碍和适用条件是什么？对中国有什么启示？

3. 在全球健康背景下，为平衡知识产权的国际保护和解决世界卫生组织药物可及性的问题，在不同层面，不同国家和地区有何不同的应对措施？

（梁小尹　梁晓晖　叶清　Muhammad Ali）

第三节　反应停案例对国际药物监管政策的启示

一、案例介绍

1953年，瑞士药品制造厂 Ciba（瑞士诺华的前身）在研发抗生素时合成了一种叫沙利度胺的药物，由于缺乏明显的抗菌效果而放弃进一步研发。随后，联邦德国公司格兰泰（格兰泰集团前身）对其进行了进一步的研究，意外发现这种药物有极佳的镇静催眠作用，尤其能明显抑制孕妇的妊娠反应，故被命名为反应停。

1957年10月，反应停被投放市场，便迅速风靡欧洲、非洲、拉美、澳大利亚及日本等多个地区和国家，号称"没有任何副作用的抗妊娠反应药物""孕妇的理想选择"。因为反应停的有效剂量为100mg，而普通人即使服用14g，即140倍于治疗剂量的药物，依然没有发现明显的副作用，对孕妇的观察也未发现任何不良反应。同时科学家们也做了动物实验，在动物的实验中，没有发现该种药物具有明显的畸形作用，因此，在1960年格兰泰公司向美国FDA提交上市申请，美国审查员以临床实验证据不足驳回申请。临床研究依然在进行，但代理商找到1200名医生，分发了250万片反应停，服用者超过2万人。就在此时，反应停被发现可导致胎儿严重畸形的消息传出，包括导致婴儿的四肢畸形、腭裂、盲儿或聋儿及内脏畸形，其中最典型最常见的是海豹肢畸形，即婴儿四肢发育不全，短小如同海豹。1962年，联邦德国组成调查委员会就反应停致畸事件开展调查，通过临床与药物流行病学系统分析与研究最终证实：婴儿肢体短小畸形确是孕妇服用反应停所致。据估计，仅联邦德国，反应停就造成大约1万名畸形儿，其中约5000名婴儿存活。全球存活畸形婴儿数量约一万名，40%在1岁前夭折。该药在1961年被禁用。

二、案例分析

（一）背景知识

1. 反应停相关知识　反应停又名酞胺哌啶酮，其化学结构属哌啶酮类。研究发现该药有良好的中枢镇静作用，对心血管、呼吸、胃肠系统和泌尿系统的一般毒性很低，因而被认为是一种安全有效的镇静剂。妊娠初期的孕妇易出现睡眠差、恶心、心绪不宁等症状，反应停由于具有镇静作用而被广泛应用。它作为一种新药，在没有进行大规模的临床试验的情况下，被厂商们大肆宣传，因几乎无毒，未加管制，故当时服用的人数很多。然而，反应停却有严重的致畸作用，据测定，在人血中0.9μg/ml 即足以诱导畸胎。在妊娠21~36日的产妇，一次服用100mg（总量）就可致畸，而且致畸危险达100%。

2. 世界卫生组织的药物监管政策　世界卫生组织成立宗旨为使全世界人民获得尽可能高水平的健康。在反应停事件发生之前，世界卫生组织主要对联合防控霍乱、鼠疫、天花和黄热病等传染性疾病和国际卫生安全较为关注，并未出台统一的药物监管政策，对药物质量保障、药物政策制订、药品上市后监管等尚未形成成熟的机制，药品的上市和监管仍主要为各国药品监督管理局控制与管理。反应停于1956年在联邦德国上市，随后足迹到达欧洲11国、非洲7国和亚洲17国。使用期间，造成伤害人数达上万例，引起了世界各国的广泛关注。仅美国的FDA认为临床试验的数据不全，拒绝了反应停的上市，因而被波及的美国受害者很少，美国FDA也一度被各国称为拥有世界上最发达的药品监管体系。反应停事件后，世界卫生组织于1966年召开国际会议，开始关注药物监管和不良反应监测，并制订新药试验规程，为世界各国提供药物上市监管的支持和国际标准。

（二）原因分析

1. 新药研发加速，显示出科技发展是双刃剑 从1935年多马克（Domagk）合成磺胺药开始至反应停的20年间，是新药发展的黄金时代。1939年Domagk获诺贝尔奖，1945年弗莱明（Fleming）、弗洛里（Flore）、钱恩（Chasn）等3人因发现青霉素同时获奖，瓦克斯曼（Waksman）因发现链霉素获1952年诺贝尔奖。这期间还发现了大量有价值的药物，如1938年苯妥英钠；1939年合成哌替啶；1946年对氨基水杨酸；1948年金霉素、氯霉素；1950年合成可的松；1952年发现异烟肼和氯丙嗪；1954年发现甲丙氨酯等，这20年间成功用于临床的新药达40种以上。科学技术对于药品而言是把双刃剑，在发挥其疗效的时候，不可避免带来一定的副作用。药物使用受到对象、使用方法的不同，大规模使用，出现未预见不良反应可能性大。例如，反应停的致畸胎作用，链霉素导致的听觉神经损害。新药大量出现的时期，即使不是反应停，可能还会有别的类似药物引起不同的药物副反应的问题，只是严重程度不一定相同而已，此为该案例的历史背景。

2. 认识的局限，导致药物副反应未能及时发现 在反应停这个事件上，研制人员没有警惕可能出现的副作用，仅在普通的药理和动物试验安全后，短时间内大量上市，并用到特殊人群身上，未排除其对特殊人群的安全隐患。反应停的药效符合孕妇的要求，动物试验证明毒性很低，由此产生使用安全的错误认识；其致畸性的种属差异极大，且与用药时间有关，在人妊娠3~8周最为敏感，使致畸未能及时发现和终止。由于对反应停认识的局限性，导致悲剧的发生。

3. 不完备的药物监管体系，导致药物的广泛应用 各国医药监管部门受限于当时水平，缺乏系统的新药管理法规和审批新药时必需的质量控制依据，反应停很快在制药商的推动下，在德国、英国等多个发达国家轻易上市，为其在非洲、亚洲国家快速上市，打开了大门。通过各国政府药监局的门槛后，医生也对反应停的制止孕吐效果深信不疑，丝毫没有对其不良反应有所怀疑，用量很大，使用没有节制，甚至成为随处可以买到的药品。因此，从生产、销售、推广、使用各环节，反应停一路绿灯，最终造成的悲剧也影响深远，被列为历史上重大的药物不良反应事件。

（三）世界卫生组织及各国的措施

1. 世界卫生组织的措施 世界卫生组织支持会员国在本国内部和国家之间制订、实施国家药物政策、指南和战略，并监督其效果，确保基本药物和安全、有效且高质量的替代药物可获得、可负担且得到合理使用。1966年，世界卫生组织召开国际会议，制订了新药试验规程。1975年，世界卫生大会通过WHA 28.66号决议敦促世界卫生组织协助各国实施相关战略，如根据卫生需求遴选基本药物和对高质量药物进行适当采购，提供有关制药规划方面的教育和培训。此后，各国在世界卫生组织援助下，逐步发展其本国的药物规划。药品质量保障和药物政策是反应停事件后，进行的有针对性的修正措施。

药品质量保证是一个广泛概念，覆盖所有单独或集体影响产品质量的所有事项。药品质量保证包括开发、质量控制、生产、分发和检查等领域。在世界卫生组织内有专门归口管理部门——基本药物和制药政策司下设的药品质量保证和药品安全处，主要职能为促进高质量药物达及患者，具体工作包括：①为质量保证制定准则、标准和指南。②编写《国际药典》。③建立国际化学对照品。④与无数利益攸关方合作。⑤提供国家支持。

世界卫生组织在药品监管的工作主要包括制订国际承认的准则、标准和指南；提供指导、技术援助和培训，旨在有可供全球实施的药品监管指南，确保满足需求。世界卫生组织在药品监管支持领域的活动主要包括以下 8 个方面的内容：①评估各国药品监管制度。②监管信息和实用手册。③提供培训机会。④提供药品监管当局网站范本。⑤提供计算机辅助药品注册制度范本。⑥制订国际商务中的药品质量认证制度。⑦组织药管当局国际会议。⑧协助国际合作和协调统一。

2. 各国的药品监管措施

（1）加强监管体系建设。反应停事件后，新药发展走上严格的监管之路。伦茨（W. Lenz）等进行了大量调查分析，证实了反应停的致畸副作用后，日本政府于 1963 年制订了新药致畸试验的法律条款，1965 年 5 月修改后被世界卫生组织采用。1963 年，英国设立药物安全委员会，规定得到官方批准的新药才可进入临床研究及投入市场，1968 年专门成立医学安全委员会，进一步确保新药上市的安全。美国在修订法律的基础上，从 1969 年开始实行无随机对照临床研究结果不可批准上市的规定。美国在 1962 年制订了第 1 版抗癌药物筛选方案，1966 年进行了全面总结，1972 年修订公布了第 2 版筛选方案，虽然是针对抗癌药的，但实际上所列各项目对新药研究有普遍参考意义。至此，药物研究走上严密、系统、完善的道路，新药发展开始迈入新阶段。但因限制增加，管理更严格，耗费也大大增加，因而新药上市的速度随之减慢，新药研究工作不得不加入许多更基础的内容，确保了药物的安全性和使用的范围。

（2）药品不良反应追责的法律问题。20 世纪中期之前，德国对于药品不良反应并没有特殊规定，一般适用《德国民法典》关于一般侵权责任的规定。反应停事件后，大量服用反应停的受害者提出了高额的赔偿请求。在此事件的推动下，经过各方博弈与利益的权衡，1976 年《德国药品法》最终确立了无过失责任，同时辅之以保险公司保险制度或金融机构担保制度，此法为德国第一部且唯一一部规定制造商严格责任的法律。在德国发达的社会保障体系和健全的保险制度下，把消费者的有效救济作为最优先考虑的因素，使消费者的合法利益更有保证。

（四）启示

1. 政府方面 建立强有力的国家药品监管局，设立新药上市门槛，严格审核药品申报材料，确保安全有效的药物流入市场是政府应担负的责任。根据世界卫生组织的要求，各国的药品监管局必须确保其使命明确、法律基础牢固、目标符合实际、组织结构合理、拥有符合资格的员工、经费可持续，并且具备实施有效市场控制的能力，同时秉持对公众负责的态度，重视后续监测、评估与监管，并保证全过程的透明化。

2. 研发人员方面 研发人员应提高临床研究水平和科研能力。药品直接进入人体，其安全性应放在首位予以重视。任何新药在用于临床之前必须经过符合标准的长期观察和研究，必须有临床前检测，尤其是用于孕妇的药物。反应停事件给我们的启示：新药研发人员应设计合理的、全面的、分阶段的试验研究，获得明确的不良反应、禁忌人群、有效剂量等药物使用相关数据，确保新药使用的疗效和安全性，获得相关部门审批，才能将真正对人类疾病治疗有更显著正性作用的药物推向市场。

3. 制药商方面 制药商对于新药的上市，应提供尽可能完备的真实的试验数据，不能编造治疗效果或隐藏不良反应。对于新药的推广，制药商不能大肆鼓吹药物的治疗效果，但对可能的副作用和不良反应一概不提。此外，即使新药获得上市许可后，制药商也有责任持续进行药物上市后的再评价，必要时采取紧急应对措施，如撤回药物、修订使用说明等。由于药物不良结局出现具有滞后性，认识往往不足；同时药物临床试验范围与人群规模受限，均对制药商在药品大规模应用人群后，继续跟踪监测提出了更高的要求。制药商应持续获取药物使用数据，尤其是警戒数据，特别是涉及最新定期安全性报告关注的药物不良反应及安全性问题，及时采取有效的改进和应对措施。

4. 消费者方面 消费者包括两类人，即使用药品的患者和开具药品的医生，他们分别为直接消费者和间接消费者。医生作为专业人员，应对药物的适应证和禁忌证有足够的把握，对不良反应和药物副作用应及时准确地告知患者，担起"守门人"的责任。患者应在专业医生的推荐下使用药物，避免错误选择治疗效益小于损害效益的药品，对自己的健康产生不良影响。

5. 药物方面 反应停从 1953 年首次合成，全面推向市场，到引起临床不良反应，被调查质疑而被召回，到彻底退出市场，前后约有 10 年时间。本以为反应停会被打上时代的烙印，从此退出临床应用。但在 1965 年，反应停被发现可以有效减轻麻风性皮肤结节红斑患者的皮肤症状，被临床试验证明具有良好抗炎、免疫调节、抗血管生长等作用，并先后被美国 FDA 批准可用于治疗麻风结节性红斑、多发性骨髓瘤。在中国，反应停也被纳入临床处方用药之中。一个曾给人类带来灾难的药物，正其独特的药理机制服务于人类，反应停也再次成为研究热点。反应停的这一完美转身也为世界卫生组织和各国的药物监管提出了更多的思考。

反应停事件是全球开始关注药物监管和不良反应监测的转折点。美国的药品监管以其严谨的监管机制成为全球药物监管的典范。应该怎样从反应停事件中获取经验和教训，让历史不再重演，是值得大家深思的话题。

三、思 考 题

1. 如何看待反应停的不良反应？从药物监管的角度讨论应该从中吸取什么教训？
2. 如何评价反应停在临床其他疾病治疗中的作用？
3. 从反应停事件后，世界卫生组织和各国都开始关注药物监管和不良反应监测，世界卫生组织应该如何为各国提供药物上市监管的支持和国际标准？

（汪　瑶　梁晓晖　毛宗福）

第四节　从"超级细菌"到抵御抗生素耐药性的全球行动

一、案 例 介 绍

2010 年 11 月 26 日新闻报道：在中国广州市的一家妇婴医院一名体重仅 650g、25 孕周的早产儿严重感染，病情危重，然而，治疗中从头孢一代到"顶级抗生素"泰能全部无效！临床细菌药敏检测结果显示：该新生儿对 7 种抗生素耐药！

令人不安的是这不是偶发事件：在澳大利亚，39 岁的马修因普通上呼吸道感染演变成一场危及生命的耐药感染。严重感染使他陷入中毒性休克；在乌干达，弗洛拉的妹妹被诊断患有结核病,弗洛拉承担起护理她的义务。但不久弗洛拉也生病了,抗生素治疗无效,她被诊断为耐多药结核病。她日益消瘦、咳嗽、胸痛,生命垂危;在美国,西蒙是一个18个月大的快乐宝宝,他感冒发热了,但很不幸的是第二日死于严重感染,细菌培养发现他死于耐甲氧西林金黄色葡萄球菌,一种"超级细菌"。

抗生素耐药性的病例在世界各地不断发生,新的耐药机制出现并逐渐在全球蔓延,严重威胁到我们治疗常见微生物感染的能力。由于抗生素有效性下降,越来越多的感染(如肺炎、结核病、败血症和淋病等)的治疗变得越来越棘手,有时甚至无药可医。在抗生素的合理使用的问题上,如果不采取全球行动,我们将进入后抗生素时代,这意味着可能普通的感染和轻微损伤都有导致死亡的危险。在全球多个国家发现耐药菌甚至"超级细菌"凸显了全球健康安全问题。抗生素耐药性已成为临床医学、公共卫生、食品安全、环境卫生和全球健康等学科和国际社会共同关注的焦点。

二、案 例 分 析

(一)背景知识

1. 抗生素的历史 抗生素一般是指由细菌、霉菌或其他微生物在繁殖过程中产生的,能够杀灭或抑制其他微生物的一类物质及其衍生物,能用于治疗敏感微生物(常为细菌或真菌)所致的感染。

自1943年,弗莱明、弗洛里和钱恩3位科学家先后发现,研制和纯化青霉素以后,科学家们又陆续发现和研制了链霉素、氯霉素、红霉素等抗生素,随着科学技术和分子生物学的快速发展,从20世纪50年代开始,人们开始人工合成抗生素的研究。1958年,谢汉合成了6-氨基青霉氨酸,创新了生产半合成青霉素的方法和途径。此后,科学家们不断研制和开发新的抗生素。抗生素抗菌原理包括抑制细菌细胞壁合成、改变细胞膜通透性、抑制细菌蛋白质合成、影响细菌核酸和叶酸代谢等。然而随着抗生素的广泛应用,人们逐渐发现和认识到抗生素存在一些问题,如抗生素的耐药性、副作用和菌群失调导致的二重感染等,然而,在这些问题当中最令人关注的是抗生素的耐药性。

2. 超级细菌 多重耐药菌(multidrug-resistant organism,MDRO),又常常被称为"超级细菌",主要是指对临床三类或三类以上抗菌药物同时呈现耐药的细菌。最常见的多重耐药菌包括耐甲氧西林金黄色葡萄球菌、耐万古霉素肠球菌、产超广谱β-内酰胺酶细菌、耐碳青霉烯类抗菌药物肠杆菌科细菌、耐碳青霉烯类抗菌药物鲍曼不动杆菌、多重耐药/泛耐药铜绿假单胞菌和多重耐药结核分枝杆菌等。更可怕的是超级细菌的耐药性可通过质粒或转座子在细菌间传播,可导致全球范围内的播散。由于抗生素的误用滥用和不规则使用,全球抗生素耐药性出现的速度加快,感染的预防和控制也越来越难。

(二)现况

抗生素耐药性是对目前全球健康的最大威胁之一。抗生素除了大量用于临床感染的治疗外,另外一个重要应用就是作为饲料添加剂被广泛应用于动物养殖业。因此,超级细菌的产生是由于抗生素不合理使用的结果,潜在威胁则来源于畜牧业抗生素的滥用。抗生素耐药是一个全球性的问题,世界卫生组织报告称目前较为古老、廉价的抗生素普遍存在抗生素耐药性的问题。目前摆在面前的巨大挑战是新研发的抗生素已经渐渐赶不上失去现有抗生素的速度。

在临床抗生素治疗方面,世界卫生组织有关报告指出,在常见的医院感染中,肺炎克雷伯菌是最常见的致病菌，碳青霉烯类抗生素曾是治疗该菌感染的最后一种方式。遗憾的是，大多数国家已经发现肺炎克雷伯菌对碳青霉烯类抗生素耐药性，而且耐药比例高达54%。除几种常见的社区获得性和医院致病性细菌感染的致病菌耐药情况不容乐观之外，结核、疟疾、AIDS和流感等传染性疾病的耐药形势也非常严峻。例如，在疟疾方面，少数几个国家已经出现了疟疾中的青蒿素耐药的情况，如果耐药现象进一步蔓延或出现青蒿素抗性菌株，那么可能对疟疾的控制产生巨大的不利影响；在HIV方面，初次抗逆转录病毒治疗的患者中已检测到抗HIV药物抗性水平升高。2014年《抗生素耐药：全球监测报告2014》数据显示：抗生素耐药的情况已经非常严重，对于某些耐药菌已经出现所有抗生素都无法治疗的状况。在中国，从全国细菌耐药检测报告2014年和2015年的数据发现：除宁夏、甘肃、青海等地外，全国大部分地区肺炎克雷伯菌对碳青霉烯类的耐药程度都呈现上升趋势。全国肺炎克雷伯菌对碳青霉烯类的平均耐药情况从6.4%上升到7.6%，增长1.2个百分点。国内抗生素的耐药问题严峻，且抗生素不合理应用情况也较为严重，必须引起高度重视。

抗生素耐药性另外的一个潜在威胁来源于畜牧业。目前各种抗生素被广泛应用于饲料中，抗生素不合理使用在畜牧业中主要表现在盲目使用抗生素、盲目预防用药、随意增加抗生素剂量、抗生素配伍不当、给药途径错误、人药兽用，这些不合理应用导致畜禽产品抗菌药物残留。以中国为例，中国每年生产的抗生素大约有21万吨，其中有9.7万吨抗生素应用于畜牧养殖业，占年总产量的46.2%。畜牧业抗生素不规范的使用可导致抗生素的残留。抗生素残留问题是耐药菌产生的重要原因之一，也是食品安全和全球环境污染的主要危害之一。目前，我国人均年消费抗菌药物量约为138g。中国对抗生素的合理应用虽然给予了高度的关注，但抗生素耐药的情况仍十分严峻。

抗生素耐药在对人类健康造成巨大威胁的同时还对国家和社会造成了巨大的医疗负担和经济负担。与受到非耐药菌株感染相比，受到同类耐药菌株感染的患者往往面临较高的临床恶化和死亡风险，而且需要更多的医疗资源。抗生素耐药对国家和社会产生越来越重的负担是毋庸置疑的，它带给全球的疾病负担难以估算。

（三）措施与干预

1. 世界卫生组织遏制抗生素耐药的行动 世界卫生组织早在2001年就发布了《世界卫生组织控制抗生素耐药性全球战略》，为应对抗生素耐药提出了一系列的建议。2011年世界卫生组织发出"抗生素耐药性——今天不采取行动，明天就无药可用"的呼吁。2014年4月公布了首份基于全球114个国家数据的全球抗生素耐药性报告，《抗微生物药物耐药性：2014年全球监测报告》，报告显示抗微生物药物耐药性现象已波及世界各国及各个年龄阶段。2014年5月，第六十七届世界卫生大会通过有关抗微生物药物耐药性的WHA 67.25号决议，决议中要求总干事拟定与包括抗生素耐药性在内的抗微生物药物耐药性做斗争的全球行动计划草案。2015年4月，世界卫生组织发布了《世界各地国家情况分析：应对抗微生物药物耐药性》的报告，明确世界卫生组织在其6个区域将采取符合各地实际情况的抗微生物耐药性的行动。2015年5月，在第六十八届世界卫生大会通过了"抗菌药物耐药全球行动计划"。其总目标是确保尽可能长期维持使用具有质量保证和安全有效的药物治愈和预防传染病，以负责任的方式使用这些药物，确保这些药物的可获得性。

全球行动计划中具体有以下5项战略目标。①在认识与教育方面：通过有效沟通、教育和培训提高对抗微生物药物耐药性的认识和了解。②在监测抗微生物药物的使用方面：通过监测和研究强化知识和证据基础。应加强信息共享网络和全球战略研究议程，建立全球抗微生物药物耐药性监测系统,在全球采用标准化方法收集、分析及分享抗微生物药物耐药性数据。③在感染预防和控制方面:通过有效的环卫设施、卫生和感染预防措施降低感染发病率。④在优化抗微生物药物使用方面:优化人类和动物卫生工作中抗微生物药物的使用。为优化作为公共产品的抗生素的效用,必须建立迅速有效及低成本诊断工具,国际社会应加强对抗生素使用不当的监管,制订关于抗生素分发、质量和使用的法规。⑤在研发与投资方面:依据国家的经济状况,增加对新药、诊断工具、疫苗和其他干预措施的投资。

全球行动计划中指出,所有行动计划均应反映如下原则。①全社会参与:以"同一个健康"思路为精神,各个部门和学科的每一个人都应当参与到实施行动计划中来,优化人类和动物的抗生素使用。②预防优先:卫生和其他感染预防措施可以延缓难治的耐抗生素细菌感染的发展并限制其传播,是"最合算的措施"。③获取:保证现有和新的抗微生物药物的公平获得。④可持续性:为实现全球行动计划的各项目标,各个国家需要做出政治承诺并开展国际合作,应根据本国国情制订国家行动计划,并在监测、业务研究、实验室、人类和动物卫生系统、相关监管能力及人类和动物卫生部门的专业教育和培训等方面进行长期投资。⑤为实施设定渐进目标:由于各会员国国内抗生素耐药情况不同,在制订并落实国家行动计划时,相关监测和报告安排应具有灵活性,以便各国执行既满足本国需求又符合全球重点的各项行动。

2015 年 11 月 20 日,世界卫生组织考虑到细菌耐药性涉及多个行业不同层面,因此,世界卫生组织呼吁全社会各个层面都采取行动降低抗生素耐药性的影响并限制其传播。世界卫生组织的具体遏制抗生素耐药性行动纲要包括:①医生、护士、兽医和其他卫生工作者,应合理开具或分发抗生素。②使用卫生保健服务的人,应按医嘱或者处方服用抗生素。③农民和其他农业部门人群,应在兽医的监督下,对牲畜、水产或农作物合理使用抗生素,确保给动物提供的抗生素仅用于控制或治疗传染病,降低耐药细菌沿着食物链向人类传播的风险。④政府,需要提供强有力的政策支持,加强抗生素耐药感染的监测和监管。⑤积极帮助低收入国家,保证基本抗生素价格合理,确保有需要人群的可及性,并得到负责任地使用。⑥实行激励研究和开发的新方法,加快研发行动,更积极地研究和开发新抗生素。

2016 年 5 月 21 日,世界卫生组织再次发文呼吁全球关注抗生素耐药问题。报告中提到,根据预测到 2050 年全球抗生素耐药每年将会导致 1000 万人死亡,并造成 100 万亿美元的经济损失。抗生素耐药性问题已经成为世界卫生组织要优先解决的问题。

2. 美国抗生素耐药的遏制策略 在美国,抗生素消费量虽然有所下降,但是从人均水平来看,美国仍是抗生素消费大国,据美国疾病预防控制中心 2013 年报告,在美国每年有超 200 万人感染耐药菌,而因耐药菌感染致死的人数超过 23 000 人。由于美国大约 80% 的抗生素都应用在畜牧业养殖方面,长时间摄入"抗生素肉"能令人体产生抗药性,因此,从 2014 年开始,美国 FDA 决定,用 3 年时间禁止在牲畜饲料中使用预防性抗生素。

在对抗抗生素耐药问题,美国疾病预防控制中心有以下建议:①以预防为主,通过接种疫苗、食品安全、个人卫生来预防感染,减少抗生素的滥用,防止耐药性的加剧。②加强抗生素处方的监管工作。③收集有关抗生素耐药的数据,为阻断耐药菌的扩散提供条件。④加强研发新型抗生素的投资,以便从根本上缓解全球抗生素耐药和抗生素药物新药研发不足的危机。

值得一提的是,美国的《抗生素研发激励法案》(GAIN 法案)和抗生素研发激励政策,由于新型抗生素研发投入巨大但市场收益低,抗生素研发规模急剧缩减。在此背景下,2012 年 6 月 26 日美国参议院审议通过的《FDA 安全与创新法案》,旨在激励制药公司和生物技术公司研发创新型抗生素,用以治疗因耐药菌引起的严重感染疾病。GAIN 法案规定合格的抗感染药品资格认证可获得激励资格，获得合格的抗感染药品资格的药物上市后可享受专利保护、市场独占权、优先审评和快速通道的优势。美国还推出了一些辅助 GAIN 法案激励措施，2012 年 FDA 放宽了抗生素临床试验的要求；加大用于抗生素管理及研发的基金资助；美国还建立了一项抗生素研发复兴计划，对于大学、中小型企业或大型制药公司，政府对抗生素研发提供低利率的贷款与资助。总而言之，美国通过营造良好的政策环境来激励抗生素的研发。

3. 中国抗生素耐药的遏制策略 中国作为一个负责任的大国，在控制抗生素耐药的问题上，中国政府一直采取积极态度。卫生行政部门在法律法规制订、宣教方面都投入了大量的人力、物力和财力。从 2003 年起，除了相关的临床路径和疾病的诊疗指南，国家卫生部门先后下达了 10 余个关于合理使用抗菌药物相关文件，特别是 2012 年颁布的《抗菌药物临床应用管理办法》，其对抗生素临床应用的管理、监督和问责机制都有明确的规定。2013 年国家卫生和计划生育委员会提出了《2013 年全国抗菌药物临床应用专项整治活动方案》，对抗生素不合理使用进行专项治理。在上述规定中明确指出医疗机构负责人是本机构抗菌药物合理使用管理的第一责任人；在各大、中、小医院对抗菌药物实施分级管理；对于门诊、住院患者抗菌药物的使用率加以控制；三级医院门诊患者抗菌药物的使用率将被要求控制在 20% 以内；同时建立抗菌药物遴选和定期评估制度，加大监督管理力度。

2011 年卫生部发出的《多重耐药菌医院感染预防与控制技术指南（试行）》的通知中提出了 4 方面的技术指南。①加强多重耐药菌医院感染管理：重视多重耐药菌医院感染管理；加大重点科室和人群的管理力度；加强对医务人员医院感染预防与控制知识的教育和培训。②强化预防与控制措施：加强医务人员手卫生；严格实施隔离措施；遵守无菌技术操作规程；加强清洁和消毒工作。③合理使用抗菌药物：医疗机构要建立和完善临床抗菌药物处方审核制度，正确指导临床合理使用抗菌药物。④建立和完善对多重耐药菌的监测：加强多重耐药菌监测工作；提高临床微生物实验室的检测能力。

此外，早在 2005 年，北京大学临床药理研究所受卫生部委托成立全国细菌耐药监测网，起初仅 128 家医院，2015 年已经发展为 1143 家医院，并定期发布全国细菌耐药监测报告。虽然目前关于抗生素的合理用药的各个环节都有明文规定，但在实施过程中仍存在距离。

（四）问题和挑战

尽管世界卫生组织在 2001 年即发表了控制抗生素耐药性全球战略，但目前在对抗抗生素耐药的行动中仍存在诸多的问题和挑战。

1. 对抗生素耐药性认识不足

（1）医务工作者：医院是抗生素耐药发生的集中地区。医务工作者本应该认识到抗生素耐药的后果、积极宣传抗生素耐药的知识并将预防抗生素耐药的各种措施运用到实际的临床治疗过程中。但一方面，有的医务工作者对于抗生素耐药的危害认识不足；另一方面，出于规避风险或者提高个人收益的目的，医务工作者可能会在并不需要抗生素的情况下将抗生素用于患者的治疗中，加重了抗生素耐药的程度。

（2）患者：患者因为迷信抗生素的功效，在普通病毒性感染时，患者可能不去医院就诊而擅自在药店购买抗生素，或者去医院要求医务工作者开抗生素以期疾病的快速好转。这样就加剧了抗生素耐药的状况。

（3）药店：目前中国抗生素管理制度尚不完善。尽管国家出台了一些限售令和政策，但由于市场监督的不到位，很多药店为了利润的最大化，不服从规定，私自销售抗生素。再加上患者对于抗生素的迷信，成为抗生素耐药问题解决的重大障碍。

2. 耐药菌检测和监管缺乏规范

（1）监测机构繁多，信息冗杂：目前中国耐药菌的监测来源很多，如各省市的疾病预防控制中心、医院、科研机构及高校等。这些不同的机构对于耐药菌的监测都有自己的一套流程且工作范围互相重叠，造成了监测结果置信度不足且浪费资源的状况。

（2）监测菌种覆盖面太窄：目前中国耐药菌监测的信息来源主要是三级医院，涉及二级医院甚至社区医院的资料太少。而在三级医院参与监测的细菌大多是多重感染细菌，对监测结果有很强的误导性。

（3）被动监测，信息滞后：大部分医院都是将自己试验室培养的耐药菌结果上传到监测网络，而缺少实地调研并寻找新的耐药菌的过程。大多数新的耐药菌都是在有患者感染用普通的抗生素无法治疗的情况下才发现的，这对于科学的发展、未知疾病的攻克有了一定的滞后性。

（4）法律规范不完善，监管不到位：抗生素耐药不仅是医疗卫生的问题，也广泛存在于畜牧业和养殖业中，中国目前对于抗生素的销售与处方，尤其是用于畜牧业和养殖业的抗生素的使用监管存在很大漏洞，这方面的法律规范也不完善。抗生素滥用的现象依然很普遍而缺乏有效的监督管理办法。

3. 缺乏对新型抗生素研发的激励措施 在抗生素耐药问题已经相当严重的今天，除了加强监测、促进抗生素的合理使用外，亟待解决的问题是新型抗生素的研发和抗生素的替代方法。2017年9月20日，世界卫生组织特别指出目前抗生素的开发严重不足，难以对抗日益增长的抗微生物药物耐药性的威胁。

抗生素研发投资不足的原因：首先，政府严格控制抗生素的使用政策不断发布，使生产者意识到抗生素的市场范围在不断压缩，因此研发生产新的抗生素的积极性被削弱；其次，目前很多抗生素对于细菌感染的治疗效果仍然很显著，缺少长远目光的医疗机构和企业意识不到开发新药的紧迫性和必要性；最后，对于药品企业来说，出于对利润的考虑，由于研发新药成本太高而市场有缩小的趋势，必然导致研发迟缓甚至停滞。

此外，尽管已经在开发一些新的抗生素，但由于细菌本身的生物学特性，很多细菌在未找到新的抗生素时已经发生了异变，导致研发出来的新的抗生素已经失去了研发的意义，造成了资源的浪费。

要解决抗生素耐药的问题，不仅需要采取策略以减少抗生素耐药的危害、尽可能地延长已有抗生素的使用期限，而且需要加快研发新型抗生素，避免"无药可救"的局面。

（五）展望

抗生素问世以来，显著减少了细菌性感染的病死率，对人类健康和社会发展起到了巨大作用。然而"超级细菌"的出现给全球公共安全带来了巨大的威胁，抗生素耐药是一个全球性的问题，需要全球通力合作，共同应对抗生素耐药带来的威胁。

三、思 考 题

1. 滥用抗生素的危害有哪些？世界卫生组织为什么呼吁抵御抗生素耐药性的全球行动？
2. 针对中国抗生素滥用的现状，你有什么思考和建议？
3. "超级细菌"的出现，给全球的公共安全带来了巨大的威胁，全球应如何携手抵御抗生素的耐药性？

（程梦娜　张利佳　梁晓晖）

第五节 健康教育促进儿童合理使用抗生素

一、案例介绍

在中国，抗生素作为儿科常用药物，存在严重的不合理使用现象，很多病原体对抗生素产生了高度耐药性。中国农村地区是抗生素滥用的重灾区。

2014年1~12月，山东大学孙强教授课题组在山东省某县，对该地区0~7岁的720位儿童家长进行了以健康教育为主的抗生素合理用药综合干预。主要包含合理使用抗生素知识讲座、张贴抗生素合理使用宣传画和发放合理用药宣传册等，通过实施以上干预措施，建立针对学龄前儿童抗生素干预模式，促进抗生素合理使用，减少抗生素滥用行为。通过为期一年的以健康教育为主的综合干预措施，干预地区的儿童家长掌握了更多的抗生素知识，转变了对抗生素的某些错误认知和态度，家长对儿童不合理使用抗生素的行为比例降低9.56%。本案例通过描述案例发生的背景、具体干预措施和实施经过，揭示干预效果，总结通过健康教育促进儿童合理使用抗生素的成功经验，进而为在全球范围内加强抗生素滥用治理提供依据。

二、案例分析

(一)背景知识

1. 抗生素 是由微生物（包括细菌、真菌、放线菌属）或高等动植物在生活过程中所产生的具有抗病原体或其他活性的一类次级代谢产物，能干扰其他生活细胞发育功能的化学物质。目前已知天然抗生素不下万种，临床常用的抗生素有转基因工程菌培养液中提取物及用化学方法合成或半合成的化合物。在临床上，抗生素一般指抗细菌抗生素，又称抗菌素。

2. 抗药性或耐药性 是指药物治疗疾病或改善患者症状的效力降低，当药物不能杀死或抑制病原时，抗药性一词等于药物剂量失败或药物耐受，多指由病原体引起的疾病；而耐药性则亦指因长期服药，造成相同剂量却不如当初有效的情况，以抗生素的耐药性最为突出。

(二)案例背景

世界卫生组织发布的《抗生素耐药：全球监测报告》中显示，抗生素耐药性正严重威胁全球公共健康，如果不采取有效的紧急应对措施，全球将走向后抗生素时代。这意味着曾经可以治愈的普通感染疾病再次具有致命性，为人类生存带来极大挑战和威胁。

学龄前儿童是呼吸道感染的易感人群，使用药物的频率比较高，由于未成年人身体各器官没有发育成熟，滥用抗生素的危害也更大。北京市儿童医院的一项调查结果显示，5岁以下儿童呼吸道感染携带病原菌耐药快速上升，抗生素耐药菌株携带率增高。儿童使用抗生素方式受到其父母对抗生素的认知影响。因此，要合理规范儿童抗生素的使用，首先应该提高儿童父母对抗生素合理使用的认识。

1. 全球抗生素使用及耐药流行情况 据报道，国际医药市场抗生素销售额正以惊人的速度增长。1993~2007年，抗生素销售额从220亿美元增至约680亿美元。马来西亚卫生部公布的数据结果显示，抗生素已占该国药品市场总销售额的14%。日本媒体报道，日本每年销售的抗生素高达70亿~80亿美元，其中头孢菌素类注射剂就占了71%。美国医药政策管理虽然很严格，但抗生素滥用的问题也不容忽视，如某些喹诺酮类抗生素的销量远高于其他国家。

世界卫生组织在2015年11月16日发布警告，对抗生素的不正确使用会造成细菌的耐药性提高,从而可能引发一场全球性卫生危机。

2. 中国抗生素使用及耐药流行情况 中国抗生素滥用问题十分突出。据报道人均年消费抗生素量为美国的10倍,每年大约有8万人直接或间接死于抗生素滥用。中国细菌耐药水平远高于发达国家,特别是在中国农村基层医疗机构抗生素滥用情况更为严重。

3. 抗生素不合理使用及耐药流行的危害 抗生素滥用会对个体生理、环境、经济和社会产生许多不良影响。抗生素对儿童产生的副作用不容忽视。耐药菌对儿童的影响尤为严重,过多的抗生素使用很可能引起身体器官的损害。在环境方面,抗生素滥用会对环境造成污染,耐药菌通过饮食、呼吸等进入人类机体,导致没有使用过抗生素的人也会受到影响;抗生素不合理使用对患者疾病负担产生了不良影响,过度使用抗生素不仅会造成经济浪费,而且增加患者的医疗费用和经济负担,产生许多不良后果。

(三)干预措施

山东大学健康教育项目从2014年开始实施,以健康教育为主的综合干预,分别是定期的抗生素合理使用教育培训,发放合理用药宣传册和张贴宣传海报。旨在使儿童家长接受正规的抗生素合理使用教育,从而影响其对孩子的用药行为。

讲座及宣传的知识主要包括:①抗生素使用指征,即儿童家长应该在什么情况下使用抗生素,什么情况下不应该使用抗生素。②合理使用抗生素,即当需要使用抗生素时,应该如何合理的使用,包括抗生素的选择、使用时间、用法用量等。教育培训由儿科临床医生负责,采取健康教育讲座形式,讲座期间穿插交流互动、课堂问答、竞答等丰富多彩的形式。教育培训主要包含以下4个方面内容:①抗生素基本知识。②滥用抗生素的危害。③如何合理使用抗生素。④儿童使用抗生素特点等。

宣传册名为《热爱生命合理使用抗生素》,由环境保护部宣传教育中心主持编写,得到了瑞典国际发展署、瑞典抗生素耐药策略组织等提供的支持。全册共分为5个部分,分别是认识抗生素、滥用抗生素的危害、抗生素与环境的关系、如何合理使用抗生素和我们的宣言。

宣传海报标题为《合理使用抗生素促进健康和可持续发展》,包含12幅卡通插图并配以相应的文字,讲解常见的感冒、免疫力等概念,以及是否需要使用抗生素和使用抗生素的副作用等信息。

(四)结果与影响

研究结果发现,不同年龄、不同文化水平和家庭收入水平对购买抗生素要凭处方的知晓率差别明显。对抗生素相关知识的知晓率随着儿童父母年龄的增长显著提高,一系列干预措施提升了儿童家长对抗生素的知晓率,大部分家长对常见疾病使用抗生素的态度发生了显著变化,最终使得家长们更倾向于减少抗生素的使用,同时意识到使用抗生素药物时停药时间应强调足疗程。在常见抗生素药品中,农村儿童家长最熟知的是青霉素、红霉素、阿莫西林、阿奇霉素、头孢等,而对替硝唑和阿米卡星等药品知晓率最低。干预措施促使儿童家长对各种抗生素的知晓率提高到34%~94%,较干预前15%~85%的知晓率有显著提升。对于抗生素常识知晓情况,通过干预措施,儿童家长逐步认识到"使用抗生素时要遵医嘱或按说明书"。本案例发现儿童家长对滥用抗生素会增加耐药性和"需凭处方购买抗生素"的认知均有明显提升。

有约80%的家长在用药治疗时停药时间不合理,表现为症状刚好转或者刚消失就停药,很少在症状消失后继续巩固疗效。通过此次健康教育,这种停药时间不合理的行为发生比例显著下降。但对于某一些使用抗生素的错误行为如为儿童预防性使用抗生素,干预措施没有明显降低此项错误行为。此外，家长学历高低直接影响了干预措施的实施效果，这表现在高学历的儿童家长干预效果优于低学历儿童家长。

（五）成功经验

在中国农村，一方面由于农村居民医药知识匮乏；另一方面基层卫生人员业务能力相对较低，缺乏合理使用抗生素专业知识，社会缺乏有效的宣传教育，对滥用抗生素危害认识不足，对抗生素认知上存在误区，患者和医生双方合理用药意识淡薄加剧了农村抗生素滥用的现状。

本案例发现合理的选定干预对象及制订干预内容，直接影响了干预措施的效果。教育干预是一种重要手段，主要通过向卫生服务提供者、患者及社区公众、政策制订者等进行专业教育、培训、专题讲座、宣传教育材料、面对面的教育等形式达到促进抗生素合理使用的目的。此次对山东省阳谷县儿童家长的抗生素健康教育取得了良好的干预效果，主要原因归结如下。

1. 干预对象 只针对医务人员实行单一政策法规不易产生实质性干预效果，对居民的合理使用抗生素干预才是最终目标。通过宣传教育改变儿童家长对抗生素的错误认识，充分了解抗生素滥用的危害，促使其应用抗生素行为的改变，才能更主动更有效的遏制抗生素滥用。

2. 干预措施和方法 干预措施结合了知信行的行为模式，对未成年人家长首先开展健康教育，使其对抗生素相关知识、态度和行为发生改变，同时提高健康素养，最终实现健康促进。通过多次讲座，对儿童家长实施强化干预措施，强化其对抗生素的正确认识、态度及行为，修正其错误的认识、态度和行为。

（六）对策与建议

1. 采用健康教育的方式，宣传抗生素合理使用知识，促进抗生素合理使用，遏制抗生素滥用行为。

2. 为了保证和提升干预效果，干预对象宜选择母亲和学历较高的家庭成员作为干预对象，或者针对不同文化程度的人群采取差异化的容易被接受的干预措施。

3. 干预时间长短会影响到某些态度和行为的改变状况，因此对某些根深蒂固的抗生素错误观念和使用行为，应当通过延长干预时间、加大干预力度和转变干预方式等促使其改变错误态度和行为。

（七）思考与期望

滥用抗生素行为和抗生素耐药的不断加重，是由多方面原因共同造成的，因此促进合理使用抗生素和控制耐药菌蔓延是一项长期性的需要全社会共同参与的行动。广大民众、医务工作者和政府皆为行为主体，提升抗生素认知水平，改变和规范抗生素使用行为，提升健康素养是行动的关键。

解决的途径如下：首先应当转变错误用药观念和行为，通过开展抗生素合理使用的健康教育活动实现；其次，加强监督基层人员抗生素处方行为和合理使用抗生素知识培训；最后，建立农村地区抗生素使用和耐药监测评价体系等策略是解决中国农村抗生素滥用的根本途径。

三、思 考 题

1. 中国儿童抗生素使用现状是什么？有哪些不合理的现象？
2. 未成年人抗生素滥用的原因是什么？会带来哪些危害？
3. 通过健康教育促进合理使用抗生素有哪些优缺点？实施过程中应该注意什么？

（此案例来源于山东大学孙强教授带领的课题组实施的干预课题研究结果，根据课题实施者孙维帅和赵凌波等提供的相关资料整理完成。）

（孙　强　傅佩佩　孙维帅）

第六节　Antimicrobial Resistance in Africa

I　Case Introduction

From January 2010 through December 2012, El Bouamri et al. (2015) analyzed urine samples collected from the Avicenna University Hospital (Marrakech, Morocco, North Africa) using the standards of the Antibiogram Committee of the French Society of Microbiology. In the duration of the study, "a total of 1472 *Enterobacteriaceae* isolates were obtained from culture specimens of patients diagnosed with urinary tract infection (UTI). The *Enterobacteriaceae* encountered most frequently were *Escherichia coli* (63%, n = 924) and *K. pneumoniae* (22%; n = 321). 263 (82%) strains of *K. pneumoniae* were isolated from community-acquired UTIs" (ibid).

In the duration of the study, "the percentage of *K. pneumoniae* strains resistant to third-generation cephalosporins due to extended-spectrum beta lactamase (ESBL) production increased progressively from 18.2% in 2010 to 29.4% in 2011 and 34.1% in 2012" (ibid). UTI is a common global infectious disease more commonly caused by *E. coli* at 63% compared to cases of UTI caused by *K. pneumonia* at 22% (ibid). In the study, seven percent out of the 82 ESBL-producing *K. pneumoniae* isolates manifested "cross-resistance to carbapenems, which indicate[d] an emergence of carbapenem-resistant strains of *K. pneumonia*" (ibid).

El Bouamri et al. (2015) in citing Tenover (2006) added that from the past 20 years, there has been an extensive use of "broad-spectrum antimicrobial agents to meet the emerging challenge of treating UTIs due to gram-negative bacilli". In the process of administering pharmacologic treatment regimens however, the causative organisms "have developed multiple antimicrobial resistance mechanisms, including enhanced drug efflux, alterations of the drug target and the production of plasmid-mediated beta lactamases" (El Bouamri et al.2015).

II　Case Analysis

(I) Global Threat of Antimicrobial Resistance

The case presents to us one of the greatest challenges that the world is facing today. The development of resistance against antimicrobial agents is known to be one of the greatest global public health problems of the twenty-first century (Nolte, 2014). According to the Centers for Disease Control and Prevention (CDC), antimicrobial resistance (AMR) is the second most challenging global health threat in 2014 (CDC, 2014). Unsuitable use of antimicrobials provides advantageous conditions for resistant microbes to thrive, replicate and spread. A report from the World Bank even projected that the problem on antimicrobial resistance "could cause low-income countries to lose more than 5% of their GDP and push up to 28 million people, mostly in developing countries, into poverty by 2050" (World Bank, 2016).

(Ⅱ) Relevance of Antimicrobial Agents in Healthcare

Health according to WHO is more than the mere absence of disease but also takes into consideration well-being including social, mental and physical wellness. One of the ways in which good health is achieved and maintained even though there are many challenges in fighting infectious diseases is through the use of medicines and drugs. Thus, drugs are important components of healthcare delivery system. The use of drugs plays a critical role in reducing the condition of being diseased, crises and death due to communicable diseases through various mechanisms.

AMR is one of the major global public health problems facing Africa. The problem is becoming serious since most of the antimicrobials are already the world's last line of defense. Drugs are known to improve the quality of lives and ensure increase in life span of patients which means that the need to address antimicrobial resistance in healthcare cannot be overemphasized. (Leopard *et al.*, 2014)

(Ⅲ) Background of AMR in Africa

Various studies have reviewed the issue of AMR in Africa. Antimicrobial agents become a challenge when they start to build resistance to the microorganisms they are expected to attack. This is becoming a common problem in major areas of Africa and the world at large where drugs are not properly dispensed, for example: wrong diagnoses increase in the number of patent medicine vendors, low number of practicing pharmacists, increase in the number of non-trained and non-licensed drug dispenses, and noncompliance of the patients to drug use regime (Kimang'a, 2012). The development of resistance to many of these agents reduce the degree to which the antimicrobial produce desirable results.

In Africa, the understanding of issues related to antimicrobial resistance and its magnitude is hampered by surveillance of drug resistance since they are limited to a few countries (mostly developed countries) resulting in incomplete and inadequate data on the true extent of the problem. Despite the limited laboratory capacity to monitor AMR, available data suggest that the region has an increasing trend in resistance. This issue has become a major focus of global health.

With AMR, there is an increase in death rate due to the fact that microbes are developing resistance to the drug which has previously been having effective therapeutic actions. Rampant inappropriate use of antibiotics among the population and livestock by the farmers, circulation of counterfeit drugs and substandard prescriptions together with poor diagnosis, or lack of it are adding fuel to the already fired path of microbial resistance (Jean *et al.*, 2013). In most regions of Africa, antibiotics can be purchased over the counter with little or no medical advice.

African countries have a high load of infectious diseases to begin with especially in Sub-Saharan Africa where various infectious diseases are continuously being treated. Indiscriminate and irrational use of antibiotics contributed to bacteria developing resistance. AMR raises concern on the long term sustainable effectiveness of most antibiotics used to treat various infectious diseases and its potential impact on the country's health and how it affects the global health and economy at large (Beith, 2008).

(Ⅳ) Spread of Antimicrobial Resistance

Strains of bacteria that are resistant can move from one environment to another. Such spread can occur through direct contact (e.g. between animal and human) or through indirect contact (e.g. in food, through the air or water). The spread of resistance globally between regions (including between continents) is well documented and are presumably due to migration of hosts or contaminated goods and products. (Wernli *et al.*, 2011)

Spread of bacteria, in which their genomes have mutated, transfers genes horizontally between the host and the disease-causing bacteria and also among various species of the bacteria. The common mechanism underpinning antibiotic resistance is transmission of genes horizontally in the absence of selectivity between resistant strains of the bacteria and the susceptible ones. (Wernli *et al.*, 2011)

WHO came up with a list of names of antibiotic resistant organisms in Africa which are classified as either high, medium and critical priority based on certain factors. The organisms, which were mainly the gram negative bacteria including *Acinetobacter*, *Pseudomonas* and *Enterobacteriaceae* especially *Klebsiella*, *E. coli*, *Serratia* and *Proteus* were reported to have increased in drug resistance. The microbes are capable of causing various severe and often deadly infections such as bloodstream infections like septicemia. The factors considered in the selection of the pathogens are: how deadly and severe the infections they cause, whether the infection requires long hospital stay for treatments, and how often microbes develop resistance to already existing antibiotics when people catch them (WHO, 2017). Table 1 presents to us the regions of Africa affected and the antibiotics which have developed resistance.

Table 1　Extent of Antibiotic Resistance in Africa

Regions of Africa	Antibiotics Reported for Resistance
Southern Africa specifically Angola, Zimbabwe and Mozambique	Ciprofloxacin, Ampicillin, Cotrimoxazole, Nalidixic Acid, Tetracycline Trimethoprim/Sulfamethoxazole, Spectinomycin, Streptomycin, Kanamycin, Chloramphenicol and Gentamycin
East Africa specifically Kenya, Uganda and Ethiopia	Ampicillin, Amoxycillin, Chloramphenicol, Erythromycin and Tetracycline
Western and Northern Africa	Ampicillin, Clotrimoxazole, Nalidixic acid, Tetracycline, Streptomycin and Chloramphenicol

Source: Kimang'a (2012)

(Ⅴ) Issues Associated with AMR in Africa

Antibiotics play a significant role in reducing the challenges of communicable diseases all over the world including Africa. If properly used, drugs are effective in alleviating suffering from diseases. AMR reduces significantly the effectiveness of drugs in the treatment and mitigation of infections thus becoming a public health issue with a global health dimension. Many AMR is attributed to non-adherence to the drug regimen and the abuse of drugs which need to be prescribed or recommended by qualified medical personnel.

AMR is an issue in Africa due to the fact that people are vulnerable to infections and have a huge appetite for antibiotics because of the belief of its strong effects in curing (Jean *et al.*, 2013). Percentage respondents that have consumed antibiotics in the last month according to a WHO 2015 survey are Egypt (54%), Sudan (49%), Nigeria (40%), and South Africa (31%).

The lack of a comprehensive data on AMR in Africa is one of the major barriers in the recognition of drug resistance in various regions. Data are imperative in illustrating the actual prevalence of resistant infections and how it affects the general health and the consequent economic costs (Nugent et al., 2010). Thus, surveillance becomes a priority in combating the problems posed by AMR. Countries in many parts of the world already have such collaborations while countries in Africa still have to initiate such thus making surveillance and monitoring a major challenge. (WHO, 2011)

(Ⅵ) Difficulties and Challenges in Addressing AMR

The problem of AMR in Africa can be attributed to many factors. There are many determinants that work together perpetuating the problem. In the area of policy, there is little or no plan to address AMR due to the lack of a comprehensive policy and weak regulatory bodies (Llor and Bjerrum, 2014). There is a seeming disinterest in collaborative surveillance of antibiotic resistance and with little or no inter-laboratory framework (CDC, 2009). There is a nonchalant attitude of the government towards the health of the population resulting into lack of money for the health system and poor investment on health research work (Beith, 2008).

In terms of services, there is a lack of antimicrobial resistance surveillance strategies, substandard laboratory capacity on antimicrobial resistance testing and reporting, a lack of essential laboratory reagents and consumables, and limited and substandard quality assurance and control formalities (Llor and Bjerrum, 2014).

Human resources for health is also a contributing factor. For example, in Nigeria, patent medicine dealers outnumber pharmacists and there is a failure among the pharmacists to know their roles. Outdated knowledge of prescribers also contributes to the problem. Physician to population ratio in Africa is 2.7/10 000 while in Europe is 32.1 and nurse-population ratio is 12.4/10 000 while in Europe it is 80.2.

Most of the new antimicrobial agents in Africa are expensive and there is a small number of pharmaceutical companies in Africa. Both of these affect the high occurrence of fake antimicrobial drugs. Illiteracy and lack of knowledge among the patients contribute to the problem, sometimes resulting into rampant self-medication (Kimang'a, 2012).

(Ⅶ) Simple Approaches to Fight AMR

According to some researchers and clinicians, one approach that may help slow down the development of drug resistance is the practice of using multiple antibiotics to treat infections. If multiple antibiotics are used simultaneously, the resistant strain is more likely to be killed, instead of surviving and perhaps spreading. Another benefit of using multiple drugs is based on the concept of antibiotic synergism and summative action. Sometimes when two antibiotics are used together, each of them increases the activity or effectiveness of the other resulting in the combined drug being more effective at treating infection than either of the individual antibiotics (Kamil, 1965).

Another important approach in combatting the spread of AMR in Africa is also one of the simplest, easiest and most affordable approaches that is proper hand-washing. This prevents the spread of bacteria strains that are resistant to antimicrobial agents, especially in clinical settings. Many infections can be transmitted from one person to another or from one place to another thus leading to the transmission of resistant strains of the microbes resulting into AMR. The chance of spreading a disease is grossly reduced by practicing good hygiene. In many hospital settings, hand-washing training and tutorials for employees have shown to be effective (Odigwe, 2015).

(Ⅷ) Moving Forward in Africa

In addressing the challenges of the specific case presented earlier in this chapter in Morocco, and in Africa in general, there is a need to propose different actions addressing all the determinants that contribute to AMR in the region. governments of African Countries should be in the forefront of policy development and initiatives including investing more in research, on antimicrobial stewardship programs and probably on expensive new drugs in the market for patient use. There should be a close relationship among countries such as in the area of inter-laboratory collaboration, which should be highly encouraged, creation of regional groups for purposes of sharing lessons and experiences, and involvement of other stakeholders such as the agriculture as many farmers use drugs for their animals (Leopard*et al.,* 2014).

Laws should be enacted and there should be strict implantation and compliance of these laws including the dispensing of antibiotics over the counter and the use of prescriptions. Trainings such as updating the knowledge of prescribers in clinical medicine so as to ensure proper diagnosis and prescription is imperative. The population should also be involved in the actions by having a better understanding about AMR and its challenges. This is where mass media and social media may play a crucial role. Pharmacists and other healthcare workers should work together and should play a more pivotal role in this issue. Africa should also start developing its own pharmaceutical industry so as to create a more dynamic and medicines-aware environment. With these multi-pronged efforts, AMR can be addressed in a more vigorous manner for the benefit of the Africans and the world.

Ⅲ Questions

1. What is the role of healthcare workers in overcoming the threat of antimicrobial resistance in Africa?
2. "Unhygienic way of life in most African countries contribute to the issue of antimicrobial resistance". Justify the statement.
3. How can governments prevent antimicrobial resistance?
4. How do the power relations between pharmacists and branded medicine dealers contribute to the challenge of antimicrobial resistance?
5. Does the spread of fake medicines in Africa contribute to antimicrobial resistance?

(Don Eliseo Lucero-Prisno Ⅲ　Adebisi Yusuff Adebayo　Aniekan Ekpenyong)

第六章 科学技术与健康大数据

第一节 推广艾滋病自我检测的国际趋势和挑战

一、案例介绍

艾滋病新发感染问题近年来受到世界各国的广泛关注。据联合国艾滋病规划署统计,约有一半的艾滋病感染者不了解自己的感染状况。经典的艾滋病自愿咨询检测对于及时发现感染者有一定的困难,如主动接受检测的人数较少,检测结果告知比例较低及检测咨询点利用率不高等。基于艾滋病的流行特点和艾滋病传播方式的特殊性,国际上近年来正在推广艾滋病自我检测(HIV self-testing,HIVST)以提高艾滋病毒检测服务的可及性和利用率,尤其是在检测覆盖率较低和感染风险较高的相关人群中。

HIVST 是指受试者采集自己的唾液或指血样本进行测试,然后自己判定检测的结果。在各国推行 HIVST 过程中,对其在特定人群中的接受程度、成本效益及国家政策等均有不同程度的思考和研究,对最终实现在全球范围内控制艾滋病的流行有十分重要的意义。多个国家的 HIVST 和标准的艾滋病毒检测比较的随机对照研究结果表明,HIVST 增加了高危人群和重点人群艾滋病检测的次数及频率,使用 HIVST 的人多认为其使用方便、保证隐私,并可以增加性伴之间的信任度。同时,基于流行数据的数学模型表明大规模的推广 HIVST 可以节省医疗费用,减轻艾滋病带来的疾病负担。因此,世界卫生组织继 2015 年颁布《艾滋病检测服务综合指南》推荐了快速诊断检测 HIV 的方法作为艾滋病检测服务(HIV testing services,HTS)的一部分后,2016 年基于新的研究结果又颁布了艾滋病快速检测的指导方针,以支持各国及国际的艾滋病项目,以及防治艾滋病的行动战略目标。

二、案例分析

(一)背景知识

2016 年 7 月 12 日联合国艾滋病规划署在日内瓦发布一份最新的《艾滋病预防差距报告》,报告中指出,过去 35 年来,全球各地已有 7800 万人感染艾滋病病毒,其中有 3500 万人因艾滋病相关并发症而死亡。尽管全球大多数地区艾滋病病毒新发感染在持续下降,相关感染人数自 1997 年达到峰值以来已显著下降了 40%,但新的分析和数据显示,这一积极势头在过去 5 年间出现了"停滞不前"的情况。在过去 5 年里,每年至少仍有 190 万成年人感染艾滋病病毒。在东欧和中亚地区,每年新发感染艾滋病病毒的成年人人数在 2010~2015 年上升了 57%;经过多年的稳步下降,加勒比地区同期出现了 9% 的回升;在中东和北非,成人新发艾滋病感染病例增加了 4%,拉美地区上升了 2%。在此期间,全球其他地区也并未出现成人新发感染的显著下降。

因此,艾滋病新发感染问题必须引起各国的高度关注,艾滋病规划署的报告强调,目前 57% 的艾滋病感染者了解自己的状况,但仅有 46% 的感染者能够获得抗逆转录病毒治疗,38% 的感染者在治疗后其体内病毒得到抑制,能够健康生活。依据艾滋病规划署提出的到 2030 年结束艾滋病流行的"快速通道"目标,到 2020 年实现"90-90-90"的目标,具体就是:让 90% 的艾滋病病毒携带者自身知情,90%知情的携带者获得治疗及90%接受治疗的人体内病毒受到抑制。世界卫生组织继2015年颁布了《艾滋病检测服务综合指南》就推荐了快速诊断检测HIV的方法作为艾滋病检测服务的一部分,2016年基于新的研究结果又颁布了艾滋病快速检测的指导方针,以支持各国及国际的艾滋病项目,以及防治艾滋病的行动战略目标。

(二)进展与挑战

1. HIVST 的必要性 在全球艾滋病流行的背景下,艾滋病感染的重点人群如男同性恋者、男男性行为者、性工作者及其客人、变性者、注射毒品者及囚犯等,知晓自己艾滋病感染状况,对减低艾滋病传播、降低艾滋病患病率和死亡率有十分重要的影响,也是提高全球对艾滋病流行反应的关键所在。在过去10年间,艾滋病检测服务在全球得到了广泛的推广,2005年非洲的艾滋病病毒感染者只有约10%知晓自己感染艾滋病病毒,而在2015年非洲约有55%、全球约有60%的感染者知晓自己感染艾滋病病毒。在2010~2014年全球超过6亿人接受了艾滋病检测服务,这很大程度上归因于低费用的快速诊断检测(rapid diagnostic tests,RDTs)。艾滋病的RDTs可以由经过培训的非医护人员操作,且对检测环境的要求不高,在不同场所均可进行。即使如此,全球仍然有40%的艾滋病病毒感染者没有得到诊断。因此,HIVST被联合国艾滋病规划署作为一种有效的、创新的途径,来实现"90-90-90"的目标,到2020年让90%的艾滋病病毒携带者自身知情。

2. HIVST 在各国的国家政策 HIVST是指受试者采集自己的唾液或指血样本进行测试,然后自己判定检测的结果。自我检测的方法已被广泛应用于早孕及糖尿病检查。HIVST的方法可以在不同的场所进行并被广泛人群接受,如艾滋病重点人群、医务人员等。但是,HIVST的快速检测结果并不能作为诊断艾滋病阳性的依据,若检测结果为阳性,受试人还需要进一步接受国家规定的艾滋病病毒感染确诊试验。HIVST可以使卫生服务和卫生资源集中于那些测试阳性的受试者,为他们提供必要的确诊试验和转介服务,从而提供卫生体系的效率。

全球来看,HIVST的政策均处于不同阶段。世界卫生组织的一篇国家政策的报告中指出,参与调查的116个国家中,仅有16个国家政策支持HIVST和(或)市场上有HIV RDTs的检测试剂的售卖。在法国、英国及美国等国家,HIV RDTs已获政府部门正式批准使用,而在其他国家如澳大利亚、纳米比亚、南非等,虽然私人药店和互联网已有相应产品供应,政府尚未正式批准使用,因此也就不能保证HIV RDTs产品的质量、安全和规范操作。

(三)研究结果

1. 检测次数、检测频率及寻找进一步关怀与治疗服务 自2014年起,世界卫生组织就鼓励各国开展HIVST项目以评估此方法的效果。在2016年,世界卫生组织则强烈推荐HIVST作为艾滋病检测服务的辅助方法,并进行了HIVST和标准的艾滋病病毒检测比较的随机对照研究的系统综述。经文献查阅,此综述研究纳入了3个国家5个随机对照试验,2个在肯尼亚由妇女向她们的男性性伴发HIVST试剂盒,同时向她们的男性性伴发转介卡到艾滋病诊所进行艾滋病检测比较;其他3个分别在中国香港特别行政区、中国内地和美国,均是在男性同性性行为者中进行,比较HIVST和机构依托的艾滋病检测。这5个随机对照试验研究均向受试者提供免费的唾液HIV RDTs自我检测试剂盒,并配有厂家的操作手册,不同的是每个研究配的试剂盒的数量和对检测者提供的协助模式,即提供视频链接、电话形式的检测咨询或现场演示自我检测的方法。

5个随机对照试验的结果表明,与同机构依托的艾滋病检测相比较,HIVST组增加了孕妇和产后妇女男性性伴的艾滋病检测次数，提高了男性同性性行为者中艾滋病检测频率，没有增加艾滋病危险行为或细菌性性传播疾病感染，性传播疾病检测次数和频率并未下降，社会危害和其他负面事件没有增加。

以上 5 个随机对照试验中有一个研究报告了约 72% 的受试者（孕妇的男性性伴）在使用过 HIVST 试剂盒后去到相应机构做进一步的检测。在撒哈拉非洲地区，普通人群在做了 HIVST 后，进一步寻求关怀服务的比例占 50%~60%。在重点人群，观察性研究表明男性同性性行为者（美国 100%；中国香港 20%）、女性性工作者（肯尼亚 88%；津巴布韦 99%）等有 20%~100% 在接受了 HIVST 后，寻找机构进行确认试验及相应的医疗服务。

2. 不同人群对 HIVST 的看法和接受程度 尽管重点人群、普通人群、年轻人及医务工作者对采用 HIVST 可能的负面作用有一定的看法，如缺少相应的社会支持、可能的社会危害和对个人的危害、结果的准确性及费用和可及性等问题，但总的来说他们认为 HIVST 很方便、保证隐私、操作容易、无痛，也不必去特定的机构检测，这些均为推广 HIVST 的使用提供了强有力的支持。

研究表明男性同性性行为者和女性性工作者在做 HIVST 时更倾向于使用唾液检测，认为这种方法无痛；而其他人群则更倾向于用指血检测。相比于从公共机构或诊所获取 HIVST 试剂盒，这些人更倾向于从药店购买、网上购买、自动售卖机及相应的活动场所得到试剂盒。而普通人群中对 HIVST 的接受率也十分高，津巴布韦为 80%，赞比亚为 76%，美国为 56.2%（在 2006 年 HIVST 尚未开始时），西班牙为 80%，英国为 98%。

研究还表明使用 HIVST 可以增加性伴间的信任度，有利于知晓双方的艾滋病感染状况，并提供相应感情支持和寻找医疗关怀。但是，若性伴双方均 HIVST 检测阴性，他们有可能会不再使用安全套，因而也会增加他们感染性病和艾滋病的概率。因此，应给予受试者必要的信息，多方权衡，将 HIVST 带来的可能风险降至最低，益处增至最大。

在年轻人群（15~24 岁）中，现有的研究表明，在加拿大、法国、南非和美国对 HIVST 的接受程均比较高。在加拿大，一个研究表明 81% 的大学生认为无他人协助的唾液检测虽然准确性及后续的医疗服务尚需考量，但是可以接受的。南非的大学生也持同样观点，同时认为 HIVST 可以使 HIV 检测常态化，提供补贴和免费试剂盒可以帮助人们更多的使用 HIVST。然而，大学生多数对艾滋病感染的窗口期的知识缺乏认识，并很少关注快速检测后确认试验如何获得，以及如何应对阳性的自我检测结果。

HIVST 在艾滋病高发区的医务人员中也倍受欢迎，在埃塞俄比亚、肯尼亚、马拉维、莫桑比克和津巴布韦，HIVST 的使用率非常高，通常认为可以降低艾滋病测试带来的歧视，并且是为家人提供检测的合适的方法。在埃塞俄比亚，70% 的医务人员表明他们曾经非正式的自我检测过 HIV，其中 82% 的人表明这样做是为了保密、14% 的人表明是因为没有时间接受标准的艾滋病检测服务。

（四）成本与效益

HIVST 的费用，不但要考虑每个试剂盒的价格，而且要考虑其在不同地点、不同人群中不同形式的测试的经济影响，是政策制订者和使用服务者都十分关注的问题。国际药品采购机制（UNITAID）/世界卫生组织估计在高收入国家 HIVST 试剂盒的价格为 7.5~43 美元，而在中低收入国家为 3~16 美元。显然，使用低价的 HIVST 试剂盒可以使这种检测方法有更高的经济效益。但若计算每一个确诊病例的检测成本，就应考虑人力资源、监测系统等投入，这样 HIVST 的成本就远远高于标准的机构检测艾滋病的成本，为 25.81~76.14 美元。因此要取得更好的经济效益，应考虑利用流行的社会媒体资源，进行 HIVST 的指导和宣传，尽力减低人力投入。

使用津巴布韦数据的一个数学模型表明，如果 HIVST 试剂盒的费用为每个 3 美元，而因 HIVST 而增加的艾滋病检测数有中等程度（20%）的增加，则 HIVST 的推广是有经济效益。在这种情况下，依托社区的 HIVST 模型可以节省 7500 万美元的医疗费用，并在 20 年间可挽回约 7000 DALYs，大大减轻艾滋病带来的疾病负担。在这个模型的支持下，如果 HIVST 检测率很高，约 85% 的人知晓他们的艾滋病感染状态，则许多其他的艾滋病检测服务都比 HIVST 的经济效益低。

此外，如果 HIVST 的检测率相对较低，但检测后寻求医疗服务的人增加，结果阴性的人更多的寻求暴露前预防（PrEP）和自愿男性环切手术（VMMC），重点人群检测频率增加，则 HIVST 也会有较高的经济效益。目前许多国家都推行"全部治疗（treat all）"的政策，即每一个确诊的感染者均符合抗病毒治疗（ART）标准，推行 HIVST 就可能带来额外的经济效益。

（五）实践与策略

为使 HIVST 在人群中的得益最大化，不仅要考虑检测试剂的质量，而且要考虑如何提供服务、如何和相应的医疗服务对接及监测和报告系统的完善程度。同时，政府部门、非政府部门之间的合作也至关重要。

在计划 HIVST 项目时，首先要分析和评估现有的艾滋病检测服务项目，确定推行 HIVST 的地点和具体形式，以补充现有的艾滋病检测服务。同时监测和评估推行 HIVST 的影响和效果，并作进一步的分析研究，以确定在不同地点和不同人群中最有效和最能接受的推行方法。提供 HIVST 服务可以是机构依托的也可以是社区依托的，可以采用二级发放（如由性伴发放试剂盒）、整合在其他的健康相关和干预项目中，或通过药店、自动售卖机、互联网或其他途径提供，具体实例如表 6-1。

表 6-1 HIVST 服务提供途径

项目	措施
1. 依托社区发放	在马拉维，在社区推行普通人群的 HIVST，使接受 HIVST 检测的人数增加 77%，其中 44% 为第一次检测者，检测率最高的是青少年和年轻人群体。接受 HIVST 的人当中，11.8% 被确认为 HIV 阳性，其中 56.3% 接受了相应的医疗服务
2. 伴侣或性伴检测	在肯尼亚，对妊娠期、产后期妇女及女性性工作者提供 HIVST 试剂盒，发给她们的伴侣和社会关系网络，使 98% 的男性伴侣接受了 HIVST 检测
3. 依托机构发放	HIVST 可以作为提高艾滋病高发区诊所 HIV 检测覆盖率及检测效率的一种途径，即凡到诊所的人在等候就诊的时候均接受 HIV 检测，或被提供 HIVST 试剂盒回家自我检测
4. 依托互联网的重点人群外展	几个研究均报告了男性同性性行为者通过互联网和社会网络申请获取 HIVST。在中国，一个项目通过网上提供（并邮寄）免费的 HIVST 试剂盒可以接触到高危男性，其中 15% 自我检测结果为阳性，所有这些人均被提供确认试验。在美国，通过互联网、社交媒体网络、自动售卖机等进行 HIVST 的营销已被证明被男性同性性行为者广为接受，并促进了他们的 HIVST 检测
5. 依托药店发放	在法国、英国和美国，HIVST 已经正式在药店和其他零售场所作为非处方药售卖。在许多其他国家，HIVST 也以非正式的形式售卖给需要者
6. 暴露前预防（PrEP）项目	因 HIVST 多在 HIV 高危人群中使用，所以可以作为 PrEP 项目的切入点。一个在肯尼亚的研究使用 PrEP 的 HIV 感染状态相异伴侣的项目中，90% 的人使用 HIVST 检测 HIV，其中 69% 同自己的伴侣分享了检测结果（所有被确认阴性）。这种方法可以减低去检测机构重复测试的费用，并鼓励进行 PrEP
7. 工作场所项目	HIVST 可以用作工作场所体检和关注职业健康，可以涉及矿工、渔民、卡车司机及医务人员和他们的伴侣，以促进 HIV 的预防

除了确定提供 HIVST 的最佳途径，还应考虑在 HIVST 之后如何促进受试者对接进一步的预防、治疗和关怀服务。表 6-2 列出了目前 HIVST 之后对接进一步服务的策略。

表 6-2 HIVST 之后对接其他服务的策略

项目	措施
1. 主动的、依托社区的随访	通过同伴或外展工作人员面对面、电话和信息或社交媒体平台，发放 HIVST 试剂盒、定期随访及检测后咨询，并转介至其他医疗机构
2. 依托社区网络随访进行家庭治疗评估	此方法以在马拉维实施并证明在普通人群中是有效的对接医疗服务的方法
3. 同 HIVST 试剂盒一起发放小册子和宣传单	包括 HTS 及 HIV 预防、治疗和关怀等信息，以及其他疾病如结核、性传播性疾病及肝炎等相关内容
4. 电话热线、手机短信及互联网	受试者在自我检测之前或之后打电话以获取社会心理和技术支持，及转介至其他医疗服务的信息；提供信息、提醒及视频资料等对接医疗服务
5. 抵用券、预约卡等	提供给距离远、交通费用贵或不易获得服务的人群

检测和汇报系统对推广 HIVST 有十分重要的作用，因 HIVST 操作的隐秘特点，收集相关信息以确定其效果及监测其可能的社会危害和负面事件十分不易。一些建议的方法见表 6-3。

表 6-3 HIVST 监测和报告工作

项目	措施
1. HIVST 热线和短信服务系统	可以监测和分析自我检测结果的照片来估算阳性结果及错误结果的数量，出现的负面事件及造成的社会危害
2. 社区监测系统及人群健康与行为调查	搜集 HIVST 及其他检测服务的资料，以确定 HIVST 使用的比例及其他社会危害和负面事件
3. 试点和机构的登记系统	可以统计造访者是否用过 HIVST 及检测结果，并监测预防、治疗及关怀的对接服务
4. 互联网和手机等电子形式的调查	鼓励受试者提供关于社会危害、测试失败及负面事件的反馈
5. 激励措施	可以以某种奖励或激励的形式来鼓励受试者汇报分享自我检测的经验

（六）思考与展望

2016 年世界卫生组织已经明确建议 HIVST 作为艾滋病检测服务的辅助方法，各国也从政府层面和学术层面上开展项目和进行评估研究。目前，中国艾滋病流行形势严峻，尚有一定数量的感染者和患者未被检测发现，性传播成为最主要传播途径，男性同性性行为人群感染率持续升高，青年学生感染人数增加较快，卖淫嫖娼、合成毒品滥用及不安全性行为等诸多因素加大了艾滋病传播风险，新社交媒体的普遍使用增强了感染艾滋病高危行为的隐蔽性，人口频繁流动增加了预防干预难度。鉴于此，中国目前已经将推进 HIVST 的工作纳入中国遏制与防治艾滋病"十三五"行动计划，通过发现感染者、及时提供对接医疗服务和管理病例，探索适合在中国推行 HIVST 的模式，最终实现控制艾滋病的全球流行。

三、思 考 题

1. HIVST 同标准的艾滋病监测服务的区别及优势是什么？
2. 从成本和效益的角度，分析中国推行 HIVST 的模式将带来哪些经济效益和社会效益？

并探讨中国在艾滋病防控中的经验与教训是什么?

(苏小游　刘远立)

第二节　全球抗疟中科学技术的应用及其挑战

一、案例介绍

自人类诞生以来,科学技术就在人类健康发展的历史长河中发挥了重要的作用。随着人类健康发展的需要和科学技术自身的发展,科学技术在全球健康发展中的影响和价值与日俱增。人类社会的发展和全球健康离不开科学技术的发展与创新。全球疟疾防控与消除也必须依靠科学技术的力量予以攻克。

疟疾(malaria)是由疟原虫引起的经雌性按蚊传播的急性传染病。疟疾在全球近一百个国家中肆虐,极大地损害了人类健康。据世界卫生组织统计,2000年以来,在全球范围内控制和消除疟疾已挽救了330万人的生命,使全球和非洲地区的疟疾死亡率分别降低了42%和49%。但是2015年全球仍有91个国家和地区存在疟疾的传播。2015年全球疟疾的新发病例仍高达2.12亿,造成40余万人死亡,其中86%是5岁以下儿童。疟疾虽然是一种威胁生命的传染病,但又是可防可治的。全球范围内,通过不断开发有针对性的科学技术,采取有效的干预措施,大大减轻了全球的疟疾负担。统计数据表明,在2010~2015年,全球的疟疾发病率(即新病例发生率)下降了21%;同期,全球各年龄组危险人群中疟疾死亡率下降29%,5岁以下儿童死亡率下降35%。但疟疾的发病和危害在全球的地区间是不平衡的,尤其是对撒哈拉以南非洲地区的危害最为严重,其发病患者和死亡的数量及病情严重程度都是疟疾最猖獗的地区,对该地区造成了沉重的社会经济负担。2015年,该地区的疟疾感染人数占全球病例总数的90%,因疟疾而死亡人数占全球疟疾死亡总数的92%。

全球抗疟的推动力量主要来自两个方面。第一,发现了价格低廉的可以显著防控疟疾的技术;第二,知识的传播推进了这些技术的应用。在此方面,最具代表性的科学技术的发展对抗疟影响的例子就是以青蒿素为代表的药物的发现和发明,它的发现者是中国科学家屠呦呦。青蒿素的发现是人类对抗病原菌的一个具有历史性的里程碑,青蒿素被称为20世纪最有贡献的药品。青蒿素抗疟机制的发现和使用,使疟疾抗药性问题有望解决。近半个多世纪以来,青蒿素已在全球范围内广泛应用,挽救了无数人的生命。截至2013年,青蒿素复方药已成为88个疟疾流行国中的79个国家治疗恶性疟原虫疟疾的一线药物。

从全球抗疟发展来看,由于科学技术的不断发展与创新,应用于抗疟的干预措施的推出及其使用,全球疟疾的流行和危害已有了显著的改善。

二、案例分析

(一) 背景知识

疟疾是一种因疟原虫寄生人体而引起的寄生原虫病,一种具有传染性的威胁人类健康的被忽略的热带病(neglected tropical diseases, NTDs)。感染人类的疟疾寄生虫主要有4种:恶性疟原虫、间日疟原虫、三日疟原虫和卵型疟原虫;其中恶性疟原虫临床症状最为凶险,间日疟原虫最为常见。传播途径主要是通过受感染的雌蚊叮咬传至人类,其他可能的传播途径还包括垂直传播和血行传播。其典型症状为间歇性寒战发热,肝脾肿大。如不及时治疗,疟疾可危及生命。

根据世界卫生组织消除疟疾的评价标准:"消除疟疾"的标准为,通过采取周密的措施,在明确的地理区域阻断由某种疟原虫引起的当地疟疾传播,需要继续采取措施预防其重新传播。"消灭疟疾"指的是,采取周密的措施后,全球由人类疟原虫导致的疟疾感染发病率永远降至零。一旦消灭,即不再需要采取任何干预措施。至少连续3年无疟疾当地感染病例的国家有资格向世界卫生组织申请消除疟疾的认证。

表6-4 世界卫生组织对NTDs控制、消除或消灭的评价指标含义

概念	定义
消灭或根除	全球范围内某传染病的感染将永远减少为零,且无再引入的风险,某病原体或者在地球上被灭绝或者被保存于实验室等限定环境
消除或阻断传播	在某一特定地理区域(通常是指国家)某病发病率减少为零但需继续采取措施预防新感染发生的可能
控制	使某疾病的发病率、患病率、感染度或死亡率等病情指标减少至一定的范围内,作为一个公共卫生问题被消除,是针对某种疾病的操作性控制目标

(二)措施与干预

1. 预防性干预措施 预防和减少疟疾传播的主要措施是病媒控制。世界卫生组织建议,要采取有效的疟疾病媒控制措施,为所有面临疟疾风险的人提供保护。主要采取两种行之有效的控制病媒措施:杀虫剂处理的蚊帐(largeinsecticide-treated net,ITN)和室内滞留喷洒(indoor residual spraying,IRS)杀虫剂。此外,开发和使用疫苗也已提上了日程。

(1)经长效杀虫剂处理过的蚊帐:是实现抗疟目标最具有成本效益的方法,因此采取免费提供经长效杀虫剂处理过的蚊帐通常被作为防疟公共卫生规划的优先选择。《2014年世界疟疾报告》指出,过去十余年的全球抗疟努力已取得显著的成效,其中,增加使用经过杀虫剂处理过的蚊帐是疟疾发病率下降最主要的原因。在2000~2013年,全球疟疾死亡率下降了47%,疟疾发生率下降了30%。报告指出,撒哈拉以南非洲地区的疟疾感染人数从2000年的1.73亿人下降到2013年的1.28亿人。

(2)室内滞留喷洒杀虫剂:是迅速减少疟疾传播的有力措施。为了充分发挥杀虫剂的效力,室内滞留喷洒杀虫剂要求至少应对目标地区80%的房屋进行喷洒。喷洒的持续时间取决于所用的杀虫剂和喷洒表面的类型,室内喷洒的效力需要持续3~6个月。对于一些疟疾高流行的地区,需要多次喷洒才能为人群提供可靠的保护。

(3)针对疟疾的疫苗:疫苗的研发一直是学术界关注的重点,但目前尚无获得许可的针对疟疾或任何其他人类寄生虫的疫苗。一项针对恶性疟疾的疫苗(RTS,S/ASO1)的研究已在非洲7个国家进行大规模临床试验,并对其进行评价,2015年7月该疫苗已获得欧洲药品管理局好评。2015年10月,世界卫生组织组织建议在一些非洲国家试用全球首个疟疾疫苗(RTS,S/ASO1)。2016年11月,世界卫生组织宣布在撒哈拉以南非洲地区3个国家试用该疫苗。如果通过这些试点项目能证实该疫苗的安全性和有效性,则将在这些国家广泛使用这一疫苗的接种。

2. 预防和治疗性干预 治疗性干预主要是抗疟药物的应用,同时使用抗疟药也可用于预防疟疾,特别在高传播地区或高危人群,如孕妇、婴儿和儿童。

目前屠呦呦发现的青蒿素及其衍生物被认为是治疗疟疾最有效的药物。作为"中国神药",青蒿素在全球抗击疟疾中显示了神奇的功效。青蒿素是从中药青蒿中提取的有过氧基团的倍半

萜内酯药物，是高效、速效、低毒抗疟药。恶性疟原虫是致病性最强的人类疟疾寄生虫，可在短时间内破坏80%的红细胞，严重威胁人的生命。青蒿素能明显抑制恶性疟原虫无性体生长，对疟原虫有直接杀伤作用。英国权威医学刊物《柳叶刀》的统计显示，青蒿素复方药物对恶性疟疾的治愈率达到97%。2004年5月，世界卫生组织正式将青蒿素复方药物列为治疗疟疾的首选药物。

（三）成本与效益

疟疾的干预措施是具有最高效益的公共卫生投资之一。由于有效的抗疟的干预措施的使用，使全球疟疾的流行状况已有了显著的改善。2015年世界卫生组织的报告指出，得益于低成本和有效的疟疾防控措施的推广，2015年全球疟疾病例数从2000年的2.62亿下降至2.14亿，死亡人数由83.9万下降至43.8万。已经实现了联合国千年发展目标中提出的2015年遏制并开始扭转疟疾发病率的目标。大多数的疟疾干预措施是低成本高收益的。最具有低成本高收益的干预措施是杀虫剂处理的蚊帐和室内滞留喷洒杀虫剂。以抗疟干预中药浸蚊帐为例，其作为低成本的疟疾防治干预与有效防控效果是显而易见的。预计全球每年因疟疾造成的经济损失高达120亿美元，而保护一个人一年的平均费用为2.20美元，室内滞留喷洒杀虫剂为6.70美元。诊断一例疟疾的成本为4.32美元；一个不复杂的疟疾病例的治疗成本为5.84美元；一个复杂病例的治疗成本为30.26美元。

自2000年起，推广浸药蚊帐、喷洒杀虫剂和青蒿素联合疗法等防治措施避免了620万人死于疟疾。在全球疟疾病例和死亡人数约占9成的非洲地区，疟疾死亡率在各年龄段人群中也下降了66%，5岁以下儿童则下降了71%。传统的经杀虫剂药浸的蚊帐成本也较低，在厄立特里亚塞内加尔，每治疗年每人的蚊帐成本为1.21~6.05美元，保护每个5岁以下的儿童年成本23.96美元，避免每名儿童死亡成本为3933~4357美元，这两项低成本的措施收到良好的健康效益。

这种健康结果的改善是全球性的，即使是在最贫穷的发展中国家也得到了明显的改善。例如，在2007~2008年，驱虫蚊帐的家庭拥有率达到了56%，儿童中的使用率达到了55%。

日益增多的证据表明，积极有力的疟疾防治措施对于由所有原因引起的儿童死亡率正在产生着巨大的、超出预期的影响。来自赤道几内亚的证据表明，积极有力的疟疾防治使由所有原因引起的儿童死亡率下降了66%。在桑给巴尔（坦桑尼亚联合共和国的组成部分），由所有原因引起的5岁以下住院儿童死亡率下降了57%，住院患者死于疟疾的人数则下降了90%。

目前每年全球抗疟的资金为27亿美元。在撒哈拉以南非洲地区的疟疾流行国家，2001~2014年，由于预防控制出现新疟疾病例的成果显著，使其减少了大量的疟疾病例，为该地区节约了近9亿美元病例管理费用。

近年来，陆续有7个国家经世界卫生组织认证消除了疟疾，包括阿拉伯联合酋长国（2007年）、摩洛哥（2010年）、土库曼斯坦（2010年）、亚美尼亚（2011年）、马尔代夫（2015年）、斯里兰卡（2016年）和吉尔吉斯斯坦（2016年）。

（四）经验与教训

1. 综合防治措施和高效监测系统　疟疾传播率达到较高和中等水平的所有国家的首要重点是，通过持续提供普遍可得的有质量保证和适当的病媒控制措施、诊断制剂和抗疟药，以及实施世界卫生组织建议的适合当地流行病学环境的所有预防性治疗。作为这些活动的后盾，必须有高效率的疾病监测系统、健全的昆虫学和药效监测及强大的公共卫生宣传和行为改变规划。在疟疾流行国家中，为减少和消除疟疾做出的努力被越来越多地视为具有高影响力和高效益的战略投资，可以产生显著的公共卫生收益，有助于减轻贫困，改善健康公平性。

2. 提高疟疾干预措施的覆盖率和研发新工具 如果全球协同努力最佳地使用目前可得到的技术方法，尤其是病媒控制措施，并使覆盖率达到高危人群的80%以上，就可以显著减少疟疾发病和死亡人数。要达到更高的覆盖率将遇到操作层面的困难，所以需要对疟疾防控的工具和方法进行进一步的创新，以便在疟疾高流行区终止传播；现有干预措施目前难以达到的地区和人群也需要这种技术的创新。在疟疾传播可能性很高的国家，将需要额外的工具以便加快进展。

3. 联用青蒿素并发挥其在全球抗疟行动中的作用 "遏制疟疾伙伴关系"组织秘书处驻纽约的代表埃尔韦·韦尔霍塞尔曾表示，青蒿素联合疗法是目前治疗疟疾最为有效的手段，也是抵抗疟疾耐药性效果最好的药物。中国是抗疟药物青蒿素的发现方及最大生产方，青蒿素在中国自身抗击疟疾和全球抗击疟疾进程中发挥着重要作用。

（五）问题与挑战

全球抗疟工作已取得巨大进展，但目前仍面临诸多挑战。疟疾仍然是一个严重的公共卫生问题，特别是撒哈拉以南非洲地区。在疟疾传播率很高或中等程度的国家，国家疟疾控制规划的目标是最大限度地减少疟疾病例和死亡人数。国家抗疟规划目标实施进展的速度将取决于本国卫生系统的实力，如卫生系统的能力、生物因素、环境因素，以及特定国家的社会、经济发展状况、人口、政治和文化等影响因素。主要面临的挑战有以下几个方面。

1. 耐药性的挑战 目前抗疟药耐药性是全球抗疟必须应对的一个挑战。抗疟药耐药性是一个反复出现的问题。对防治疟疾和消除疟疾构成重大潜在威胁的是寄生虫对药物（青蒿素类复方疗法）的抗药性及蚊子对除虫菊酯杀虫剂（目前唯一用于驱虫蚊帐/长效驱虫蚊帐的杀虫剂）的抗药性。定期监测药品和杀虫剂的疗效，应成为疟疾流行国家抗疟疾计划的一个经常性组成部分。世界卫生组织负责疟疾防控工作的佩德罗·阿隆索指出，越来越多的蚊子对杀虫剂产生耐药性，这也可能削弱防控努力。

2. 科学技术开发和创新的挑战 全球抗疟另一个重要挑战是急需利用科学技术的开发和创新并扩展研究。在未来的15年中（战略适用的时期内），预计将出现新的抗疟重要工具。其中包括更有效的新药、新的药物组合、更好的诊断制剂、新的疫苗、新的杀虫剂及其他创新的病媒控制工具。在能够获得新的工具之前，还需要开展实施性研究和科学技术的改进，包括改进以最高的效率和效益来实施现有抗疟干预措施的方法，尤其应注重人口覆盖面、短期和长期依从性及人力资源的配置和能力建设等问题。

抗疟科学技术开发与创新面临一个重要挑战是许多感染疟疾患者不出现临床症状或未能得到诊断，因此难以被卫生系统发现。各国的疟疾诊断技术须快速提高，相应的设施须迅速扩大规模，并纳入患病儿童的管理工作之中。这包括在可行的情况下进行显微诊断，并开展高质量的快速诊断检测。医疗保健工作人员的鉴别诊断技能必须加强，以确保并非由疟疾引起的发热获得适当治疗。此外，在某些情况下，疟疾患者的原虫密度很低，目前的常规诊断工具还无法发现。这些患者在未察觉情况下推动了疟疾的传播循环。在今后10年内预期研发和可获得的新工具和方法将有助于检测和确定这些传染源，并从无症状的携带者身上清除疟原虫。

病媒控制也亟待开发可能的工具和方法，以应对病媒对杀虫剂的耐药性及残留传播等特定挑战。如果期望达到控制和消除疟疾的目标，现有控制媒介的方法必须改良。其中包括新的杀虫剂、配方或应用方法、新的昆虫引诱剂和驱虫剂、新的生物活性因子（如真菌或内共生菌）、新的蚊虫生命周期目标（如觅食糖类、交配或产卵阶段）及转基因蚊虫，以及用户友好地配合杀虫剂室内滞留喷洒,特别是在传播的地区，承担得起并可接受 5 年由集体制作的杀虫剂蚊帐。并且，需探索新的技术以改进干预措施的提供，如移动电话技术和数码测绘的新型用途。

3. 抗疟资金的挑战　抗击疟疾的斗争因若干相互关联的挑战而被延长，在有些国家出现了障碍和目标进展的迟缓，首先，最大的挑战是缺少充分、可预见和可持续的国际与国内资金。世界卫生组织报告指出，目前全球在控制和消除疟疾方面取得了重大进展，但还面临许多挑战。在卫生系统薄弱的国家仍有数百万人没有获得有质量保证的诊断和治疗。其次，近年来，针对婴儿、5 岁以下儿童和孕妇预防疗法的推广工作进展缓慢。再次，疟疾控制的资金虽然不断增加，但仍面临很大的资金缺口。为实现全球目标每年估计需要提供 51 亿美元，而 2013 年为疟疾规划提供的资金仅占该数额的 53%。

尽管在 2000~2010 年全球疟疾投资大幅度增加，但此后抗疟资金并未有所增加。为了达到全球抗疟目标，必须大幅增加国内外资金的数额，包括国际和国内捐款，疟疾流行国家政府在 2015 年提供了抗疟资金总额的 31%。到 2020 年，估计抗疟年度投资总额需增加至每年 64 亿美元，以便达到使疟疾发病率和死亡率减少 40% 的第一个里程碑。此外，每年全球将另外需要 6.73 亿美元的资金用于抗疟干预的研究和开发。

4. 卫生体系的挑战　为了加快全球抗疟进展，还需要应对体系性的和技术性的挑战，包括卫生系统管理效能不足（如由于许多国家的供应链管理薄弱，私立卫生部门缺乏管制，导致可能使用了无效的抗疟药或病媒控制产品）；薄弱的监测、监督和评价体系影响了追踪项目的覆盖；维持和加强抗疟干预所需的技术和人力资源能力的缺乏影响了抗疟的进展。未来数年，对于受埃博拉疫情影响的国家给予特别的关注和投入大量的努力，帮助其重建和增强卫生系统及应对疟疾的能力，是未来抗疟将应对的一个不可忽视的挑战。

（六）对策与建议

如何确保抗疟干预的公平性和干预的有效性。世界卫生组织呼吁要大规模扩大现有干预措施的覆盖率，特别是药浸蚊帐应覆盖所有面临风险的人；建议向使用者提供价格补贴或让其免费试用。并且，为了改变人们的思维和行为，确保所有面临疟疾风险的人每日使用经长效杀虫剂处理过的防蚊蚊帐并适当维护这种蚊帐，需实行有效的宣传策略。

如何应用科学技术和技术创新，提供新的抗疟干预措施，不仅能给流行国家和地区的抗疟提供有效的工具，而且能为所有已无疟疾传播国家防止再次出现疟疾提供保障。这些都需要得到来自多国家多部门的支持与关注，需要资源的筹集、资金的投入及研究的开发和技术的创新。

为了实现抗疟干预的全覆盖，在全球抗疟中应该积极开发和运用新的工具及新的科学技术，如移动技术 eHealth、移动医疗技术（mobile health technology, mHealth）的研究与开发。通过确保科学技术开发、研究和推广实施所需的资金来保障有效的抗疟干预研究和实施的可持续性及公平覆盖。

（七）思考与展望

世界卫生组织和全球疟疾防治界的愿景是开创一个没有疟疾的世界。2015 年 5 月世界卫生大会通过的世界卫生组织《2016—2030 年全球疟疾技术战略》，确定了全球抗疟的宏伟目标，其中提及：到 2030 年，将全球疟疾病例发病率至少降低 90%；将全球疟疾死亡率至少降低 90%；至少在 35 个国家中消除疟疾。实现这一战略目标的三大支柱：①确保疟疾的预防、诊断和治疗的普及。②加快努力消除疟疾并实现无疟疾。③利用创新并扩大研究。这一目标的实现不仅需要科学技术继续发挥其不可替代的重要作用,也需要相关的全球健康治理机制的构建与实施确保这一目标的实现并加速这一进程。

预防和控制疟疾的努力有助于并受益于可持续的发展。降低疟疾发病率已纳入可持续发展目标 3 "消除传染病疾病的流行"中。目前尽管全球抗疟已取得的前所未有的成就,但全球实现控制和消除疟疾这一愿景仍将面临一个长期的艰难的挑战。

三、思 考 题

1. 总结全球抗疟中科学技术的作用,讨论在实现全球抗疟目标中科学技术的作用及其所面临的挑战。

2. 通过本案例的学习,思考并举例如何更好的发挥科学技术在全球健康中的作用。

(任 苒)

第三节 远程医疗在巴西儿童心脏病诊治中的应用及启示

一、案 例 介 绍

位于巴西东北部的帕拉伊巴州是该国最贫困的地区之一,这里有 3700 万名居民。在这个贫困的边远地区,儿童心脏病的诊治极具挑战。在 2011 年之前,由于缺乏筛查项目和专业人员,也未配备儿科心脏病的相关设施,再加上帕拉伊巴州没有具备组织性的项目来关怀患有心脏病的儿童,儿童必须在本州以外的地方进行诊断和治疗,患儿往往被延误诊断。其中一个主要的就诊中心位于累西腓,来自各个城镇和村庄的儿童被送到 500km 外的这个累西腓市医院去看病。但医院病床有限,而偏远的农村地区离中心医院很远,当地医疗资源落后,这使得儿童心脏病的诊断和治疗问题变得更加严重。大部分患儿的病情都因为当地没有相关的医疗设备而错过了最佳治疗时机,最终导致病情恶化,甚至死亡。

鉴于当地医疗资源问题的现状,在 2011 年 10 月,巴西帕拉伊巴州政府与非政府组织 Círculo do Coração 携手创立了儿科心脏病远程医疗网络系统。该团队使用互联网与远程医疗设施开展工作。心脏病专家在网络系统的另一端进行远程监督,内科医生则直接完成超声心动图;随后由心脏病专家审查检查的视频结果。根据检查结果,心血管外科专家一周来州立儿科医院一次,开展心脏手术。

最初,该远程医疗项目只挑选了该州的 12 个最大的公共妇产中心和一个儿科医院进行试点。到 2014 年,更多的卫生中心被纳入该远程医疗网络系统,培训和咨询范围由儿童、新生儿扩大到围生期。与此同时,这个儿童心脏病的远程医疗网络系统开发了一个远程会议软件,还建立了网站(https://www.circulodocoracao.com.br/sites/circor/en),并建立了 3 个虚拟网络诊疗中心。目的是让当地的儿科医生通过心脏病专家的远程指导就可以高效地对有心脏缺陷的儿童进行诊断和治疗。这些手段旨在降低交通成本,并为孩子们提供更密切的网络追踪和咨询服务。

儿童心脏病远程医疗团队 24h 待命,负责督察所有远程医疗网络系统的活动。该团队由位于累西腓的 7 名心脏病专家、3 名住院医生和 4 名工作人员组成,其中有 3 名儿科超声心动图专家。团队成员每日围绕参与远程医疗的各个医院的新生儿展开工作,负责重症监护室的监护和组织教学会议、临床和外科远程会议。巴西帕拉伊巴州在远程医疗实施前后最常见的先天性心脏病类型确诊率的比较见表 6-5，远程医疗网络系统引进后，帕拉伊巴州的儿童先天性心脏病确诊率明显提高。

表 6-5　巴西帕拉伊巴州儿童先天性心脏病确诊率在远程医疗实施前后的比较

心脏病缺陷类型	先天性心脏病确诊率/1000 名新生儿		P 值
	2001～2011 年实施前	2012～2014 年实施后	
房中隔缺损	0.17	1.19	<0.01
室间隔缺损	0.71	3.62	<0.01
动脉导管未闭	1.10	4.53	<0.01
肺动脉瓣狭窄	0.27	0.26	0.96
法洛四联症	0.18	0.21	0.83
主动脉狭窄	NR	0.17	<0.01
大动脉转位	0.13	0.21	0.34
主动脉瓣缺损	0.03	0.04	0.90

在心脏病专家督查的 3 个虚拟网络在线诊疗中，1092 个患者有超过 6000 次的咨询和超声心动图。总共完成了 330 个手术，285 个在若昂佩索阿（Joopessoa）市完成，另外 45 个在累西腓完成。涉及 30 名新生儿、65 名婴儿、78 名幼儿和 157 名大龄儿童。总体死亡率已经降到了 6.7%（22/330），在预期范围之内。在大多数情况下，出生和儿童心脏病诊断之间的时间间隔少于 3 日，最多不超过 647 日。因此，该远程医疗的项目特别对于儿童的先天性心脏病如房中隔缺损、室间隔缺损、动脉导管未闭和主动脉狭窄等的早期诊断具有重大意义。因为这里的儿童不必因为做超声心动图和手术而转院，转院数量和住院治疗的时间也明显减少了。显然，由于引进了远程医疗网络系统，儿童的心脏病确诊率明显提高，患儿转院数量和住院时间减少，更重要的是死亡率降低。实践证明，远程医疗确实是改善当地医疗服务水平和质量的有效手段。

二、案　例　分　析

（一）背景知识

随着信息通信技术（information communications technology，ICT）的快速发展，信息通信技术在教育、医疗和金融等领域均发挥着变革性作用。在医疗行业，基于信息通信技术的健康信息技术（health information technology，HIT）的电子病历、移动医疗和远程医疗不断颠覆人们对于传统医疗的认知。

远程医疗最初出现于 20 世纪 50 年代，其概念是由美国学者威尔逊最先提出的，1988 年他提出远程医学系统应为一个开放的分布系统的概念。1994 年，国际电信联盟（ITU）在一次世界远程通信发展会议上首次提到远程医疗。随着科技发展和远程医疗的相关实践的深入，世界卫生组织给远程医疗的定义：远程医疗不仅仅包括远程诊断、会诊、治疗及护理、远程教育、远程医疗信息服务等，还包括对医疗服务的评估及各级医疗服务人员的继续教育等。远程医疗的目的旨在提高诊断与医疗水平、降低医疗开支、满足广大人民群众保健需求，是一项全新的医疗服务。其核心特点就是跨越了空间障碍，提供非现场的医学信息和服务。

影像归档和通信系统（picture archiving and communication systems，PACS）是远程医疗系

统中不可缺少的一部分。PACS 是把日常产生的各种医学影像（包括磁共振、CT、超声、各种 X 线机、各种红外仪、显微仪等设备产生的图像）通过各种接口（模拟、DICM、网络）以数字化的方式保存起来，当需要的时候，在一定的授权下能够调回这些海量数据使用，与此同时增加一些辅助诊断管理功能，方便在这些影像大数据在不同的医疗机构和设备间的传输和存储。

（二）经验和教训

远程医疗在巴西儿童心脏病诊治中的应用为其他贫困地区 ICT 的应用开启了有益尝试，也提供了宝贵的经验和教训。

1. 远程医疗能提高贫困地区医疗可及性 巴西的帕拉伊巴州是个相对贫困的地区，该州现状：①许多人生活在农村地区，大多数都来自非常贫穷的家庭。②在帕拉伊巴州尚未配备儿科心脏病学的相关设施，各个城镇和乡村的儿童只能送到 500km 外的累西腓医院接受治疗，到达医院后还要排很长时间队，病情被延误导致恶化甚至死亡。③缺乏专门的筛查项目和专业人员，患儿往往很晚才能获得治疗。④州医院病床有限，而当地的医疗资源又不足。帕拉伊巴州政府合理开展了远程医疗，以便于更好地诊治心脏病儿童，为在边远地区开展远程医疗开始了有益尝试。远程医疗网络系统的运用效果明显：远程医疗实施后，明显提高了当地儿童心脏病的确诊率，提高了医疗可及性和医疗质量，减低医疗成本，为解决儿童心脏病，特别是先天性心脏病的早期诊断和治疗提供了新思路。

2. 加强网络基础设施的建设为远程医疗提供物质基础 针对网络基础设施差，第三代移动无线网络连接的平板电脑被分发到各中心。Webex 远程会议软件（Webex Communications inc. 加利福尼亚州的米尔皮塔斯公司）通过互联网提供稳定的通信交流。每日所有的中心使用现有的平板电脑或笔记本电脑举行在线会议。超声心动图直接从超声心动图探测器获得并被存储起来，随后被上传到网站上。

3. 相关人才的培养为远程医疗提供人力基础 相关人才的缺乏将无法保障远程医疗的顺利实施。在超负荷的临床环境下人员培训不足是远程医疗在开展之初面临的重大困境。因此，在项目开展之初，巴西帕拉伊巴州政府与一个非政府组织积极合作，制订相关培训协议。所有团队成员都应邀参加培训课程的学习，目的是学习并掌握这些设备和软件的使用方法。除了培训协议之外，团队还专为新生儿专家制订了相关的筛查协议。为了保证培训的有效性，每个中心都任命了 3 名协调员（1 名医生、1 名护士和 1 名计算机辅助人员），将结果和问题反馈给远程会议中心。培训协议包括最初的 8 小时课程和所有团队成员都必须参加的网络在线课程。

4. 多渠道筹资为远程医疗提供经济基础 针对运营成本的缺乏，需采用多渠道的筹资方式，应鼓励政府、企业、非政府组织和个人的参与。该远程医疗系统建立和运营网络的总成本在第一年就达到了 120 万美元。2014 年，扩展到了 21 个中心和围生期服务点，每年的成本增加到 200 万美元。一项对经济影响更详细的研究，包括围生期服务的影响，正在进行中。

虽然，在远程网络建设的过程中，团队也遇到了一些问题，但通过在实践中不断摸索，通过现场和在线的协作工作，该国的心脏病专家已经能够对偏远地区的先天性心脏病进行筛查、诊断和治疗，而且取到良好的效果。

(三)巴西帕拉伊巴州远程医疗对中国的启示

中国作为世界上最大的发展中国家,地域辽阔,人口众多。当前国内经济发展差异十分明显,这也导致医疗服务水平区域性差异显著,卫生人力资源分布极不平衡。大多数年富力强的医学骨干和高水平的医学专家都集中在大城市、大医院,导致县乡村医疗机构的诊疗服务水平相对较低。因此,有些复杂的疾病在当地医院无法得到妥善治疗,这就使得医疗水平相对落后地方的患者只能东奔西跑到级别或医疗技术相对较高的医院求医。耗时耗力,再加上交通住宿花费、医疗花费,不仅仅患者身体吃不消,还导致医疗资源的浪费,造成当前"看病贵,看病难""因病致穷"等局面的发生。

同样是发展中国家,中国及其他发展中国家应该借鉴巴西帕拉伊巴州政府的做法,发展远程医疗,实现医学资源共享与互补,节约医疗资源,使医疗资源的利用更加合理。通过发展远程医疗,提高落后地区的医疗服务水平,让患者在当地就能获得很好的治疗,不仅减少身体上的折磨也减少了很多不必要的开支。发展远程医疗还有利于各医院、各科室人员相互沟通、相互学习、共同进步,打破"学术孤岛"的局面。此外,远程医疗形成一个巨大的闭环,在这个闭环里,各医务人员可共享临床资料,方便临床人员获取大量数据开展研究。因此,在全国范围内形成多个远程医疗网络,也将有利于国家卫生部门对医疗资源进行宏观调控,最终实现"共建共享,全民健康"的目标。

(四)展望

远程医疗是将计算机技术、通信技术、多媒体技术和医疗技术相结合成为一项全新的医疗服务。这使得远程医疗对于解决边远贫困地区缺医少药的问题、合理配置医疗资源、降低医疗人员的培训费用和宣传教育等方面有其独到的优势。PACS 作为一种新兴的医疗手段,在影像大数据的处理和传输方面发挥其重要作用,它势必会加快远程医疗的步伐。远程医疗在巴西儿童心脏病诊断中的成功案例表明,各国应该加快发展远程医疗,让远程医疗更高效、更全面地覆盖到疾病的预警、诊断和治疗。目前很多国家都在推进和尝试远程医疗,以期在不久的将来,远程医疗能够辐射到全球的各个角落,最终实现"医疗全球化"。

三、思 考 题

1. 帕拉伊巴州利用远程医疗在治疗儿科先天性心脏病缺陷方面较之前有哪些改善?还有哪些方面需要进一步完善?
2. 中国及其他发展中国家应该怎样根据各国的实际情况,合理发展远程医疗?
3. 怎样把信息通信技术运用到临床工作中?其近期和远期效益是什么?讨论利用远程医疗发展"医疗全球化"的可能性,可能的挑战是什么?

(周智利 梁晓晖)

第四节 医疗大数据在日本的应用研究与实践

一、案 例 介 绍

日本厚生劳动省公布的数据显示,2011 年度日本国民医疗费已超过 38 兆日元(约 22 500 亿人民币),随着日本高龄化的加剧,急需控制全民医疗费用的支出,提高医疗质量及效率。此外，医疗保健体系的构建，医疗市场的规模还将继续膨胀；同时拥有500万医护人员的医疗卫生系统若要提高生产率、创造出新的价值，所有这些的关键便是使用现存的"数据"。

从2009年开始，日本的部分大型集结医疗数据库逐渐发展，并面向政府、企业及学术机构开放。然而当时日本医疗数据库的构建仍处于初级阶段，各种小规模的、系统尚不规范的数据库难以进行二次利用。因此日本厚生劳动省展开了电子病历系统标准化工程，并构建了保险诊疗的全部理赔数据及特定体检数据的数据库。

在2013年6月，日本安倍内阁公布了新IT战略，即创建最尖端IT国家的宣言，新IT战略指出在2013~2020年将以发展开放公共卫生数据和大数据为核心。在医疗信息方面，提出构筑医疗信息联结网络的计划，计划于2018年之前，在全国普遍建立医疗信息联网体制。

该项目并非抽样调查医疗数据，而是纳入所有的诊疗信息，包括检查结果、治疗评价，以及部分死亡信息、妊娠分娩信息。并且通过其他的数据库来补充完善信息，包括国民健康保险、处方、诊疗及居民基本信息等。目前医疗卫生系统除了拥有大量的病历及体检数据，随着传感技术的进步，还可以获得院外的重要数据。在日本，目前最常用于流行病学研究的医疗数据库可以分为理赔数据库、药店调剂数据库及其他医疗数据库。通过有效使用医疗数据，使得对预防、诊断、治疗、终末期护理等阶段的干预成为可能。同时，从药品、医疗器械及公共卫生的角度来看，医疗大数据再次创造了新的价值。本案例详细介绍了医疗大数据用于药物疗效和药物安全性的研究价值。

在全民皆保险制度的前提下，日本现存的医疗健康相关的数据量相对其他国家具有压倒性的优势。运用多样化的累积数据进行循证医学研究，在日本更好地实现了医学研究、个人的疾病管理、疾病预防及生活指导。此外，高龄化社会的加速（医疗、护理需求的增加）、医疗费用的上涨[占国内生产总值（gross domestic product，GDP）的10%左右]、医疗从业人员的不足（医护人员的地区差异）等相关课题均可利用这些数据进行研究。

二、案例分析

（一）背景知识

医疗大数据是指电子病历数据、理赔数据、根据诊断群分类的定额支付（diagnosis procedure combination，DPC）数据、特定体检数据及基因等的分子生物学的数据等人类健康相关的大规模集结数据。

美国的HMO（Health Maintenance Organization）理赔数据库和EHR（Electric Health Record）混合型数据库确立了向企业、政府及学术机构提供数据的商业模式，并且在药物及医疗器械的安全性研究中得到了广泛应用。欧洲药物流行病学和药物警戒中心网络（European Network of Centres for Pharmacoepidemiology and Pharmacovigilance，ENCePP），该项目旨在加强医药品在欧洲的监管，由药物流行病学专家及药物安全专家共同参与制订，将研究机构、医疗机构、保险者数据库、稀少疾病、副作用等相关的电子化登录系统及现有的数据进行关联，促进医药品上市后的安全性及疗效等的多中心共同研究的开展。

对于药品安全性的研究，大数据提供了新的研究模式。制药企业及监管机构共同肩负着药品的安全性等重大责任。药品说明书中的临床试验由于病例数量的有限性，对药物的安全性及有效性的说明可能存在一定偏倚。为了排除这种偏倚，确保药品的安全性，通常需要大量的病例来进行验证。而通过个例收集的调查方式非常困难,因此医疗数据二次利用的必要性得到了全世界的广泛认可。

目前日本最常用于流行病学研究的医疗数据库可以分为理赔数据库、药店调剂数据库及其他医疗数据库等。

1. 理赔数据库　目前可用于学术及商业的最大理赔数据库是日本医学数据中心(Japanese Medical Data Center,JMDC)。JMDC 收集了约 380 万的在职人员的商业保险理赔数据,包括患者每个月的住院信息、门诊信息、药店的调剂信息及医疗费用支付系统(DCP)数据。JMDC 的优势在于即使患者转到别的诊所或者医院依然可以追踪并提供其诊断及治疗信息,但是无法提供检查和临床结果。

DPC 是由厚生劳动省于 2002 年建立的病例混合分类系统及定额支付系统。在日本约 1500 家急性期医院使用了 DPC 系统,而医学数据视觉(Medical Data Vision,MDV)数据库覆盖了其中 10% 左右的医疗机构。MDV 数据库涵盖了从 2008 年 4 月至 2016 年 9 月约 1500 万个病例,包括患者的年龄、性别、诊疗科室、处方信息、手术、实验室检查及部分检查结果,以及部分患者的转归信息。

而最为瞩目的则是日本健康保险索赔和专项健康检查国家数据库(National Database of Health Insurance Claims and Specific Health Check Ups of Japan,NDB),包含了从 2009 年 4 月以来医院、诊所、牙医诊所及药店的电子化理赔数据及特定体检数据。在国民皆保险的制度下,NDB 数据库覆盖了 1.28 亿(近 100%)日本国民,年间电子化理赔数据约 180 800 万件(2014 年 4 月至 2015 年 3 月),特定体检数据约 2600 万件(2013 年 4 月至 2014 年 3 月)。其中电子化理赔数据包括患者的基本信息、医疗机关或保险与被保险者的信息,以及诊疗相关的诊断名、治疗内容、药物使用及耗材使用等情况。特定体检数据包括以 40 岁以上 75 岁以下的被保险者及被抚养者为对象的体检及健康指导信息。部分电子化理赔数据可通过匿名化的 ID 与特定体检数据相关联。由于数据量的庞大及数据的重要性,研究者需要向厚生劳动省提出申请并通过审批才能够获得数据。现阶段,NDB 数据库只面向国家及地方的研究机关,以及大学所属的研究者开放。而且由于审批的严格及长耗时(7~16 个月),截至 2016 年 3 月,仅 94 件申请通过了审批。

2. 药店调剂数据库　日本的一些连锁药店也在运营他们自己的调剂数据库,例如日本医药综合研究所。该数据库以天为单位收集并分析医药品的处方动向等市场情报,并以年间 1100 万件理赔信息的数据量展示了其在数据收集,调查分析等方面的实力。同时能够做到根据该数据库用户的研究课题在线更新前一天全国各地的相关处方情报。有研究者通过合并其中若干数据库进行全国范围的药物处方形态及患者的依从性研究。

3. 其他医疗数据库　临床信息统计分析(Clinical Information Statistical Analysis,CISA)平台收集了日本 14 家公立大学附属医院的理赔数据,并将来自各医院的匿名化数据整合在了一起,实验室检查结果也正在关联到该数据库中。一项关于由糖皮质激素引起或同生活方式相关疾病有关的骨质疏松症患者的研究使用了该数据库。

国家临床数据库(National Clinical Database,NCD)是由日本各外科学会认证并管理的外科系统临床注册数据库。该数据库涵盖了约 95% 以上的主要外科手术,提供包括病历、手术记录及检查结果等信息。

表 6-6 详细对比了 5 个目前常用的日本医疗数据库。

表 6-6　5 个常用的日本医疗数据库的对比

数据库	MDV	NDB	JMDC	日本医药综合研究所（旧日本调剂）	NCD
名称	Medical Data Vision	National Database of Health Insurance Claims and Specific Health Checkups of Japan	Japan Medical Data Center	Nthon-Chouzai Pharmacy Claims DB	National Clinical Database
数据库概况	全国 270 家急性期医疗机构住院及门诊的诊疗数据库	为促进医药费用合理化的规划、实施及评价而建立的电子理赔及特定体检数据库	在职人员的商业保险理赔数据库	含医疗机构以外的处方及患者一手调查数据的数据库。日本调剂拥有 545 家药房，是日本第二大连锁药房	各外科学会认证及管理的外科系统临床数据库
数据来源	会计数据 DPC 数据 部分血液检查结果	电子化理赔数据 特定体检数据（包含纸质理赔数据）	来自在职人员保险的理赔数据及每年体检数据	院外日本调剂药局的处方数据及药剂师收集的患者一手数据	医疗记录，包括病历、手术、小结、检查结果等
数据收集起始年月	2008 年 4 月 主要从 2010 年 4 月	2009 年 4 月	2005 年 1 月	2001 年 4 月	心外 2001 年 8 月 普外 2011 年 1 月 病理检查 2016 年 9 月 泌外预计 2017 年 1 月
规模病例数	约 1556 万人	医疗保险加入者/特定体检受诊者	约 380 万	1290 万人	约 700 万病例以上（2011~2015 年）
占比	日本人口的 5% 急性期医疗机构及病床数的 16%		日本人口的约 2% 全国医疗机构年间出现率约 70%（2015 年 1~12 月）	日本药剂师会 2015 年度院外处方数量的 1.6%	95% 以上的主要外科手术
年间住院患者	约 170 万人（2015 年 4 月~2016 年 3 月）		约 233 万人（2015 年 1 月至 2015 年 12 月）		根据次级学科而变化
年间门诊患者	约 135 万人（2015 年 4 月至 2016 年 3 月）		约 13 万人（2015 年 1~12 月）		根据次级学科而变化
患者平均追踪时间	平均 414 日		8 年以上：约 28 万人 5 年以上：约 90 万人 5 年以上：约 155 万人 1 年以上：约 320 万人	2015 年 10 月至 2016 年 8 月来药局的患者约 277 万人中 12 年以上 4.1 万人 6 年以上 21.5 万人 3 年以上 48.4 万人	根据次级学科而变化
年龄别					
0~14 岁	0.142		24%	0.114	根据次级学科而变化
15~64 岁	0.516		74%	0.53	根据次级学科而变化
65 岁及以上	0.342		2%	0.356	根据次级学科而变化
处方					
处方信息	Yes	Yes	Yes	Yes	Limited
调剂	No	Yes	Yes	Yes	No
医药品代码	Yes	Yes	Yes	Yes	No
处方日	Yes	Limited	Yes	Yes	No
处方量	Yes	Yes	Yes	Yes	No

续表

数据库	MDV	NDB	JMDC	日本医药综合研究所（旧日本调剂）	NCD
处方日数	Yes	Yes	Yes	Yes	No
注射剂	Yes	Yes	Yes	Limited	No
疫苗	No	No	Limited	No	No
处置及手术					
处置代码	Yes	Yes	Yes	No	No
处置/手术名称	Yes	Yes	Yes	No	Yes
处置日	Yes	Yes	Yes	No	Yes
处置时间	No	No	Limited	No	Limited
住院信息					
入院日	Yes	Yes	Yes	No	Yes
入院中的药物治疗	Yes	Yes	Yes	Limited	Limited
出院小结	Yes	No	No	No	Limited
结果					
诊断名称	Yes	Yes	Yes	Limited	Yes
诊断代码	Yes	Yes	Yes	No	Yes
检查	Yes	Yes	Yes	No	No
检查代码	Yes	Yes	Yes	No	No
检查结果	Limited	No	No	No	Limited
图像检查结果	Limited	No	No	No	Limited
其他					
生日年份	Limited	Yes	Yes	Yes	Yes
数据更新频率	每月	每月	每月	每月	逐次

（二）研究与实践

根据厚生劳动省发布的以人为对象的医学系研究相关伦理指南，药物流行病学研究被归为基于现有资料及信息、无需介入的类别。

1. 药物的疗效研究 通过使用 All-Japan Utstein Registry 数据库，研究者发现肾上腺素能够提高院外心搏骤停患者恢复自主循环的比例并能够改善神经病理性结果。All-Japan Utstein Registry 数据库的数据来自院外心搏骤停并通过急救医疗服务入院的患者信息。该回顾性的观察研究将患者的心肺复苏时间四等分为组1（低于15min）、组2（15～19min）、组3（20～26min）及组4（26min以上）。共计383 811位18岁以上的患者于2006～2010年出现了院外心搏骤停。研究表明肾上腺素的使用在所有的组别中增加了近10倍的恢复自主循环患者的比例。但是在心肺复苏26min以上的患者组中使用肾上腺素并未在1个月的生存结果中体现出优势，并且对患者的神经病理性结果的有益作用也仅限于心肺复苏在15～19min的患者组别中（比值比1.327，95%置信区间1.017～1.733）。

一项关于雷洛昔芬对比阿仑磷酸钠在骨质疏松症的患者中对非椎体骨折的预防效果的研究，纳入了MDV数据库中从2008年7月到2013年3月的37 056名50岁以上的女性患者。其中4802人服用了阿仑磷酸钠，而1250人服用了雷洛昔芬。阿仑磷酸钠组的平均观察期间（529.2日）显著长于雷洛昔芬组（473.5日，$P<0.001$）。非椎体骨折在两个研究组中以类似的

比例呈线性累积，1 年的发病率分别为 2.83%和 2.64%。雷洛昔芬对比阿仑磷酸钠在 1 年内的非椎体骨折调整后的风险比为 0.933，表明两者对非椎体骨折的预防效果相当。因此研究者认为雷洛昔芬可以被考虑作为阿仑磷酸钠的替代疗法。

2. 药物的安全性研究 帕利珠单抗，作为抗呼吸道合胞病毒融合蛋白的人单克隆抗体，用于预防儿童下呼吸道感染。无论临床指南还是医疗保险都推荐帕利珠单抗用于几乎全部有需求的患者，因此在日本对其进行对照研究非常困难。研究者通过自身对照病例系列研究方法来探索帕利珠单抗的不良事件。研究目的是为了阐明自身对照病例系列和队列研究的优势与不足，以及对期间和事件进行不同定义是否会影响分析结果。这项研究使用了 MDV 数据库中来自 16 家 DPC 医院的匿名化数据。共计 70 771 名从新生儿到 5 岁儿童的患者中有 641 位接受了帕利珠单抗治疗。腹泻、支气管炎和湿疹的发病率比值分别是 3.0（95%置信区间 1.7~5.4）、10.3（95%置信区间 8.0~13.2）和 16.9（95%置信区间 12~23），但是结果受到时间和事件的不同定义的影响较大。研究者总结自身对照病例系列方法用于儿童的药物流行病学研究是一个有效的工具，但是这类型研究应该被视为假说形成研究而非假说验证研究。

另一项研究使用 MDV 数据库来估计 2 型糖尿病患者中乳酸性酸中毒的发病同二甲双胍的关系。乳酸性酸中毒是糖尿病患者的一项罕见而严重的并发症，病死率高。该研究采用倾向评分匹配的队列研究设计，对 18 岁以上的 283 491 名 2 型糖尿病患者进行了 504 169 人年的跟踪。研究通过诊断代码、乳酸检测及随后的治疗来确认乳酸性酸中毒。结果共计 30 例患者被诊断为乳酸性酸中毒，粗发病率为 5.95/10 万人年。2 型糖尿病合并慢性肾病的患者的发病率是非慢性肾病患者的 7 倍（调整风险比 7.33，95%置信区间 3.17~16.96）。使用二甲双胍在研究人群中并未增加乳酸性酸中毒的风险（调整风险比 0.92，95%置信区间 0.33~2.55），同样在倾向评分匹配后的队列也无相关性（调整风险比 0.90，95%置信区间 0.26~3.11）。类似的结果还出现在慢性肝病患者中。年龄和性别调整后的二甲双胍使用者和未使用者的乳酸性酸中毒的发病率分别为 5.80/10 万人年和 5.78/10 万人年（发病率比值 1.0，$P=0.99$）。

（三）展望

同其他一些发达国家相比，日本的医疗电子化进程较晚。目前，政府、医疗机构及科研机构正在为全面普及做积极努力。如今，日本的健康及医疗数据的活用正在迎接黎明的到来。今后，医疗大数据的分析、评价及发展有望在治疗技术的提高、创新药物的开发，以及医疗高效化、医疗费用适当化等课题中发挥其不可估量的作用。

三、思 考 题

1. 谈谈你对医疗大数据的理解，并对中国如何利用医疗大数据，提出自己的想法和观点。
2. 基于日本的医疗电子化的进程，你认为有哪些经验和教训？

（关　佳）

第五节　从英国 Care.Data 始末看医疗大数据共享

一、案 例 介 绍

这是一则来自《中国经济周刊》的报道：早在 2011 年，英国首相卡梅伦提出 Care.Data 项目，该项目旨在将英国国家医疗服务体系（National Health Service，NHS）累积的医疗健康大数据与产业和科研结合，期望通过共享医疗健康大数据的多方融合，使 NHS 成为"引领全球医疗创新的典范"。NHS 期待通过医疗资源的大数据分析，能够更好地服务病患，实行个体化治疗方式；合理分配医疗资源；监控药物和治疗的安全状况；比较全国各区域的医疗质量；研发药物和分析公共卫生与疾病的发展趋势等。Care.Data 一开始就被寄予高度的期望。

2012 年英国成立医疗和社会保健信息中心（Health and Social Care Information Centre, HSCIC）具体负责所有医疗数据的收集、传输、分析和分享。2013 年，英格兰 NHS 委员会公开具体实施计划：由英格兰 NHS 委员会指导 HSCIC 从公立医疗机构、家庭医生和预防保健机构收集医疗数据最终形成一个国家级数据库。2013 年 8 月，家庭医生收到了 NHS 的通知，要求家庭医生在 8 周内通知他们患者，告知需要收集、分析其数据。该通知立即引起了家庭医生的集体反对。其原因是根据英国 1998 年颁布的"数据保护法案"的规定，家庭医生是患者隐私数据的控制者和保护者。如果将家庭医生自己管理的患者数据用于"直接医疗"之外的目的时，必须及时通知患者，并征求患者同意才能使用，否则可能会承担法律责任。在没有充分时间和资金的情况下，家庭医生很难在规定时间内通知到数量众多的患者。有媒体在对 400 位家庭医生调查后发现，41% 的患者选择退出该项目，16% 的患者还未做出决定。为了让民众更好地了解 Care.Data 项目，2013 年 10 月，NHS 表示将投入 200 万英镑向公众宣传 Care.Data 项目的内容。2014 年年初，NHS 通过其官网发布视频，同时向公众派发传单开展宣传活动。2014 年 2 月，NHS 承认 Care.Data 项目面临严重的信任危机。由于 Care.Data 项目在全国实行遭遇到困境后，2014 年秋天，NHS 宣布仅选取 4 个地区开展试点。

2015 年 1 月，NHS 的监督机构"独立信息治理监督小组"报告：Care.Data 项目未完成既定目标和承诺，缺少相关的咨询专家。在信息治理方面层面存在责任不清的问题，而在执行层面缺乏对患者隐私的保护。截至 2016 年 5 月，共有 150 万人选择退出 Care.Data 计划。更为严重的是，HSCIC 审计报告显示，所收集的医疗数据已经被披露给 160 个组织，其中包括 56 家私人企业，HSCIC 承认其向保险公司出售过患者的数据。"混乱之中的 Care.Data"等字眼也频繁出现在各大新闻和媒体报道中，Care.Data 自始至终没能获得家庭医生的支持和公众的信任。2016 年 7 月 6 日，英国 NHS 决定从即日起停止 Care.Data 项目的执行，英国医疗健康大数据与产业、科研结合的计划宣告失败。

二、案例分析

（一）背景知识

1. 信息通信技术和健康 信息通信技术是指包含通信设备、通信应用和数字平台在内的一个广泛的领域，是信息技术与通信技术融合而成的一个新的概念和新的技术领域。世界卫生组织将在医疗健康或相关领域使用的信息通信技术定义为 eHealth。健康信息通信技术强调的是技术层面，eHealth 则强调的是服务平台。健康信息通信技术代表的不仅仅是一种新的技术，更是一种创新的健康思维方式和生活方式。

信息通信技术在健康中的应用主要包括 3 方面：HIT、mHealth 和远程医疗技术（telemedicine technology）。

（1）HIT：是健康信息通信技术的主要组成部分，主要包括健康数据采集、信息的内容、结构和处理、电子病历、信息的维护与分析、医疗健康信息管理、信息的安全性、医疗卫生支付、知识产权和健康信息的立法监督、医疗机构的合规性、医疗健康信息化专业人员培训、公共教育和继续教育等方面，它强调以信息通信技术为基础的综合卫生信息系统的管理。

（2）mHealth：广义指多种移动通信技术和多媒体技术在日益发展的移动及无线医疗系统范围内的融合应用。英国帝国理工学院的罗伯特首次提出移动医疗的概念。移动医疗强调移动通信设备，如智能手机、平板电脑、无线植入式器械、可穿戴医疗设备等移动产品的使用来提供医疗服务或健康干预。

远程医疗技术：远程医疗（telemedicine）是指以信息通信技术手段为媒介的由医疗机构和具有医疗资质的人员提供的医疗服务行为。远程医疗利用信息通信技术克服了疾病诊疗过程中的地域障碍和医生数量不足等问题，为临床治疗提供了有力支持。根据世界卫生组织对远程医疗的定义，远程医疗还包括对医疗服务的评估及各级医疗服务人员的继续教育等。它包括远程诊断、会诊、治疗及护理、远程教育、远程医疗信息服务等。

利用信息通信技术可以从预防、诊断、治疗、监测、管理和预测等多方面来提升全球的医疗卫生水平，并促进全球健康的发展。虽然，信息通信技术在健康领域中应用的同时不可避免地带来一些问题，如医生连带责任、患者隐私安全、数据安全、平台的管理维护等，但健康信息通信技术将开启一个全面智能化的医疗新理念。健康信息通信技术在健康中的应用为全面改善健康医疗水平提供强有力的支持，对提高医疗管理和医疗服务的效率和质量具有重要意义，此外健康信息通信技术在健康中的应用有利于健康医疗自身的转型升级，同时也为健康产业的发展提供新方向。

2. 英国医疗现况　英国国土面积为24.41万平方千米，总人口数为6605万（2017年），是发达的资本主义国家。英国NHS成立于1948年，通过将医院、医生、护士、药师聚集于一体为全民提供全程免费的医疗服务。NHS因"卫生成本低、健康绩效好"而著称，是全球医疗保健领域的成功典范之一。英国的医疗信息化主要应用在基础医疗、全国医疗保健IT项目、辅助医疗系统及个人保健和移动医疗等领域。政府一直致力于对医疗数据的集中化和医疗数据分析挖掘，以改善整体医疗水平。至2018年，NHS期望实现完全无纸化的医疗信息管理体系。

（二）各国健康医疗大数据现况

1. 中国　2016年6月8日，在国务院常务会议提出了互联网+医疗的理念，会议确定工作包括如下几点。一是按照安全为先、保护隐私的原则，优先整合利用现有资源，建设互联互通的国家、省、市、县四级人口健康信息平台，实现部门、区域、行业间数据开放融合，实现数据的共建共享。二是集成医学大数据资源，构建临床决策、疾病诊断、药物研发等支持系统，拓展公共卫生监测评估、传染病疫情预警等应用。重点推进网上预约分诊、检查检验结果共享互认、医保联网异地结算等便民惠民应用，发展远程医疗和智能化健康医疗设备。三是制订完善法律法规和标准，建立健康档案等基础数据库，规范居民健康信息服务管理，严格健康医疗大数据应用准入，建设实名认证等控制系统，保护个人隐私和信息安全。在互联网+医疗的思想指导下，中国民众将享受到更优质的医疗服务。

2. 美国　美国是医疗大数据的先行者，把推动健康医疗大数据向社会开放和共享作为核心，重点发展精准医疗，聚集社会力量来挖掘健康医疗大数据的价值。早在1987年，美国就成立了名为Health Level 7的非营利组织，主要从事医疗服务信息传输及标准研究和开发。2004年1月美国总统布什的国情咨文中指出使用eHealth可以避免严重医疗差错，降低医疗成本，提高医疗水平。2011年美国政府颁布了联邦健康IT战略计划以促进数字健康信息的收集、共享和利用，改善全民医疗保健水平。联邦健康IT战略计划的2015—2020目标规划：①继续扩大健康IT的应用。②促进患者、医务人员和社会之间的协作与健康信息共享。③为优质高效的医疗服务提供保障。④提高个人和社区的医疗福利。⑤提高医疗研究与创新水平等。在规划中明确了要在保护健康信息隐私和安全的前提下,实现健康医疗数据共享的目标,建立信息共享和交互的技术标准,加强公众、医疗机构和公共卫生机构快速查找、获取电子健康信息的能力。此外,随着基因组测序技术的快速进步,美国将精准医疗作为未来医疗大数据的重点发展方向之一。2015 年 1 月底,美国总统奥巴马在国情咨文演讲中宣布了精准医疗计划,标志着基于基因数据的更精准医疗服务时代的来临。

3. 韩国 2011 年,韩国科学技术政策研究院正式提出"大数据中心战略"及"构建英特尔综合数据库",同时,设立专职部门来制订应对大数据时代计划。2013 年,时任韩国总统朴槿惠在"创意经济"的新国家发展方针指导下,提出培育 1000 个大数据、云计算系统相关企业的国家级大数据发展计划,以及《第五次国家信息化基本计划(2013—2017)》等多项大数据发展战略。

(三)经验与教训

Care. Data 经过多年的艰难探索,最终并未取得期望的成效,却走到了"停止运行"的结局,分析其原因,主要可概括为以下 5 个方面。

1. 从项目本身来看:整体缺乏设计,局部缺乏试点 Care. Data 是 NHS 开发的一项新项目,目的是通过向公民、临床医生和专家提供关于卫生服务治疗和护理的及时、准确的信息,来实现更好地使用数据,以促进医疗服务的质量和健康管理水平的提高。从国家的整体利益来看,Care. Data 对提升英国总体的医疗健康服务水平意义重大,但结果却事与愿违。究其原因,从政府层面来看,项目前期缺乏必要的调研,在整体规划的顶层设计中对实施过程中的各种困难准备不足,遇到问题时没有采取积极的方法去解决问题是导致项目失败的重要原因。此外,该项目一开始就在全国范围内实施,缺乏小范围的试点。实际上,如果进行早期试点,可以对实施中出现的问题提早发现,在全国范围内推广之前对问题实施方案进行优化和完善,这样可能才能取得更好的效果。

2. 从家庭医生来看:医生在项目中的责、权、利不清晰 家庭医生是公民健康医疗数据的践行者,没有他们的支持,项目将无法进行。项目中家庭医生作为一个重要的参与群体,存在着多方面的困惑。①没有从法律层面给予医生足够的保障,最主要的是患者数据在未经授权的情况下是否能提交给上级部门用于开发利用,其法律上的合规性受到质疑。②经济支持力度不够:Care. Data 的实施加重医生工作量和缺乏经济上的补偿大大影响了家庭医生参与项目运作的积极性,而 NHS 在这方面没有提供有效补救手段,导致项目实施缓慢,最终导致失败。

3. 从公众方面来看:缺乏公众的理解和支持 公众是健康医疗大数据的核心参与者,是 Care. Data 项目利益的主要关联方。自项目启动开始,由于对该项目缺乏宣传,导致绝大多数公众对该项目的运作持谨慎和怀疑的态度,对于这个项目的商业模式、个人隐私的安全、项目的目的存有较多疑虑。面对这样一系列公众疑惑,政府及 NHS 未予以应有的重视,仅仅采用发放宣传单和网站视频等方式予以宣传,但未能从根本上消除民众对自身隐私泄露的担忧,缺乏民意基础,最终成为项目发展的巨大障碍。

4. 从数据使用方来看:个人信息商业化的质疑 医疗健康大数据的开发利用是发挥其真正价值的根本措施,但究竟怎样开发、如何保证数据的安全,特别是医疗数据的隐私问题,是一个十分现实的问题。个人医疗信息的商业化利用会让民众深感不安,不容易得到广大公众的认同。毫无疑问,公众医疗数据资源不当的商业开发利用,是其走向失败不可忽视的原因。

5. 从网络技术来看:数据安全的隐患 从本质上来看,医疗健康大数据的确能够识别公民个人身份并能获知公民个人医疗健康隐私中的电子信息。这些信息不仅关系到个人的隐私和切身利益，同时也关系到各类医疗机构关系和利益。大规模的敏感数据一旦开放共享，必然伴随着难以控制的技术运营和管理维护的风险，对数据的安全技术提出来更高的要求。Care. Data 项目尽管对数据进行了安全等级分类，根据不同的用户的需求和使用权限进行了实名、化名和匿名的分级管理，但在实际运营中，仍然存在数据关联破解化名、匿名数据的风险，带来了数据的安全隐患。由于牵涉海量的数据，涉及用户数以千万计，原有的技术方案存在着多方面的问题。因此，信息安全和个人隐私，是推进大数据的利用和共享的两大前提。在数据开放、利用的过程中，应获得各利益攸关方的重视，在保障信息安全和个人隐私的前提下，才能获得各界的支持。

（四）结论

在科学技术高度发展的今日，医疗信息化建设必须打破传统的数据孤岛，走向共享和开放，也是提高医疗水平和医疗服务质量的必经之路。从英国 Care. Data 的失败来看，大众的支持度，医生的参与度和数据的安全性是健康医疗大数据共享的三大障碍。Care. Data 的失败经验值得全球借鉴。当前，中国健康医疗大数据也面临着前所未有的挑战，只有在确保医疗和个人信息安全的前提下，获得各个利益攸关方的支持，才能充分利用海量的医疗信息实现提高全球医疗水平的美好愿望。

三、思 考 题

1. 什么是信息通信技术？什么是 eHealth？eHealth 主要的应用范围和内容是什么？利用 eHealth 的优势可解决那些健康领域的问题？

2. 随着社会经济的发展，医疗卫生信息化建设脚步不断加快，以英国的 Care. Data 为例分析医疗大数据共享可能面临的机遇和挑战是什么？其他国家是如何应对的？

3. 在"十三五"期间，医疗卫生行业将是国家信息化发展的重点，谈谈你对中国互联网+医疗现况的了解及展望。

（田秋诗　梁晓晖）

第六节　美国国际开发署抓住"数字机遇"促全球健康项目的发展

一、案 例 介 绍

在过去的几十年中，互联网在发展中国家以前所未有的速度普及，移动电话及移动互联网的普及率远远高于以往任何电子通信设备的普及率。根据总部位于日内瓦的国际电信联盟统计数据，截至 2016 年，发展中国家有 57.8 亿移动电话用户，占到发展中国家总人数的 94.1%，其中移动互联网用户达 25.1 亿，而只有 8.8% 的家庭拥有固定电话，35.2% 的家庭拥有电脑（ITU，2017）。曾经铁路和道路的普及引发了一轮商业运作、政府管理及民众生活的转变类似，互联网的普及，尤其是移动互联网的大面积普及，引发了新的一轮数字转变。

美国国际开发署（USAID）对此设立了一个新的部门，全球发展实验室（Global Development Lab），致力于改善全球数亿发展中国家民众，尤其是低收入和边缘人群，享受可靠便捷价优的互联网服务。全球发展实验室支持具有包容性及可持续性数字经济,并采取数字措施来改进发展有效性。全球发展实验室目前下设4个小组,分别是数字包容性组、数字金融组、地理信息分析组、发展信息学组。

1. 数字包容性组 致力于通过增加发展中国家低收入群体及边缘人群享受互联网服务来减少数字鸿沟。据USAID估计,发展中国家数据经济总额达41 000万亿美元,创造6400万新的岗位,并直接帮助5.8亿低收入群体脱离贫困。目前在全球仍有数亿民众未能享受到互联网服务,数字包容组将协助他们获得必要的技能及资源来参与到数字经济中。

2. 数字金融组 给予受众一系列质优价廉的金融工具及服务来降低金融服务费用,增加金融服务安全性和透明度,并帮助受众提高对金融风险的抵御能力。目前在全球仍有数亿民众未能享受到金融服务,包括存钱转账到子女教育储蓄、医保、社会保险等基础服务。

3. 地理信息分析组 负责对USAID的项目进行科学规划、设计、监测及评估,运用地理信息分析方法可以有效地发掘并定位发展需求。

4. 发展信息学组 致力于通过转变USAID运用数据和科技的方式来使项目更加有效地应对发展中国家低收入群体和边缘人群的真实需求。发展信息学所带来的变革使得像USAID这样的国际发展机构可以更早地进入量化决策为中心的管理模式。及时和有价值的数据可以帮助决策者更好地掌握项目运营情况,尤其是受众的反馈。

数字变革可以给每一个人带来实惠,而对于致力于减少贫困的国际发展机构来说,数字变革可以开辟新的渠道来把更加有效地减少贫困措施推广到世界各地;同时世界各地实时数据可以快速传回国际发展机构,以便做出更具有事实依据的决策。

二、案 例 分 析

(一)背景知识

USAID即美国国务院下属主管美国对外人道主义援助的部门,属于美国的援外机构,成立于1961年,在美国的外交中居举足轻重的地位。其使命强调两个相辅相成的目标:结束极端贫困和促进有能力的民主社会的发展。USAID的总部设在美国华盛顿,在67个国家拥有分支机构,与90多个国家有合作项目。主要援助领域包括贸易、农业、卫生、缓和冲突和人道主义援助等。

USAID于2014年建立了全球发展实验室,宗旨是提高科学技术与创新在减少贫困促进发展中的应用,最终愿景是在2030年消除极端贫困,这与联合国和大多数国际组织的愿景一致。

(二)实践

USAID全球发展实验室的主要实践包括如下几个。

1. 数字包容性组 针对大量低收入群体及边缘人群尚未介入互联网的挑战,数字包容组的工作集中于增加互联网服务的可购买性、民众受教育程度及数字技能,并具体推动了两个项目,一是互联网可购买性联盟;二是创新性连接方案。互联网可购买性联盟项目希望通过与私有企业间建立广泛的联盟来共同降低互联网服务的价格。目前非洲移动互联网用户只占总人口的19%,远远低于世界平均水平,且女性介入互联网比例低于男性的40%,有些地区互联网月使用费高达该地区月人均收入的80%,因此互联网服务的价格尤为重要。USAID与谷歌等互联网科技公司及公民社会组织协助各国政府推动公开、竞争与创新的互联网市场。该项目预计在未来使互联网服务的价格降低到月均收入的5%。

创新性连接方案项目是 USAID 与微软等互联网科技公司及非洲本地互联网科技公司在边远地区通过无线网络技术及太阳能发电技术提供的互联网服务。目前项目已经在肯尼亚农村地区完成第一阶段推广工作，建立了 300 个无线热点网络，自 2016 年起已经在肯尼亚所有农村地区逐步推开，下一阶段将在菲律宾、印度尼西亚、博兹瓦纳、牙买加等国推广。

2. 数字金融组 给予了低收入家庭一个可以获取的价优的金融服务渠道，如金融转账成本的降低、储蓄安全性和金融服务公开度提高，并且可以有力应对金融风险。尽管数字金融有诸多益处，但在很多国家数字金融的普及速度远远不能满足巨大的减少贫困的需求。2012 年，数字金融组与联合国资本发展基金、盖茨基金会、福特基金会、花旗银行、Visa、MasterCard 等共同设立了数字支付联盟，在全球范围内推动由现金支付向数字支付的转变。截至 2016 年，20 多个国家、20 多个国际组织及 10 余家国际金融机构共同参与了该项目。墨西哥政府在公共服务中已经转向数字支付，每年节约 13 亿美元，占到了政府总支出的 3.3%。

3. 地理信息分析组 运用地理信息分析来协助 USAID 进行各类项目的科学规划、设计、监测及评估。具体包括 3 个方面的工作，即制图、分析及数据可视化；收集、管理、共享数据；促进数据为依据的决策。基于地理信息系统的分析，USAID 的各类项目可以更好地掌握家庭生计，尤其是有助于定位那些易受不同灾害风险影响的家庭。此外，基于多年数据的分析，可以对项目提供不同情形下的受灾影响概率分析，并做出未来受灾影响预测。这些基于地理数据的分析可以使项目决策更为科学。

4. 发展信息学组 最著名的系统叫 mHero，该系统可以实现医务人员与卫生官员间的双向实时连接，连接方式是基于最广泛的移动讯号网络。2014 年 11 月，在联合国儿童基金会、IntraHealth 和 USAID 的帮助下，埃博拉肆虐的利比里亚成为第一个使用该系统的国家，目前该系统成为该国国家卫生部日常办公系统。随后，USAID 开始在西非其他国家推广该系统，在塞拉利昂，卫生部使用该系统来向全国卫生官员发布官方通知。

（三）挑战

近十年来，国际发展界不断探索如何有效利用现代科技，尤其是移动通信技术，来促进发展。全球发展实验室 4 个组面临的最大挑战是推广数据一致性。各国际发展组织的项目大多是单独运作，由此导致各个项目的数据并不能理想的完全结合起来，如数据类型（图像、文本、视频、音频）、时间跨度和内容各不相同，因此各个项目倾向于单独选购所需的科技平台，而绝大多数的科技平台是可以通过各项目间共享来节约开支的。有鉴于此，USAID 联合 60 多家国际发展机构，如联合国儿童基金会、世界银行、世界卫生组织、盖茨基金会等，发布了《数字发展原则》，提出 9 大原则来促进和保障基于数字科技的发展项目可以在提高援助项目有效性的同时应对数据一致性的挑战（图 6-1）。

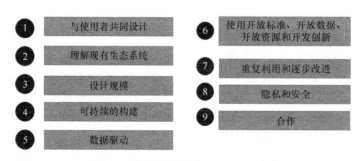

图 6-1 数字科技设计和发展的原则

(四)影响与展望

过去几十年发展中国家的互联网和移动通信经历了前所未有的发展,极大地促进了很多项目的发展和实施,USAID 抓住这一趋势设立了全球发展实验室,从 4 个领域出发依托移动互联网来助力发展项目。因此学者提出了发展中国家正在经历一个"数字红利",而同时也有学者担忧发展中国家的"数字文化水平"过低,将影响到"数字红利"的包容性。"数字红利"中最为重要的是数字金融对受众的影响。花旗银行的研究报告显示,若现阶段 10% 的全球金融贸易转向数字支付,则会创造 2.2 亿个就业岗位。数字经济的影响力无疑是深远的,而未来如何使最广大的低收入群体和边缘人群真正受益于"数字红利"依旧是国际发展界的一个难题。布鲁金斯协会关于数字经济的研究报告指出,政府对于保障"数字红利"包容性政治承诺是最为重要的,这需要政府转变互联网及金融监管方式,立法保障低收入群体及边缘人群不受互联网服务的价格歧视。

科学技术日新月异的进步将为全球探索利用大数据解决全球性问题开创出新的模式。

三、思 考 题

1. 为什么国际发展机构选择互联网和移动通信作为发展项目及全球卫生项目的载体?
2. 为什么 USAID 要确保低收入群体或边缘人群可以充分享受互联网和移动通信技术?
3. 请借鉴健康教育学的理论与实践,探讨如何提高低收入群体或边缘人群对互联网和移动通信的参与度,并思考其对健康的影响。

(哈拿提·海拉提)

第七章 健康因素干预与服务体系

第一节 马来西亚戒烟服务的成功经验

一、案例介绍

在马来西亚,每10万人中有1017人因为吸烟相关疾病而死亡,自1980年以来吸烟已经成为马来西亚死亡的主要原因。据官方统计数据,马来西亚吸烟者的平均消费是每日12支,成人吸烟率超过20%(1986年为21.5%,1996年为24.8%)。世界银行统计数据显示,2000年马来西亚男性吸烟率远高于全球平均值(43.8%),达55.0%。马来西亚男性吸烟者的比例高与社会接受度相关,同时随着城市女性吸烟不再被贴上耻辱的标签,女性吸烟者的流行率呈现上升的趋势(从1997年的3.5%上升到2002年的4.0%)。据估计,马来西亚每年有2万人死于吸烟相关疾病,若烟草流行情况不发生改变,疾病控制司预测到2020年将增加到3万人。

马来西亚于2003年9月23日签署《世界卫生组织烟草控制框架公约》(*World Health Organization Framework Covention on Tobacco Control*,WHO FCTC,以下简称《公约》),并于2005年9月16日正式批准并实施。《公约》第14条要求每一缔约方应根据国情和重点工作,以科学证据和最佳实践为基础,以适宜性、综合性和配套性为原则制订戒烟相关指南,并采取有效措施以促进戒烟和对烟草依赖的适当治疗。提供戒烟帮助(offer help to quit tobacco use)是《公约》MPOWER控烟战略中的一项重要内容。

第一个戒烟诊所(quit smoking clinic,QSC)——霹雳州医院于1996年在马来西亚成立。自2000年以来,马来西亚一直提供戒烟服务,提供药物治疗、教育和咨询,并将戒烟服务纳入初级卫生保健。所有前往初级保健诊所的患者都会接受筛查,吸烟者可以享有戒烟的基本咨询和支持服务。目前全国900多家医疗诊所近80%都能提供戒烟服务,2011~2014年增加了5%以上,戒烟率为15%~17%。2007年1月马来西亚启动戒烟热线,以支持和加强国家反吸烟计划,大约20%的来电者在6个月后能保持戒烟状态。马来西亚戒烟服务的成功开展,为进一步扩大国家烟草控制工作影响力奠定了基础。在出台的"国家烟草控制战略规划2015—2020"中,马来西亚政府计划将进一步改善戒烟服务,提高服务质量并推广,同时增加效果测评,联合其他控烟措施,全社会共同参与来减少烟草带来的危害。

二、案例分析

(一)案例背景

1. 烟草流行及其危害 烟草使用是导致全球可预防性疾病和死亡的首要原因。据世界卫生组织报告,全球8种主要死因中,有6种死因的危险因素与烟草使用直接相关。据统计,每年全球约有600万人死于烟草使用和二手烟暴露。肺癌、呼吸和心脑血管等多种器官和系统的疾病都与吸烟相关,吸烟是导致死亡的主要危害因素,其中,90%的肺癌、75%的慢性阻塞性肺疾病(COPD)、25%的冠心病患者的病因都与吸烟相关。根据目前烟草消费状况分析,全球疾病负担研究预测,全球烟草相关疾病死亡人数将从2000年的480万增加到2020年的840万。

此外，据统计，全球约有近70%的成年非吸烟者和40%的青少年遭受二手烟暴露的危害，且每年超过60万的非吸烟者死于二手烟暴露。

2.《公约》 为了减少烟草危害，1995年5月，世界卫生大会（World Health Assembly，WHA）提议进行《公约》的谈判。2003年5月21日，世界卫生大会批准该公约，并呼吁全球所有国家开展国际合作，控制烟草的广泛流行。《公约》是公共卫生历史上的一个里程碑，也是全球最重要的烟草控制工具。《公约》对价格和税收，防止接触烟草烟雾，烟草制品的包装和标签，教育、交流、培训和公众意识，烟草广告、促销和赞助，戒烟和治疗和非法贸易等均做出了明确规定。该公约旨在提供一个专业的、各缔约方均可借鉴并实施烟草控制措施的框架，使得烟草使用和接触"二手烟"的频率持续大幅度降低，从而保护当代和后代免受烟草危害。目前，该公约签署国达到168个国家，并在181个批准国家中具有法律约束力。

3. 戒烟的重要性及可行性 因烟草死亡的人数持续攀升，世界卫生组织预计在21世纪将有10亿人死于与烟草相关的疾病。据研究预测，若在2020年之前，年轻吸烟者的比例减少一半，在2050年烟草死亡人数与不采取措施相比较，预计将减少2000万；若成人吸烟人数减半，预计烟草死亡人数减少1.8亿。理查德（Richard Doll）等的研究显示长期吸烟即从成年早期开始吸烟使年龄特异性死亡率增加到3倍，但是从50岁戒烟可以将危害减半，从30岁戒烟几乎可以完全避免。

烟草制品管制、教育培训等，是面向整个人群的措施，目的是限制烟草消费、防止接触烟雾、教育公众吸烟的危害等。然而，虽然这些干预措施有助于减少马来西亚吸烟的流行，但是并没有解决吸烟者持续吸烟的本质原因。吸烟是尼古丁成瘾的表现，吸烟者对尼古丁摄入水平具有个体偏好。吸烟行为经常始于青少年的早期，主要是由社会心理动机驱动，如叛逆行为、吸烟（父母、兄弟姐妹、同龄人和学校吸烟）的背景及心理健康（低自尊和学校成绩差）。开始吸烟后，年轻人经常渴望香烟，随后沉迷于尼古丁。因此，尼古丁成瘾是促成持续吸烟行为的首要因素，社会和经济因素对于吸烟流行和戒烟模式也至关重要。由于吸烟是一种可以适当改变的习惯性行为，因此，戒烟成为最直接有效的途径，戒烟需要采取个性化的干预措施。

由于烟草依赖是一组行为、认知和生理现象，戒烟对于绝大多数人来讲是不容易的。吸烟者成功戒烟率较低，但确实可以实现。因此，需要确定吸烟的影响因素，以及吸烟者尽管有戒烟的动机但仍复发的背后原因，以确保戒烟策略的有效性。大多数吸烟者认为，戒烟纯粹是意志力的问题，并不知道有效的治疗可以促进戒烟，烟草依赖不仅导致身体产生戒断反应，还会导致终身上瘾，故其属于一种慢性疾病应成为共识。戒烟是否成功与诸多因素显著相关，包括戒烟的原因、拒绝吸烟的自我效能、对尼古丁依赖程度、对预期危害的认知水平等。

（二）马来西亚的控烟历程

在马来西亚，烟草控制受1983年《食品法》管理。早在1993年以来，马来西亚国家烟草控制计划已经存在。该方案包括执行《烟草制品管制条例》、烟草税、国家反烟草运动、教育计划和戒烟诊所等。2004年，烟草管制依据隶属在食品法令下的《烟草制品管制条例》。此时马来西亚开始最大规模的反吸烟运动，即"德克纳克"（Tak Nak）或"说不"（Say No）运动的启动。该运动旨在通过使用电视、收音机、广告牌和海报广告的综合媒体方式，教育、加强全民尤其是年轻一代对吸烟的健康危害的认识。马来西亚教育部在执行基于校园的控烟计划中发挥重要作用，增加了健康讲座、展览、活动、同伴咨询计划等。

为实现2025世界卫生组织全球非传染性疾病目标，即以2011年为基线将全国吸烟率降低30%，马来西亚主张两个主要战略，一是减少青少年吸烟的发生；二是帮助现有吸烟者战胜尼古丁成瘾。2014年，马来西亚成立了国家多机构《公约》指导委员会，以保障《公约》的有效实施。2015年，马来西亚卫生部制订了"国家烟草控制战略规划2015—2020"，该战略计划基于MPOWER战略，并将加强戒烟服务列为优先内容。基于2004年《烟草制品管制条例》，该条例经过多次修订，最新一版为《烟草制品（修正案）管理条例（2017）》。该烟草控制规定与发达国家相似，包括禁止烟草制品广告和赞助，限制在指定地区吸烟，18岁以下禁止吸烟、咀嚼、购买或拥有任何烟草制品，以及烟包健康警语、包装和烟草制品销售控制等。

（三）马来西亚戒烟计划的实践

1. 戒烟计划总体目标和总体策略 马来西亚戒烟计划总体目标为提供全面的支持和援助，以帮助吸烟者戒烟。马来西亚戒烟总体策略：①改善专业知识和基础设施领域的能力建设，促进建立全面有效的戒烟计划，实现面对面或虚拟接触。②促进向公众和特定群体宣传戒烟服务如何获取。③使所有有效的循证治疗方式得到广泛应用。④告知和教育吸烟者戒烟的好处。⑤促进社区推广戒烟计划。⑥将戒烟计划纳入所有相关的健康计划。⑦在国家、州和地区层面建立戒烟计划工作组。⑧与国家、区域和全球各级其他机构建立合作网络。

具体目标：①全面培训卫生专业人员协助吸烟者戒烟的技能。②确保各级卫生保健服务中戒烟服务的普及和可获取。③鼓励和激励吸烟者利用所提供的服务。④所有利益相关方合作，以帮助吸烟者戒烟。

2. 戒烟服务开展

（1）建立戒烟诊所：戒烟诊所由马来西亚卫生部健康促进处启动和资助，作为烟草控制干预措施的临床方法。从2000年起，马来西亚一直将戒烟服务纳入初级保健医疗卫生项目内容，可提供该服务的机构包括政府和私人医疗机构，如保健中心、医院（住院和门诊）、诊所等，国内900多家健康诊所中有80%可提供戒烟服务。2011年，全国共有大约294个戒烟诊所，提供戒烟服务支持的各种医疗专业人员包括医生、牙医、护士、药剂师等，专门为需要戒烟协助的公众提供服务，包括诊断、免费的尼古丁替代疗法（NRT）、戒烟咨询等。在马来西亚吸烟者中进行的一项研究显示，吸烟者前往戒烟诊所就诊的平均年龄为44岁，20~30岁年龄段的吸烟者就诊人数不多。大多数就诊的吸烟者都是自主的，或由家人、朋友或医生推荐。

（2）提供临床戒烟指南：2003年，马来西亚卫生部发布《烟草使用和依赖治疗临床实践指南》（CPG），该指南根据美国和新西兰CPG进行改编，旨在提供最新的治疗方案，以协助卫生保健提供者有效管理烟草使用和依赖。该指南于2016年更新，并提出新的理念，认为烟草使用或尼古丁成瘾是一种需要医疗照顾的身体状况。

该指南供马来西亚医生、其他医疗专业人员和学生使用参考。指南对戒烟者进行了定义，即如果吸烟者自戒烟日期起至少6个月内没有吸一口香烟，则被认为戒烟成功，也给出了戒烟率的计算公式。该指南提出标准化治疗方法，并认为非药物治疗方法与药理学方法同等重要，且认为应进行个体化干预治疗，并在治疗某些特殊人群时给予照顾。建议行为方法与药物干预相结合，以进一步提高戒烟率。指南明文建议内容见表7-1。

表7-1 《烟草使用和依赖治疗临床实践指南》（CPG）建议内容及等级

建议	建议等级
询问并记录所有患者的吸烟状况。每次访问所有吸烟者的同时提供简要戒烟建议	C
戒烟干预使用个人、团体和电话咨询或综合方法	A
在6个月内安排至少6~8次面对面的后续随访进行戒烟干预	A

建议	建议等级
所有试图戒烟的吸烟者都应接受药物治疗，有禁忌证者除外	A
对于不愿尝试戒烟的患者，应该使用动机干预	A
应该为所有最近戒烟的吸烟者提供有效的预防复发干预措施	A
为吸烟的所有妊娠和哺乳妇女提供多次行为戒烟干预措施	A
对于精神病和物质滥用障碍患者：	
记录患者的吸烟状况（最好进行尼古丁依赖检测）	A
设定患者精神状态稳定时的干预时间（戒烟日期）	C
由经过培训的卫生保健提供者提供简短临床干预	C
为患有精神病的所有吸烟者提供药物治疗	A～B
使用伐尼克兰和安非他酮-NRT、安非他酮、去甲替林或伐尼克兰时应谨慎	
应在适用和可用的地方提供行为支持	A

（3）实施多样化干预措施

1）临床干预：根据干预的强度和提供的服务水平，临床干预分为两种类型，即简短干预与强化干预。①简短临床干预，旨在通过简短程序及占用最少时间予以治疗，该方法适用于所有吸烟者。通常包括 5 个步骤，即询问患者目前吸烟的情况、建议戒烟、评估戒烟的意愿、协助尝试戒烟（提供进一步的建议、转介专家服务或推荐药物治疗）、安排随访提供帮助等，以增强吸烟者戒烟的动力，提高戒烟成功率。还有 ABC 方法，是向所有吸烟者提供戒烟支持，而不局限于建议吸烟者戒烟及只向表示有兴趣戒烟的人群提供帮助。②强化临床干预，由 7 个部分组成，即评估、临床治疗规划、强度、形式、咨询和行为疗法的类型、药物治疗及人群。证据表明，强化烟草依赖治疗比短期治疗更有效。可以通过增加个体治疗时间的长度，治疗次数和专门的行为疗法来实现。

2）药物干预：有效性、安全性、适用性和成本是指导一线药物选择及治疗的主要原则与因素。治疗药物分为：①基于尼古丁，如 NRT，以口香糖、贴剂、锭剂和吸入器等替代香烟中的尼古丁来帮助减少与戒烟相关的戒断症状。②基于非尼古丁，如伐尼克兰，持续释放安非他酮和去甲替林。其他药物制剂包括金雀花碱、反尼古丁疫苗等。数据表明，在计划戒烟前应用 NRT 可能会增加成功戒烟的机会。NRT 及伐尼克兰由政府全面补贴。

3）其他干预及特殊人群干预：其他治疗和干预措施包括催眠、针灸、穴位按摩、激光治疗和电刺激、电子烟、厌恶疗法等。催眠、针灸、穴位按摩及激光治疗一般作为辅助治疗，不能从根本上保障长期戒烟。

针对不愿意戒烟的患者，动机访谈（MI）及增强戒烟动机策略被广泛使用。动机访谈策略包括表达同情心、表达戒烟前后的差异、去除抗拒及支持自我效能感，以促进患者的自主性。增强戒烟动机"5R"技术包括相关性（relevance）、风险（risks）、益处（rewards）、障碍（roadblocks）和重复（repetition），旨在通过鼓励患者指出戒烟与个人相关的原因，使患者识别吸烟的潜在负面后果、戒烟的潜在好处，说明戒烟障碍并提供可以解决障碍的治疗方案，并重复动机干预，且告知患者大多数人在成功之前同样进行过屡次戒烟尝试，以激励其坚持。

针对最近已戒烟的患者，预防复发干预措施包括安排复诊、电话随访、使用戒烟热线等。D.E.A.D.（delay，escape，avoid，distract）技术是方法之一，即故意延迟点燃香烟的行为、逃避诱发吸烟的任何情况/环境、计划避免诱发吸烟的情况/环境、通过放松技巧来分散吸烟的意图。

特殊人群包括女性吸烟者、妊娠和哺乳的妇女、住院吸烟者、精神病患者、物质使用障碍（乙醇、大麻等）、儿童和青少年、老年等，除通用干预措施外，特殊人群给予针对性干预。例如，考虑到青少年吸烟的社会心理，临床医生在开始药物治疗前特别考虑依赖程度、戒烟意愿、每日吸烟数量和体重。儿科医疗机构向父母或监护人提供戒烟建议和干预措施，以限制儿童接触二手烟。

（4）提供戒烟咨询服务：马来西亚设有信息热线（03-8883-4400）与戒烟热线（北部地区-USM），在正常工作时间内提供服务，由两名受过培训的人员提供有关吸烟和二手烟雾暴露有害影响的信息，通过提供建议、基本咨询和推荐教育材料，以帮助吸烟者戒烟，也通过此方式将人们与全国戒烟服务联系更紧密。马来西亚马尼拉大学（USM）提供一级戒烟热线服务。戒烟热线服务除解答咨询者问题外，同时戒烟热线咨询员也会主动发起，提供烟草使用干预，包括回电咨询。卫生部、疾病控制和预防中心、社区预防服务指南均强调了戒烟热线的效果。

在线戒烟干预包括短信手机支持计划、联合的互联网/移动电话计划。在线戒烟干预成本低，有可能吸引大量吸烟者。网络是一个推广性强、可帮助吸烟者戒烟的传递系统，但其最有效的途径需进一步研究确定。

3. 戒烟服务效果评估

（1）开展多渠道戒烟服务效果评估：国际烟草控制政策评估项目（ITC项目）是一项在多个国家开展的前瞻性队列研究，旨在衡量《公约》关键政策的社会心理和行为影响。2005年，马来西亚卫生部与烟草控制信息中心、国家毒物中心、马来西亚理科大学、滑铁卢大学、维多利亚州癌症委员会和罗斯韦尔公园癌症研究所合作，共同创建ITC马来西亚调查。ITC马来西亚调查的主要目标：①调查马来西亚人吸烟行为的模式；②了解马来西亚实施烟草控制的效果；③比较马来西亚和其他ITC国家的吸烟行为和政策；④测量年轻人对烟草使用量。

ITC马来西亚调查是对成人（18岁以上）吸烟者和非吸烟者，以及青年（13～17岁）吸烟者和非吸烟者的前瞻性纵向研究。该调查目前开展了4轮，时间分别为条例实施（包括禁止广告宣传和禁烟政策）和Tak Nak运动开展后一年（2005年1月）、消费税增加前一个月（2006年7月）、实施图像警告标签前5个月（2008年2月）、实施烟草包装控制政策（即图形健康警示）和禁止价格促销7个月后（2009年7月）。调查对象为大约2000名成年吸烟者和1000名青年吸烟者和非吸烟者队列，第1～3轮也包括1500名成年非吸烟者队列。调查采用面对面访谈、问卷调查、电话访谈方法进行，逐年电话访谈比例增大。

ITC马来西亚第4轮调查对成年和青年吸烟者对烟草使用和戒烟行为进行了评估，调查了对成年人和青少年的卷烟消费、戒烟行为及对吸烟的信念和态度，包括对吸烟者重要的人群吸烟的规范及马来西亚社会对吸烟可接受性的认识规范，同时还测量了成年吸烟者对戒烟服务的认识、经验和态度。调查报告为决策者评估马来西亚实施烟草控制政策的有效性提供了依据。马来西亚卫生部鼓励对吸烟和吸烟情景进行当地研究和分析，以提高其对改善本国戒烟情况的认识，为研究如何改进有关戒烟治疗的实践标准提供依据。

（2）制订下一步戒烟服务：据"国家烟草控制战略规划2015—2020""mQuit Services"作为戒烟强化策略，包括升级马来西亚现有的戒烟诊所，更新临床实践指南并在所有诊所提供戒烟治疗，提高服务，争取其他保健合作伙伴。公立和私立医院、保健中心、诊所、牙科、药房等开展正规培训和学术课程，以帮助服务提供者提供最新的循证实践；员工接受过培训的诊所将发放一个mQuit牌，通知公众有mQuit服务。此外，马来西亚也计划升级信息热线，实现24h提供更集中和全面的服务。

4. 戒烟宣传教育策略 根据第 12 条，缔约方必须通过关于烟草消费所致健康风险、戒烟益处的教育和公众意识方案，促进和加强公众对烟草控制问题的认识，并向公众提供烟草业信息。2004~2010 年，马来西亚政府推出了"Tak Nak"或"Say No"运动，这是一个全国性的反吸烟行动，通过影响当前吸烟者戒烟和阻止年轻人创业来减少吸烟盛行。反吸烟运动的目的之一是制订不支持吸烟的社会规范，鼓励吸烟者戒烟，并劝告未有吸烟行为的人群远离香烟。该运动利用大众媒体和印刷媒体渠道宣传有关吸烟个人和社会危害的准确信息。

其他公众宣传活动包括"Kempen Nafas Baru Bermula Ramadan"或"新的斋月开始"活动，鼓励穆斯林吸烟者在斋月期间戒烟，目的是促进长期停止吸烟。由于在马来西亚有伊斯兰信仰的人口比例很高，宗教方法被用作减少吸烟率的控制措施之一，特别是在禁食月份。

（四）马来西亚戒烟计划的效益

1. 戒烟率的提高 据马来西亚卫生部调查数据显示，2016 年国家总体戒烟率 27.6%，其中医院戒烟率为 38.2%；2017 年国家总体戒烟率略微增长至 28.6%，其中医院戒烟率增至 40.9%，诊所戒烟率 26.7%，私营机构戒烟率为 26.7%。在马来西亚青年人群中，据 2009 年全球青年烟草使用调查，13~15 岁的人中有 19.5% 使用某种形式的烟草制品，其中吸烟者占 18.2%；2016 年，马来西亚 13~15 岁青少年烟草使用率下降至 14.8%。

然而，马来西亚的不同戒烟诊所成功率明显不同。唐林社区（Tanglin Community）综合诊所是马来西亚排名最好的戒烟诊所，2008 年戒烟率为 51.2%。有调查研究显示，吸烟者在调查的 12 个月中试图戒烟的比例为 52.3%（95% 置信区间为 49.85~54.81），吸烟者试图戒烟的比例随着年龄的增加而下降，随着教育水平的提高，戒烟的尝试也在增加。在前来马来西亚半岛戒烟诊所就诊的吸烟者中进行的一项研究显示，整体戒烟率为 17.3%，低于发展中国家（戒烟率为 25%）。马来西亚戒烟诊所戒烟率差异的结果表明，治疗方式的不同，可影响成功率。虽然需要进一步研究来评估全国戒烟诊所的治疗标准，但在马来西亚进行的研究证明了戒烟诊所在老年人群吸烟者中的有效性。目前，缺乏统计资料来评估公众对戒烟诊所的反应，然而，鉴于吸烟者主动在戒烟诊所就诊的比例很大，可以看出公众对戒烟诊所设立的接受。这可能是由于戒烟诊所的干预方法与正在挣扎于戒烟中的吸烟者产生了共鸣。

2. 吸烟认知及行为的变化 ITC 马来西亚国家报告显示，在 1867 名成年吸烟者中，42% 的人表示经常认真考虑戒烟。这些吸烟者中大多数（78%）计划在未来某个时候戒烟，将近 1/3（29%）计划在 6 个月后戒烟。几乎一半（45%）的成年吸烟者在 6 个月内完全戒烟的想法非常坚定，有 75% 的人在某个时间点戒烟。成年和青年吸烟者对吸烟有强烈的否定意见，多数人后悔吸烟。此外，吸烟者认为他们（包括与其关系亲密的人）和整个马来西亚社会对吸烟有负面的看法。关于宗教对吸烟的影响，大多数成年吸烟者（90%）表示他们的宗教信仰不鼓励吸烟，73% 的人承认在伊斯兰信仰（马来西亚的主要宗教）下吸烟是不被支持的。调查结果显示，大约一半的吸烟者认为斋月会激励他们戒烟，且如果被宗教领袖建议，其会更有戒烟的动力。

戒烟服务被认为是一个健康促进计划，因为戒烟服务主张在个人层面戒烟，整个社区利用个人行为和环境因素来帮助吸烟者戒烟。从长远来看，这可能会对马来西亚烟草控制计划产生积极的变化，最终可以减少与吸烟有关的不健康的负担。

3. 社会效益和成本效益的产生 Tak Nak 大众媒体宣传活动在吸烟者中取得了非常大的成功，ITC 马来西亚调查显示，几乎所有接受调查的吸烟者都知道 Tak Nak 反吸烟活动。这场运动对吸烟者产生了积极的影响。2009 年的调查结果显示，超过半数的吸烟者表示，反吸烟运动已经引发了有关家庭（61%）和朋友（53%）吸烟和健康问题的讨论。79% 的人同意政府应该开展更多的运动,几乎 3/4 (72%)的吸烟者认为反吸烟运动使其意识到吸烟不合乎社会需要,几乎一半 (43%)的吸烟者和戒烟者认为该运动使其有更强烈的戒烟想法,增加了戒烟成功的可能性。

据调查报告显示,马来西亚吸烟者关于吸烟对心血管健康的危害意识有所增强。92%的吸烟者意识到吸烟会导致慢性阻塞性肺疾病(COPD),91%的人知道吸烟导致心力衰竭,83%意识到吸烟会导致脑卒中。大多数吸烟者也意识到吸烟会导致图像警告的主题,即口腔癌(80%)、流产(76%)和坏疽(72%)。成年吸烟者戒烟的最常见原因是家庭反对吸烟(34%)、个人健康(34%)及为儿童树立榜样(33%)的愿望。未发表研究发现,大多数马来西亚人认为吸烟是应予远离的行为,但在伊斯兰教中未规定禁止吸烟。然而,鉴于近些年伊斯兰教禁止吸烟的穆斯林学者的增加,争论仍在继续。因此,在这个国家因为宗教原因停止吸烟有很大可能性。

目前,尽管研究表明戒烟服务的有效性,马来西亚戒烟服务的成本效益分析仍然不足。根据马来西亚烟草使用和依赖治疗临床实践指南,戒烟诊所在药物治疗干预中利用 NRT,因此,戒烟诊所的相对成本效益通过 NRT 的成本效益被大致地呈现。

在中亚地区,NRT 是成本效益最低的干预措施。然而,推测马来西亚戒烟诊所的成本效益,仅仅参考 NRT 的成本效益是不精确的,因为它是一个集体数据,可作为全面估计干预措施的有效性。此外,戒烟诊所还提供其他手段的药物治疗干预措施,并且吸烟者的特征也可能影响干预措施的有效性。值得注意的是,戒烟干预的成本效益本身不属于经济评价,需考虑到目标人群的健康结果。在马来西亚进行的研究表明,戒烟服务在减少吸烟率方面具有成效,尤其在老年人群中。然而,需要更广泛的研究来验证马来西亚戒烟服务的成本效益。

(五)问题和挑战

尽管马来西亚戒烟服务的取得了长足的进步,但仍存在下面 4 个方面的问题。

1. 不同戒烟诊所的成功率明显不同,戒烟服务有待标准化 有研究调整调查对象特征后,显示诊所之间存在统计学差异,提示治疗的实施方式可能会影响成功率。需进一步的研究来评估这种差异的根源在哪里,通过案例对比分析总结可借鉴的经验,并对培训和操作程序进行适当的改变,以确保所有诊所达到最佳标准。

2. 人群关于吸烟对马来西亚社会产生消极性的认识水平较低 关于吸烟是否符合社会规范的调查结果显示,尽管反吸烟运动的范围广泛,但与烟草控制政策和方案存在时间较长的国家相比,马来西亚社会规范对吸烟的负面影响不大。马来西亚整体吸烟消极性认识水平较低(同样相对于其他国家),与社会规范与现行政策的有效性有关,也与对未来更强有力的烟草控制行动的支持相关,所以这既是一个挑战,也是未来烟草控制工作需关注的要点。有学者建议继续提供充足资金开展大众传媒活动,教育马来西亚公民使其了解吸烟的危害和戒烟的好处,强调二手烟危害,且在国家层面实施更强有力的无烟政策。

3. 马来西亚吸烟者与戒烟服务的沟通和联系有待提高 前往马来西亚戒烟诊所的吸烟者往往是中年、尼古丁依赖、主要是出于健康原因而戒烟且相对教育水平较高。目前大部分戒烟服务基本都在公共医疗服务中提供。总的来说,马来西亚的吸烟者与戒烟服务没有很好的联系,要么是通过他们的医生,要么是通过烟盒上关于现有的保健服务的宣传而就诊咨询。故有学者建议推进戒烟服务的支持,加强医生和宗教领袖在戒烟方面的作用,提高公众对戒烟热线服务的认识,且加强学校教育系统的作用,将吸烟的危害和戒烟益处列入教育计划。

4. 伦理道德问题 目前存在治疗前评估并尊重患者的戒烟意愿,与采取动机干预来激励不愿戒烟的患者两种干预方式。然而,当患者没有意向或不愿戒烟,戒烟支持者仍然坚持或强迫其停止吸烟，不免有悖伦理。虽然支持者目的是为了患者的切身利益，但患者的自主权是重要的。此外，鉴于在马来西亚大部分人群信仰伊斯兰教且吸烟率高，宗教方式被纳为减少吸烟流行率的控制措施之一。当借助伊斯兰教信仰来激励患者戒烟时，需要非常谨慎，因为宗教问题是一个敏感的领域，特别是不明确其对于吸烟的理解时，戒烟人员应尊重患者的宗教信仰意见。

（六）展望

根据世界卫生组织发布的《马来西亚烟草流行报告（2017）》，马来西亚在监测数据、健康警语、反烟草运动等方面达到了最优的级别，在戒烟服务、禁止烟草广告、烟草税等方面控制良好，且戒烟服务被认为是扩大了烟草控制工作影响力的成功举措。据"国家烟草控制战略规划 2015—2020"，马来西亚计划进一步优化戒烟服务，扩展其烟草控制工作的影响，包括加强戒烟服务的公平性可及性、更新临床实践指南、争取其他保健合作伙伴、升级戒烟热线等。

此外，马来西亚也致力于减少青少年吸烟的发生，早期干预将降低其成为成年吸烟者的可能性，促进良性发展。马来西亚计划通过公共服务和私人机构实践发展标准化戒烟服务，对戒烟服务的本国普及，以及推广经验至其他国家将起到良好的作用。基于MPOWER策略，有针对性加强烟草控制策略，马来西亚吸烟率将有望进一步降低，向低于5%的2045烟草结局战略目标逐步迈进，落实保护当代和后代免受烟草危害的期望。

三、思 考 题

1. 马来西亚的戒烟服务对中国有什么借鉴意义？在跨文化推广时需要注意哪些方面？
2. 如何科学评价戒烟服务所产生的健康效益、社会效益和成本效益？
3. 作为一名公民，如何参与国家控烟或戒烟行动？请结合个人实际谈谈感想。

（他福慧　梁晓晖　毛宗福）

第二节　儿童营养包的中国经验与反思

一、案例介绍

据英国医学杂志《柳叶刀》研究表明：在全球，5岁以下儿童死亡人数中的45%与营养不良相关，每年310万儿童因营养问题而死亡。在中国，儿童营养状况还存在明显的城乡、地区差异，尤其在贫困地区农村，儿童的营养状况堪忧。研究表明：农村地区儿童低体重率和生长迟缓率为城市地区的3～4倍，而贫困地区农村是一般农村的2倍。2010年贫困地区尚有20%的5岁以下儿童生长迟缓；6～12月龄农村儿童的贫血患病率达28.2%，13～24月龄儿童的贫血患病率为20.5%，数据表明中国贫困地区农村儿童的营养状况亟须改善。

2001～2003年，中国营养学家在甘肃天祝、定西、景泰、静宁、清水5个贫困县开展试点研究，对1500名4～12月龄的婴幼儿进行为期1年多的营养包辅食添加和3年多的追踪随访研究。2004～2007年，继续开展追踪研究，经过中国营养学家的不断实践和检验，于2008年，确认营养包干预对儿童营养改善的有效性，中国政府正式颁行《辅食营养补充品通用标准》，大规模的公益与政府行动由此展开。

2009年以后，以营养包为工具的营养改善项目先后在青海、四川、甘肃和陕西的8个县开展，并扩展到西部11个省、自治区的35个县。2012年开始，中央财政开始每年拨付专项经费,用于贫困地区婴幼儿的营养改善项目。截至 2016 年年底,中央财政累计投入资金 19 亿元,在全国范围内 21 个省(自治区、直辖市)、341 个贫困县,累计为 452 万儿童改善了营养不良状况。

现在,YYB(营养包三字的拼音首字母)已作为专有名词,其作用受到国际社会的认可和好评。

二、案例分析

(一)背景知识

国际上通常将 5 岁以下儿童营养状况作为衡量一个国家经济社会发展的重要指标。儿童的营养状况是衡量整个人群营养状况的最敏感指标,也是人口素质的基础。"减少学龄前儿童营养不良"已成为国际共识,其投资成本效益名列第一位,被列为关系全球发展的重大问题。

生命最初的 1000 日,即从怀孕到 2 岁约 1000 日,是人们身体健康最关键的时期,通过在此时期的营养干预,能有效地预防成年时期的慢性病,是"成年慢性病的机遇窗口",这期间的母婴营养状况将影响一生的健康。这一时期良好的营养,可以保障和促进儿童体格和大脑的发育,增强其对感染的免疫力,降低出生缺陷。反之,如果这一时期营养不良,带来的近期和远期危害是不可逆转的。营养不良的近期危害包括体格和智力发育迟缓,患病率和死亡率增加;远期危害包括智力低下,学习和工作能力下降,甚至能增加成年后心血管疾病、糖尿病、高血压等慢性病的患病风险。

为了保障婴幼儿营养,营养包作为一种重要的干预措施而应用于实践当中。营养包是一种家庭使用的辅食营养素补充食品。以大豆、大豆蛋白制品、乳类、乳蛋白制品中的一种或几种为食物基质,添加多种微量营养素和(或)其他辅料制成的辅食营养补充品。食物形态可以是粉状、颗粒状或半固态等,且食物基质可提供部分优质蛋白质,并含适宜推荐量的钙、铁、锌、维生素 A、维生素 D、维生素 B、维生素 E、维生素 K 等。适用于 6~36 月龄婴幼儿及 37~60 月龄儿童。

(二)中国改善婴幼儿营养状况的实践

以营养包为干预工具的营养改善项目在中国的实践主要有以下几个关键环节。

1. 营养包的招标与采购 国内有 9 家专门生产营养包的企业,均获专业认证和管理资格,为营养包的招标可选单位,从源头上确保营养包安全的生产。营养包由国家政府拨经费出资购买,在企业中询价招标,以价低者中标。现逐渐将招标采购权下放到各市、县,以节省营养包运输的开支。购买的营养包储存在当地的医疗保健机构,由专业医师管理。

2. 营养包的发放 由国家卫生和计划生育委员会妇幼司和疾病预防控制中心共同统筹指挥,利用中国农村"县-乡-村"三级卫生服务网络开展营养包的发放工作。凡登记的适龄儿童均可在当地的乡村医生或者卫生院领取营养包,偏远地区会由村医派送至家庭中。

3. 营养包的知识宣传和教育 结合口头、文字、影视、网络等途径,传播喂养和营养包正确使用的信息。通常以乡镇为单位,分发宣传手册,开展"妈妈小课堂",成立喂养帮扶小组,利用电视和网络报道营养改善项目,以丰富多样的形式将正确的喂养信息和营养知识传递给每一位家长,以促进行为和营养观念的转变。

4. 营养包的效果评价 中国疾病预防控制中心定期对营养包干预项目的效果进行评价。定期评估项目覆盖情况和项目开展情况,结合婴幼儿贫血率、生长迟缓率、智力发育水平等指标的变化,并进行成本效益分析等。根据项目效果评价结果,有针对性的调整干预策略。

5. 营养包干预项目的持续推动 秉持着投资于妇女儿童健康,等于投资于国家民族未来,等于投资于国家核心竞争力的理念,营养包项目已成为改善中国贫困地区儿童营养健康状况的国家项目,每年得到财政专项经费支持。以政府为主导,集中采购营养包,依托中国农村的县、乡、村三级卫生网络体系,建立有效联动的工作机制,保证营养包分发到户、宣传教育工作到人,既保证项目落地执行,又对项目进行跟踪评估。根据评估结果,反观项目的设计、实施和效果,有针对性的修正项目内容,推动营养包干预项目的可持续性。

(三)中国营养干预产生的影响

在中国,母乳喂养的6个月期间,婴儿的生长曲线与世界卫生组织生长曲线如出一辙,但在相当一部分农村地区,自6个月断奶以后,生长曲线低于世界卫生组织的生长曲线,究其原因是断奶以后的辅食添加不足。在中国广大农村地区由于没有能力购买市场上的一些加工辅助食品和配方食品或缺乏相关的知识,因此,营养包的需求由此产生。

1. 健康效益 调查数据显示2015年,大规模开展营养包干预多年后,中国婴儿死亡率和5岁以下儿童死亡率分别降至8.1‰和10.7‰。同时,在多地的测量数据均表明,营养包对于促进智力发育,降低婴幼儿贫血、生长迟缓发生率和死亡率均有明显效果。

2. 社会效益 改善婴幼儿营养,尤其是贫困家庭中的婴幼儿,促进其健康,这一点具有高度的社会共识,是一种社会对弱势群体关怀的彰显。以营养包为手段的营养干预项目所到之处,对婴幼儿健康产生诸多促进作用的同时,加深人民对营养的认识和关注,传播着健康的生活方式,让人们自发坚持健康行为,形成了明显的社会效益。

3. 经济效益 改善婴幼儿的营养和健康能带来经济效益是有数据可依的。以甘肃试点项目为例,对营养包干预进行成本效益分析测算,证明投入营养包比投入其他公共卫生项目具有更高的回报,成本效益为1∶14.8。因营养不良,会造成劳动生产率的损失,据估计,2010年我国因此损失16 000亿元,达到同年国内生产总值的4%。当对6~60月龄婴幼儿进行营养补助投入时,一个孩子每日3元,直至5岁,共需4860元,预计孩子成年后每年都可增加至少1000元的收入,同时会贡献于GDP的增加、未来医疗费用的节省等,将会产生众多可观收益。根据扩大营养项目估计,全球每年如果投入103亿美元公共资金,通过各类营养改善项目,每年可以预防110万儿童死亡,避免3000万DALYs损失,减少300万5岁以下儿童生长发育迟缓,减少急性营养不良发生50%,减少低体重儿童数量1/5~1/3。可见投入儿童营养具有其他项目难以比拟的成本效益。

(四)经验与启示

1. 解决儿童营养不良需要国家层面的战略性规划 中国政府编制《中国儿童发展纲要(2001—2010年)》和《中国儿童发展纲要(2011—2020年)》,以推动儿童事业与经济社会发展。儿童营养不良问题也依赖于政府主导,公共卫生系统为主体,多方参与的模式的推进。中国政府将改善儿童营养纳入到国家整体发展战略中考虑,进行跨部门的联合协作。政府应在战略规划、财政、教育、卫生、扶贫等相关部门间展开协调与合作,各部门在政策和行动中都应当把改善儿童营养作为统一的目标。

2. 中国现有的县-乡-村三级卫生系统网络充分发挥了作用 中国特有县-乡-村三级垂直管理系统保障营养干预相关政策的顺利实施,为项目开展奠定根基。来自于中央政府的卫生、财政部门和全国妇联等机构,以及国家、省和地方各级机构的力量相互协调,密切合作,使项目的顺利实施有了力量保障。自上而下的指导和督导保证了项目的质量；信息收集和传送也为项目评估创造较好的条件。例如，县医院印制宣传材料，乡卫生院配合举办"妈妈课堂"，各村的村医进行入户宣传，同时按户按时发放营养包，县乡机构进行定期检查与评估效果等，形成有效联动和循环。正是营养包项目实践证明，儿童营养包项目成功有赖于基层三级卫生网络系统高效地运转。这样遍布乡村的卫生网络系统，是中国的特色，也是中国的优势。这是营养包项目中，不同行政部门和不同层面工作者共同创造的成功经验。

3. 最贫困地区特困家庭中的儿童应当被列为优先考虑对象　儿童营养不良的全国平均值，很容易掩盖城乡发展不平衡中的差距。实际上，一般农村地区儿童生长迟缓率为城市地区的3～4倍，而贫困地区又为一般农村的2倍。因此，政府应将干预措施的重点放在贫困地区。由于经济社会发展水平低下、科学的喂养知识的缺乏，贫困地区的儿童更容易发生儿童营养不良。为缓解儿童营养的不公平现象，儿童营养改善工作应以贫困农村地区为重点，尤其是那些交通不便、特别不发达的偏远地区（如中国西部）。建议采取免费提供营养包直接到贫困地区的贫困家庭的方式，进行营养干预。有证据显示，对于贫困地区，免费干预可以提高人群参与度，这也是确保营养包干预的公平性和可及性的有效措施，可以预见其在改善儿童营养方面更有效。

4. 依托社区开展营养知识培训十分必要　社区的营养知识培训不仅能普及儿童喂养知识、提高家长对儿童喂养知识的知晓率，还能对营养包的发放起到社会动员作用。社区的介入还可以提高家长对营养包的认可，促进营养包的坚持使用，最终保证营养包改善儿童营养状况的效果。本质上，营养包只是一个载体，最重要的是针对社区和家庭的干预，如爱婴医院的建设、教授母乳喂养促进的相关措施、给予合理辅食添加指导等，对营养干预项目效果起到巩固作用。其他国家也可以利用不同的载体进行干预，从而改善儿童营养。

（五）问题与挑战

1. 招标采购成为突出难点　现有招标要求对竞标企业技术、资质等方面的要求比较笼统宽泛，企业准入门槛过低。根据《贫困地区儿童营养改善招标采购要求》规定，"为所有有资格的供货方提供竞争的机会"，因对提供营养包的供货方的资格在技术和资质要求层面缺少统一准入标准，现在的营养包生产企业良莠不齐、规模不一，从资金投入、厂房设施设备、人员构成、检验能力、企业资质、营养包的研发生产质量管理、配套服务能力、企业信誉等方面差别很大，因此对招标采购工作提出了严峻的挑战。

2. 发放到户的营养包成为"监测盲区"　营养包质量监管模式在项目初期适用于推动项目，但目前项目扩大阶段，此模式较难分散化解风险，尤其是不适用于对偏远山区的监管。由于交通不便，卫生人力资源不足，在偏远山区农村和少数民族地区，营养包配送周期常为半年甚至更长，在家庭存放时间长，营养包发放和更换不易，质量事故风险更易出现。一旦出问题，容易成为重大新闻事件，将严重损害项目的形象，已有的所有工作和努力便前功尽弃。

（六）思考与展望

2030年可持续发展目标中，有11个目标均强调对儿童早期发展的重视，并采取相应行动，促使实现未来15年所规划的转型，保证儿童早期发展。中国营养包的实践已得到国际社会的支持和关注，形成的"中国经验"可以为非洲和亚洲贫困地区的婴幼儿营养改善提供助力和参考。此外，随着营养包作为产品上市，在"一带一路"建设过程中，营养包也将为沿线国家妇幼营养与健康做出其巨大的贡献。

三、思 考 题

1. 结合案例讨论在中国营养包的营养干预对婴幼儿营养不良的影响和效果,以及执行过程中的主要挑战和解决方案。

2. 讨论中国营养包的经验对改善非洲婴幼儿营养不良问题的可行性。

(汪 瑶 梁晓晖 毛宗福)

第三节 The Story of Fortified Sugar to Combat Vitamin A Deficiency in Central America

Ⅰ Case Introduction

With development of economic and improvement of public health, the world population could reach 8.5 billion by 2030. The securities of food and nutrition will continue to be issues of global health, especially in low income countries and regions worldwide. It has come a long way for humans to understand the essential food ingredients to support a healthy body and to prevent the development of diseases associated with malnutrition. Many great stories have accompanied the efforts of human society to combat deficiencies of a variety of micronutrients. The successes of those efforts have made this world a much healthier place than before.

This article is intended to summarize the major events in the discovery of vitamin A and in the efforts globally to eradicate its deficiency. A significant portion of this work is focused on the successful story of vitamin A fortification of sugar in Guatemala of Central America. In 1950s, vitamin A deficiency was observed in populations of countries of Central America and Panama regions. After analysis of the social/economic conditions and dietary behaviors of people in those regions, sugar fortified with vitamin A was chosen as a tool to combat vitamin A deficiency. This has become a successful case of public health to combat a nutrient deficiency in a relatively less economically developed region.

The gained experience and learned lessons in the process will certainly help us to ensure nutrition security in the future. Governmental officials, academic researchers, clinicians, undergraduate and graduate students in basic medicine and global public health programs, as well as community workers, can find some useful information in this case.

Ⅱ Case Analysis

(Ⅰ) Background Knowledge

1. The concepts of vitamin and the discovery of vitamin A Nutrition security has always been a critical factor for the health of an individual, a community or a country. With the trend of globalization, it has been a topic of global health. Based on the definition in Merriam Webster Dictionary, nutrition is the act or process of nourishing or being nourished. It is the sum of the processes by which an animal or plant takes in and utilizes food substances.

The importance of ingredients in foods for the prevention or treatment of diseases such as scurvy and night blindness had been gradually recognized along with the progress of human society. For example, the successful use of fish liver oil for the treatment of night blindness had been reported. In the initial phage of understanding nutrition, the questions asked were to determine materials needed to support the life of an animal. Animals were used to test the existence of an element, molecule or nutrient essential for the maintenance of body health. This is based on an unmentioned assumption that humans and animals share similar pathways to use some nutrients. Certainly, all these tests occurred concurrently with the progresses of chemistry and understanding of material bases of the natural substances.

With the realization of chemical nature of food components, it became reasonable to determine their requirements to support the growth and health status of a subject. As the essentiality of proteins for health was realized, additional food derived components or molecules that with small amount would support the growth or health of a subject were thought to have similar chemical ingredients of a protein. The word vitamin derived from early thought that factors essential for supporting the life probably should have the same basic character such as being vital amines, which was named "vitamines". Later on, the "e" was omitted to reflect that fact that some of them were not amines. When diets made of purified macronutrients and minerals without contaminations of foodstuffs started to be formulated, it became possible to have diets deficient in one or more of the hypothetical vitamins to test their existence.

The discovery of vitamin A (retinol) started from the observation that an essential fat derived factor supports the growth of animals. Rats were used commonly to test the essential materials to support growth on top of experimental diets consisting of pure proteins, carbohydrates, fats, minerals, and water. When the purified diet failed to support grow normally, small amount of substances extracted from milk were added back to experimental diets to see whether those substances were able to resume the grow again. If so, it indicated that regular diets contained small amount of accessory substances to support growth. One attempt was to test whether protein, carbohydrate and fat extracted by ether were sufficient to support rat growth. Rats at weaning (3 weeks of age) were fed a purified diet and grew normally for several weeks (4 to 5 weeks). However, they stopped growing after that, lost body weight and died if they were kept on the diet. On the other hand, if food ingredients such as butter and egg yolk were added back to the diet. Rats started to grow again and gained body weight. This phenomenon led the authors to conclude that certain "lipins" in diets are essential for rats to grow, and it also indicated that lipids were not the same to support animal to grow. At the same time, similar observation was reported independently by another group. It was known later on that it was vitamin A activity that support the growth of rats in this kind of experimental setting.

Later on, in 1931, vitamin A was isolated from cod-liver oil and its composition was determined. Structure of crystallized vitamin A was solved in 1937. Vitamin A was chemically synthesized in 1947. Table 1 listed the important events and times for the discoveries and understanding of vitamin A and β-carotene. Its physiological functions are mainly mediated by its metabolites, retinal and retinoic acid (RA).

Table 1　Important Events for vitamin A discovery

Names	Molecules	Discovery of activities	Isolation	Structures	Chemical synthesis
Vitamin A	retinol	1909	1931	1937	1947
Provitamin A	β-carotene	1831	1831	1930	1950

2. Night blindness at the sea　In human vitamin A deficiency will cause phenotypes in the eyes. Its deficiency will cause the development of xerophthalmia, abnormalities in corneal and conjunctival development. In addition, it will cause night blindness and blindness if left untreated. The symptom of night blindness was common in men who had stay in those long transoceanic voyages for many consecutive months. It was also linked to increased mortality, diarrheal disease, and accidental falls. The rate of night blindness could be greater than one in twenty. In addition, due to the deficiencies of two or more micronutrients might occur at the same time, night blindness was even considered a characteristic of scurvy. Night blindness was not only limited at sea. It was also associated with pellagra in those victims such as peasants with diet poor of dairy and animal products. Moreover, it was associated with malaria and helminthiasis.

As a dietary problem, vitamin A deficiency had been a significant problem for naval medicine. Before the introduction of the coal-fired steam engine, ships relied on current or wind to travel. This means that the speed of movement could not be high. Therefore, passengers on a ship had to consume whatever food brought on board in the beginning of a journey. The lack of micronutrients available only in certain foods led to the development of diseases associated with their deficiencies. The frequent observed problems are scurvy and night blindness due to the deficiency of vitamin C and vitamin A, respectively. The introduction of the steam-powered engine for ships in the late 1700s and early 1800s significantly shortened the time needed to travel in the sea. The travelers were able to resume their regular diets as quick as possible, which satisfied their needs of those micronutrients. This dramatically reduced the possibility of the development of micronutrient deficiency.

Unfortunately, the crews on navy ships did not benefit from this advancement of technology until later time. This is because the original steam-powered engine had the paddlewheel, which occupied a significant portion of the space of the ship and limited room for artillery on a navy ship. In addition, it could be an easy target for enemy fire as the wheel was mounted on the side of a ship. The improvement of speed had the potential to jeopardize the safety of the ship. Therefore, night blindness at sea had been a very serious issue for sailors on navy ships. Before the role of vitamin A, the causes of night blindness was attributed to factors such as sleeping on the deck, warm weather, homesickness, long exposure to bright light, and even masturbation. When a significant portion of the crew members reported night blindness, the mission of the ship could be aborted.

Vitamin A deficiency can occur in subjects with other conditions. It has been known for a long time that night blindness can be treated with animal liver (from goat to fish). As late as 1950s, areas in some part of United Arab Emirates still did not know the linkage between night blindness and vitamin A deficiency. Dr. H. A. Hajar Al Binali described the details of how his father's night blindness was successfully treated with both tropical application of oil form fish liver and consumption of remaining liver after extraction when the author was still an eight-year old boy. The reason that his father developed vitamin A deficiency was due to lack of bile salts to aid digestion and absorption of dietary fat caused by gallbladder disease, rather than dietary deficiency of vitamin A in the small town of the Arabian Gulf, which has abundant fish and dates as sources for vitamin A and provitamin A, respectively.

Before pathological changes of retina could be observed, multiple methods had been developed to assess the severity of night blindness. Those included identifying dots on white paper under dim light, distinguishing moon and stars based on a six-scale, and seeing eleven black circles separated by one millimeter. The invention of the ophthalmoscope in 1851 allowed detail inspection of eyes to determine the health of retina and other parts.

3. Vitamin A deficiency as an issue of global public health Based on the formation provided by World Health Organization (WHO), it has been estimated that about 250 million preschool children have vitamin A deficiency, and about 250 000 to 500 000 vitamin A deficient children become blind every year, with 50% mortality rate within 12 months of losing their sight (http: //www.

who.int/nutrition/topics/vad/en/). Based on the data collected in the decade of 1995-2005, it was estimated that 5.2 and 190 million preschool age children could be affected with night blindness and at risk of vitamin A deficiency(serum retinol concentrations <0.70μmol/l), respectively. In addition, significantly, a lot of pregnant women in areas at risk have night blindness and low plasma retinol levels, indicating the challenges of public health in those regions. It has been known for a while that Indonesian children (under 6 years of age) with mild xerophthalmia had higher mortality rate than those without it in a study lasting 18 months. A meta-analysis of 90 publications from 43 clinical trials indicates that vitamin A supplementation is associated with significant reductions in mortality of children aged under 5 in low and middle income countries.

Food security and health have been global health issues for a long time. United Nations (UN) Millennium Declaration in 2000 had set eight Millennium Development Goals (MDGs) for the nations globally to work together. The eight goals in the following order were targeted to eradicate extreme poverty and hunger; to achieve universal primary education; to promote gender equality and empower women; to reduce child mortality; to improve maternal health; to combat HIV/AIDS, malaria and other diseases; to ensure environmental sustainability; develop a global partnership for development. For the 15 years between 2000 and 2015, except for the MDG1 (eradication of extreme poverty and hunger), the progresses toward the achievement of other goals have been challenging. Nevertheless, in 2015, the UN General Assembly established the Sustainable Development Goals (SDGs), which include 17 universal goals, 169 targets, and 230 indicators to be accomplished in 2030. There are 33 health-related SDG indicators for the next 15 years globally.

Despite the efforts of MDGs and plans of SDGs, malnutrition is still a major global health challenge in many nations, especially those with low incomes. In 2015, the under-five mortality rate(deaths per 1000 live births) were 83 and 51 for Sub-Saharan Africa and Southeast Asia, respectively. Micronutrients play a variety of functions in the growth and health of human body. Currently, the global micronutrient deficiencies affect two billion population. Sometimes, more than one micronutrient deficiencies coexist. It has been estimated that vitamin A deficiency was responsible for 0.6 million deaths for children under 5 years old. Vitamin A deficiency has been part of that since the realization of its role in health.

(Ⅱ) Practice

1. The vitamin A fortification of sugar in the Guatemala, the journey to combat vitamin A deficiency in Central America Many efforts have been done to reduce the impact of vitamin A deficiency on populations in low and middle income countries. The strategies of the prevention or treatment of micronutrient deficiencies include education, dietary modification, food provision, agricultural interventions, supplementation and fortification individually or in combinations. The goal of this portion is to summarize the lessons learned from combating the vitamin A deficiency in one particular case.

The Institute of Nutrition of Central America and Panama(INCAP)is an organization founded in 1949 (http://incap.int/index.php/en/about-incap). Its governing body (the Directing Council) includes health ministers of the eight member nations (Belize, Costa Rica, El Salvador, Guatemala, Honduras, Nicaragua, Panama and Dominican Republic)and the Director of the Pan American Health Organization. Its mission is to support the efforts of member states, providing technical cooperation to achieve and maintain Food and Nutrition Security of their populations. Its vision is to be a leading, self-sustainable and permanent institution in the field of food and nutrition in Central America and beyond its borders. It is based in Guatemala City and has offices in each of its member nations.

After its establishment, INCAP conducted a series of dietary surveys in the first year of its operation and following years in its member countries. The purpose of these surveys was to obtain information for planning nutritional interventions and education. The survey data indicated that vitamin A intake was very low, and the amount differed dramatically due to the dietary variations in the region. In 1960s, a cooperation between INCAP and the Interdepartmental Committee on Nutrition for National Development of the United States surveyed 3,800 families from 190 locations in six countries of INCAP between 1965 and 1967. It was found that the average intake of vitamin A among rural families in these countries did not meet the recommended allowance. The biochemical analysis of the serum vitamin A levels supported the conclusion when the levels were classified as "deficient" ($<10\mu g/dl$), low ($<20\mu g/dl$), or "satisfactory" ($\geqslant 20\mu g/dl$). A large portion of the population had critically low intake of vitamin A with serum values below low, and even deficient.

The meeting of the Pan American Health Organization on "Hypovitaminosis A in the Americas" in 1970 made it clear that vitamin A deficiency as a serious problem in the Latin American region seemed to be due to insufficient dietary intake, which can be prevented through interventions. Therefore, the Ministers of Health of the Americas in 1972 suggested two goals to be accomplished by the member governments, (I) reducing the present prevalence of vitamin A deficiency by average 30%, and (II) promoting the fortification of selected basic foods with iron and vitamin A through legislation. At around the similar time, in its 1971 Directive Council meeting, INCAP developed the following mandate: "Recommend to the respective governments the vitamin A fortification of sugar as a practical and effective method for correcting the prevailing vitamin A deficiency, and to urge them to take necessary measures to overcome all economic, legal, and administrative difficulties that might occur in the application of the program in each of the countries."

It had been known by then that a combination of multiple approaches probably should be taken to eliminate the vitamin A deficiency problem facing the Central American countries. To eradicate the deficiency problem from a society, actions taken should include modifications of dietary choices, introductions of food sources containing vitamin A and provitamin A such as β-carotene, and improvements of socioeconomic and education levels of the whole population. It was obvious that it would take a quite long time to change all these. However, the vitamin A deficiency had been a serious issue of public health for those countries, which required an immediate attention and a much shorter-term solution. To improve the health status of the population, an adequate approach should be considered for vitamin A as well as any other micronutrient. Therefore, it became convenient and practical to incorporate an appropriate amount of vitamin A into the diets of a population needed by fortification of a common vehicle, which can be adopted from previous successful programs such as salt iodization programs.

When the Hypovitaminosis A Control Program in INCAP was established, it was set to determine which of the local foods is ideal as a carrier for vitamin A fortification. From a public health standpoint of view, a carrier for fortification of a micronutrient should be a type of food consumed daily by all individuals in a targeted population with little or no variation. The fortification process should be economically feasible and with minimal effects on the stability of the particular micronutrient and cost of food. In addition, the fortified food should be distributed in locations or delivery systems approachable by the population, and the amount of consumption and effects of the fortification on the health of the population can be measured or estimated. The lack of dietary diversity is common in low income developing countries. Sometimes, only one or two predominant types of foods for those populations. This limited the choices of foods that can serve as a carrier of fortification. In addition, the main macronutrient sources such as corn and rice are produced, processed and consumed locally, which further limits their uses as a carrier for the whole population.

Scientists finally decided that sugar was the most appropriate vehicle suitable for vitamin A fortification. Sugar is a dietary ingredient that can be considered as a universal vehicle. This is because sugar is added to the diet in relatively constant amount and used by the whole population. As most Guatemalans consumed sugar with relative consistent amount across the population, it is a reliable vehicle to carry vitamin A to the general public. In addition, the sugar consumed in Guatemala was produced by only several plants, which allowed the fortification process to become relatively simple.

The most common form of vitamin A used for fortification was retinyl palmitate after the available products of vitamin A in the market were screened and tested. Due to the stability and bioavailability of retinyl palmitate from Hoffmann-La Roche, the company had been the only major world supplier of vitamin A for the fortified sugar until 1990s. Since then, the number of sources of retinyl palmitate and other vitamin A products have increased dramatically worldwide.

After its initiation of the vitamin A fortification program in October 1975, evaluations of the fortification were conducted in 12 rural communities that received the fortified sugar for every 6 months until 1977. The evaluation data showed that vitamin A intake nearly tripped over the period and the proportion of preschool children with vitamin A deficiency decreased. A right shift in the distribution curve of serum retinol values occurred after 6 and 12 months of distribution of the fortified sugar. During the first year of the program initiation, the prevalence rates of subjects with low ($<20\mu g/dl$) and deficient ($<10\mu g/dl$) serum vitamin A values dropped from 18.9% to 4.8% and from 3.3% to 0.3%, respectively. All these demonstrate the success of the fortification program.

The benefit and necessity of the fortified sugar to overcome vitamin A deficiency, a serious public health issue, seemed to be obvious. Its implementation would certainly improve the health status of children in the whole society. However, the executives in Guatemala's sugar business were hesitate to take action as they did not want to bear the costs of fortification. Therefore, the first proposal for mandatory sugar fortification of vitamin A in 1973 was rejected by the Guatemalan Congress due to lobbying of the sugar business. After that, many organizations and groups have rallied demonstrations in support of the fortification program. The Guatemala's law of vitamin A fortification of sugar was enacted in 1974, which required the sugar production industry to absorb the costs of fortification. Although encouraging results of fortification came out of the evaluations, some sugar producers were still resistant to the program citing the rise of international vitamin A prices, and lack of foreign currency from the banks to purchase vitamin A. The fortification program was almost discarded through negligence several years after its initiation, which resulted in the situation of the vitamin A deficiency in Guatemala returning to the same as 1960s by mid-1980s. It took about two more decades before INCAP, the United Nations International Children's Emergency Fund (UNICEF) and Guatemala's Ministry of Health reinstated the vitamin A fortification of sugar program back into this country.

2. Efforts in other parts of the world to combat the global vitamin A deficiency At the same time that INCAP countries implemented the vitamin A fortification of sugar program, countries in other parts of the world also initiated their own programs to combat vitamin A deficiency. In 1971, India began a national vitamin A supplementation program to reduce vitamin A deficiency in the eastern and southern areas where vitamin A deficiency was a public health issue. All children from one to five years old in those places were given a dosage of 200 000IU (international unit) of vitamin

A orally every six months.

Bangladesh and Indonesia also began their vitamin A supplementation programs in 1973. Indonesia was a country with severe vitamin A deficiency issues such as xerophthalmia and blindness due to social, economic, and environmental factors. In the early 1970s, Indonesia government and Helen Keller International (a non-governmental organization) conducted a collaborative and community-based vitamin A supplementation pilot project. The program distributed 200 000 IU vitamin A capsules to about 100 000 children aged 1-5 years in 20 districts of Java, Indonesia. The UNICEF distributed the orange color 200 000 IU vitamin A capsules to support the program activities. After the success of the pilot program, Indonesia government decided to provide the 200 000IU vitamin A capsules to over 7 million children in the country.

With the realization of the diseases associated with vitamin A deficiency in global populations, the Office of Nutrition of the U. S. Agency for International Development(USAID)and World Health Organization held a joint meeting in Indonesia in 1974 to discuss the control of this public health issue. The participants agreed that a coordinating body was needed to provide guidance and coordination to international activities to resolve vitamin A deficiency problem globally. The International Vitamin A Consultative Group (IVACG) with the support of USAID was formally established at a meeting of the UNICEF in May, 1975. Since then, IVACG has started the campaigns against vitamin A deficiency worldwide. Through the international conferences organized by IVACG, a network of policy makers, program administrators, and scientists have opportunities to exchange new ideas, to discuss research findings and their policy implications, and share experiences with program interventions, which have led to the policy guidelines for diagnosis, treatment, and prevention of diseases associated with vitamin A deficiency.

(Ⅲ) Lessons and challenges

The United Nations estimated that world population is expected to reach 8.5 billion by 2030 (http://www. un. org/en/development/desa/news/population/2015-report. html). The problems facing the global heath have been illustrated in the MDGs of 2000 and SDGs of 2015. Nevertheless, the food security or nutritional security will continue to be a global health issue in the years to come. In here, a vitamin A deficiency probably will still be a challenge facing low income countries in Africa and Southeast Asia.

Recently, the advances of molecular biology allowed the enzymes for the synthesis of β-carotene to be engineered into rice genome. The rice produced from this transgenic plant contains significant amount of β-carotene and has been named golden rice. Theoretically, golden rice can be planted regions of vitamin A deficiency and offer sufficient amount of provitamin A to populations. In so doing, β-carotene in rice can be converted into retinal, and then retinol for the use in the body. The development of agricultural technologies probably will provide more modified foods, which can be used to combat nutrition deficiencies such as vitamin A deficiency for populations living in different places and with different cultures.

The lessons learned from acts of the INCAP and IAVCG can be summarized as the following. To combat the vitamin A deficiency, supplementation, food fortification and dietary diversification through agriculture can all be considered as available tools. The choice of using one or more ways to achieve the vitamin A adequacy of a population in a country or region is affected by many factors. As it indicated in the process of the Guatemala vitamin A-fortified sugar, urgency of the deficiency issue, local dietary behavior, and socioeconomic issues all played a role in the final success and continuation of the programs. Economic issue should always be a factor to be considered seriously when nutrition security is involved. Populations in low income communities, countries and regions normally have less education to know their own nutrition needs, and have less financial power to acquire sufficient amount of nutritious rich foods. The lesson learned from vitamin A fortification of sugar in Guatemala indicated that mandatory requirement from government might be needed when the deficiency of a micronutrient is a public health issue. In addition, the benefits of those producers should also be put into consideration, especially when they are the ones bearing the costs. It will be very difficult to achieve the goal or continue a program without the contribution of every component of a community, society and country.

At last, more basal and epidemiology studies are needed for policy makers, non-governmental organizations, scientists, and community workers to understand the nature of nutrition deficiency and security. In so doing, they can find ways to resolve issues specifically associated with a particular community, culture, country or region. The vitamin A deficiency can only be attenuated when factor affecting culture, social and economic, or even regional stability are considered together. In the future, these will be challenges and opportunities for those who study and work on global health problems.

Ⅲ Questions

1. Please describe the symptoms of vitamin A deficiency. How was the vitamin A deficiency dealt with before the discovery of vitamin A as an essential micronutrient? What are potential reasons that an individual still can develop vitamin A deficiency in a region with ample food sources containing vitamin A?

2. What is the current status of vitamin A deficiency globally from a public health point of view? What are the strategies that have been used to combat vitamin A deficiency?

3. If you are a public health officer responsible to determine vitamin A status of a population, please provide a plan to complete the job and explain why you can do that.

4. If you or your colleague detected vitamin A deficiency in a population, please provide a plan to treat that population and explain why your plan will work and how you plan to check the progress of your plan.

（李　锐　陈国勋）

第四节　Singapore Healthcare System in Transition: Responding to an Ageing Population

Ⅰ Case Introduction

Singapore has a remarkable healthcare system that delivers high quality care at an affordable cost. It is ranked sixth globally by the World Health Organization. However, as Singapore population grows and ages, healthcare needs are becoming more complex. In time to come, there will be more frail patients requiring more specialist care for more conditions, and for a longer period of time.

In this case, we describe the implementation of programs designed to provide a measure of financial relief through adjustments in medical savings accounts, medical insurance, and safety net and long term care insurance programs – Medisave, MediShield, Medifund, and Eldershield, respectively. We also look at a government initiative to pay a larger share of the healthcare costs of the nation and the resultant increase in the national healthcare budget. In addition to the financial aspect, we discuss heavy investments by the government to strengthen infrastructure, capacity, and designs that support integrated long term care and aging in place. We also highlight a shift toward research focused on improving the treatment or prevention of chronic disease.

Even as the financial structure of the Singapore health system changes, a distinctive element remains: the philosophy of individual responsibility to live a healthy lifestyle and pay a portion of the costs of healthcare. This principle is and always has been tempered and balanced with a shared notion of collective responsibility, a notion emphasized in the current set of adjustments.

II Case Analysis

(Ⅰ) Background Knowledge

1. Current Health Status in Singapore Health status has been greatly improved in Singapore since independence in 1960s. The life expectancy for women is currently 84.5 years, versus sixty-five years in 1960; life expectancy for men is currently 79.9 years, versus 61.2 years in 1960. Singapore has made significant strides in the survival rate among newborns and infants, with a survival rate that exceeds most developed countries. The neonatal mortality rate per one thousand births is now 1.1, versus 17.7 in the 1960. The infant mortality rate per one thousand births is now 1.8, versus 34.9 in 1960. The under-five mortality rate per one thousand live births is 2.8, versus 7.5 in 1990. In addition, cancer survival rates are similar to those of Europe, and the cardiovascular disease death rate is half that of the rest of the Asia/Pacific region.

2. Singapore's Changing Citizen Age Profile Much of the current work of the government is to prepare for the growing proportion of seniors in the country coupled with a low birth rate. The government must address seniors' physical and mental decline, the increase in chronic disease cases, the increased need for long term care, and the need for infrastructure and transportation changes to accommodate the elderly. Government actions will lead to major changes in the delivery of care and in the urban environment of Singapore.

(Ⅱ) Intervention and Practice

1. Financing In 2012, Singapore embarked on a major review of the healthcare financing framework. One major impetus for this review was widespread public concern over rising costs of care, affordability, and quality of care. As part of the review, the government began to engage the populace through the "Our Singapore Conversation" sessions, as well as through an online survey. The goal of the review process has been to understand the healthcare needs, concerns, and expectations of the people. As a result of this process, a number of major changes and minor adjustments to healthcare financing and insurance policies have begun.

(1) Government Spending Increases: As the proportion of elderly in the population grows significantly, this change brings with it a growing prevalence of chronic conditions that require care. The Singapore government has determined that the levels of spending on healthcare are inadequate to meet current and long term needs. In the past, healthcare as a share of the national expenditure represented about one third of the total. The contribution of the government will soon rise to

approximately forty percent of the total, with the prospect of future increases.

The shift to provide greater financial assistance represents a degree of income redistribution between rich and poor. Increased government spending will target lower and middle income Singaporeans, with the intention of relieving the excessive burden of healthcare costs. The increase in government spending has taken the form of greater subsidies for drugs, primary care, preventive healthcare, certain specialist outpatient services, dialysis, and long term care.

(2) More Financial Assistance for the Elderly: One component of the financial reform is new support for the elderly through the addition of money – called "top ups" – directly to individuals' Medisave accounts to allow them to cover an increase in anticipated healthcare costs.

Medisave is a mandatory medical savings account to which Singaporeans and permanent residents contribute a fixed percentage of their salary every month. Medisave accounts are an integral part of the Central Provident Fund: a mandatory, government operated individual savings account for all working citizens. The contribution percentage depends on the age of the individual and ranges from seven to nine and a half percent of salary. Employers match the contributions. Singaporeans use the funds in their Medisave accounts to help pay for their healthcare.

The government will add additional funds to the Medisave accounts of low income and elderly people, including Medisave top-ups and an additional contribution to Singaporeans age sixty-five and over. In addition, the government will provide two hundred dollars to all citizens forty-five years old and above.

As outlined in the 2014 budget, the Pioneer Generation – that is, elderly who were born on or before December 31, 1949 and who became citizens on or before December 31, 1986– will receive annual Medisave top-ups of two hundred dollars to eight hundred dollars. These are in addition to top ups that they already receive.

(3) A Strengthened Safety Net for the Poor

· **Medifund, Medifund Junior, and Eldercare Fund**

Medifund is the government sponsored endowment fund that provides financial assistance for people who otherwise could not pay for their medical care. Medifund coverage will be extended to cover non-hospital care in polyclinics (the system of government run, public clinics) and dental care at the National Dental Centre. In addition, drug subsidies will be expanded to cover seventeen more drugs, including "second generation" insulin for diabetes.

In 2013, the government added one billion dollars into the Medifund capital fund, bringing the total to more than four billion dollars, one of the biggest contributions made by the government to Medifund since the establishment of the fund in 1993. The contribution allows the fund to increase its annual assistance by twenty percent to one hundred and twenty million dollars. Eldercare, an endowment fund that provides subsidies to nursing homes and other long term care facilities, received a government contribution of two hundred and fifty million dollars. The contribution brings the capital sum of the fund up to three billion dollars. The earnings from the capital sum of both the Medifund and Eldercare Fund are used to help low income patients.

· **Community Health Assist Scheme**

The Community Health Assist Scheme subsidizes outpatient services and helps pay the costs of chronic disease treatment provided through private general practitioners. Private practitioners deliver eighty percent of primary care in Singapore, previously set at forty years, the qualifying age for the program has been removed to include younger people in need of chronic care. In 2013, the household income ceiling for eligibility increased to eighteen hundred dollars per capita monthly household income from fifteen hundred dollars.

These changes will benefit lower and middle income households by providing subsidized medical and dental care at about eight hundred and seventy medical and dental clinics. Members of the Pioneer Generation who were not in the program previously now qualify. Upon entry to the Community Health Assist Scheme, members are given a Health Assist card. The card also allows subsidized referrals to specialist outpatient clinics at the public hospitals and the National Dental Centre.

As of January 1, 2014, Community Health Assist Scheme cardholders are able to take advantage of subsidies for recommended screening tests for obesity, diabetes, hypertension, lipid disorders, colorectal cancer, and cervical cancer under the Integrated Screening Program of the Health Promotion Board. The Integrated Screening Program is a nationwide screening program that invites Singapore citizens and permanent residents forty years and older to go for screening for specific conditions at selected Community Health Assist Scheme General Practitioner clinics. The program also provides onsite follow up to ensure treatment for those who need it. The covered benefit coverage also expanded. The program had previously covered treatment for ten chronic conditions: diabetes, hypertension, lipid disorders, stroke, asthma, chronic obstructive pulmonary disease, major depression, schizophrenia, dementia, and bipolar disorder. Medisave use is now extended (subsidized at up to four hundred and eighty dollars per year) to include five more chronic conditions: osteoarthritis (degenerative joint diseases), benign prostatic hyperplasia (enlargement of the prostate gland), anxiety, Parkinson's disease, and nephritis/nephrosis (chronic kidney disease). These changes are part of the Chronic Disease Management Program to improve health and reduce costs by diagnosing and implementing early preventive treatment for the chronically ill.

(4) Revised Central Provident Fund Contribution Rates: The Central Provident Fund is the umbrella account under which Singaporeans save for retirement, housing costs, and medical care. Increases in both employee and employer matching contribution rates took effect on January 1, 2014. The increases are intended to encourage low wage workers to save more for their retirement and medical needs. The beneficiaries of this change are private sector employees and government non-pensionable employees, including first and second year Singapore Permanent Residents, who earn monthly wages between fifty and fifteen hundred dollars. Beginning in 2014, the Central Provident Fund employer contribution rate increased by one percent for all workers, to be credited to their Medisave account.

(5) Health Insurance Coverage for All

· **MediShield – Insurance for Life**

MediShield is also changing. The low cost medical insurance program has been available to Singaporeans since 1990. The program was established to provide assistance to patients with illnesses that require long term, expensive treatment. MediSheild benefits focus on patients in the subsidized wards of the public hospitals. The program functions as supplemental insurance coverage for catastrophic, chronic, and long term care, aiding patients whose Medisave might not be sufficient to cover costs. It helps cover expenses for hospital care and outpatient care, including kidney dialysis and cancer treatments. As part of the overall government initiative to mitigate the rising costs of care as people live longer, become vulnerable to chronic disease, and require more long term care, policymakers are making significant changes to the program. MediSheild had previously run on an "opt out" basis: Individuals were automatically enrolled but could submit a simple form to the Central Provident Fund Board to end coverage. Enrollment had to take place before age seventy-five, and coverage ended at age eighty-five. In 2012, the maximum age of coverage was raised to ninety.

Recently, the lifetime capped amount was revised to three hundred thousand dollars and the annual limit became seventy thousand dollars.

All this is changing. The new MediShield Life features three key changes that broaden and deepen coverage: Coverage is now life long, no longer ending at age ninety. Coverage will be universal and compulsory, including individuals with preexisting conditions, as well as those who had previously opted out of coverage. With this provision, MediShield now joins Medisave as the second compulsory, health protection financial plan in Singapore. Another change provides better protection for large hospital bills. Coinsurance payments will be below ten percent for large hospital bills, typically those exceeding five thousand dollars.

· **ElderShield& Other Insurances**

ElderShield is a long term care insurance program regulated by the government but run through designated private insurers. The program provides monthly payouts for disability care for those who can no longer take care of themselves. Individuals are automatically enrolled into ElderShield once they turn forty, and premiums are paid through their Medisave account. The Ministry of Health is now looking into ways to provide relief for the elderly who find their premiums rising as they age. One possible solution that the Ministry is evaluating is to mandate higher premiums for the young, who, it is reasoned, are working and more easily can afford the premiums now rather than when they retire. The idea is called "front loading."

· **Private Insurance Reform**

The Monetary Authority of Singapore recently proposed plans to improve transparency, create more competition, and rein in hard selling agents employed by the private insurance agencies. Plans include a website where consumers can easily compare a wide range of life insurance products. The Monetary Authority of Singapore will actively maintain oversight to ensure the protection of consumer interests through quarterly spot checks of completed deals.

· **Withdrawals from Medisave for Insurance Premiums**

In line with policymakers' long term goal to support the healthcare demands of aging, a new policy implemented in November 2013 allows elderly Singaporeans to draw more from their Medisave accounts to pay for health insurance. Insurance programs play an important role in supplementing payments made from Medisave. The government helps ease the financial burden of the elderly by allowing them to use Medisave to pay insurance premiums.

2. A Shift to Preventative Services Increased use of outpatient and long term care services may relieve hospital demand and lower costs. For these reasons, Medisave now allows for more outpatient preventive care for the elderly and other people with chronic conditions. The demand for such services will grow as the elderly become a larger proportion of the population and seek treatment for chronic diseases.

The Singapore government is expanding Medisave to help pay for more outpatient treatments as part of a larger effort to increase the outpatient to inpatient ratio over the long term. The government will take on a larger share of some outpatient bills by providing more subsidies to lower and middle income patients. Subsidies for specialist care at hospital outpatient clinics will also increase. This subsidy increase will allow for greater flexibility for individuals seeking treatment at the outpatient centers. The government made provisions in the 2014 budget to increase subsidies for lower and middle income Singaporeans from the current fifty percent subsidy to seventy and sixty percent for lower and middle income groups respectively. The Pioneer Generation will receive a further fifty percent off their subsidized bill at specialist outpatient clinics, amounting to a total subsidy of about seventy-five to eighty five percent. These changes went into effect in September 2014.

The breadth of Medisave usage extends from inpatient treatments to specialist outpatient clinics, to assisted contraception procedures, to private general practitioners, to preventive vaccination and screening tests. The new changes to Medisave make it easier for people to pay for fertility treatments, encourage people to seek preventive healthcare services, including screenings or vaccinations to prevent illnesses, and facilitate prompt and regular treatment of chronic diseases.

3. Encouraging Couples to Have More Babies The demographic challenge that Singapore faces has many components: the absolute number of individuals over sixty five, the number of retired individuals compared to those still in the labor force, a low birthrate, and the rate and composition of immigration and emigration.

To encourage Singaporeans to have more children, the government has liberalized existing programs. Since January 1, 2013, the cost of assisted reproductive technology treatments at public hospitals has been partially subsidized. As part of the initiative, eligible couples can receive up to seventy five percent in copayments for a maximum of six attempts – three fresh and three frozen cycles. These adjustments to Medisave illustrate how policymakers use the system to attempt to drive individual behavior.

In sum, a number of conclusions are clear to us: The government intends to keep its promises to increase healthcare spending, encourage people to stay healthy and manage their chronic conditions better, improve upon the health insurance scheme, expand coverage for preventive and outpatient services, provide an adequate safety net for the poor and those in need, and provide better care to the elderly. Even with the reforms underway, individual responsibility for one's own health stands as one of the anchoring principles, and the government has made it clear that the modifications are mainly for the benefit of low and middle income households.

(Ⅲ) Changes In Design & Infrastructure

Several hospitals in Singapore faced serious bed shortages in 2013 and the first part of 2014. Planners are tackling this issue in two ways: first, through the expansion of outpatient services capacity throughout the healthcare system, and second, through the construction of more hospitals.

1. More Hospitals and Beds The Ministry of Health has developed an ambitious expansion plan to meet the future needs of the populace. By 2020, two more general hospitals, four community hospitals, and six polyclinics will open. Between 2020 and 2030, four more general hospitals will be built, doubling the number of public general hospitals. The Ministry also plans to renovate and expand existing hospitals.

2. Outpatient Care, Post-Acute Care, and Care Integration To serve the need of aging population, Singapore has carefully planned shift from acute and institution-based care to community and home care with community hospitals, nursing-homes and other eldercare facilities – all more suited, more effective, and lower cost than the tertiary care hospitals. Four new public community hospitals are being built to provide step down care for hospital discharged patients.

3. Long Term Care and Mental Health

(1) Long Term Care: In family centric Singapore, as in most Asian societies, placing the elderly in nursing homes was once considered a last resort; home care provided by the family was always preferred. Use of long term care services in Singapore has always been low compared to that of Western nations. However, social changes and the rising cost of continuous care have caused

alterations to the family values that once kept the frail elderly at home until the end of their lives; family care has become increasingly unmanageable.

In response to and in recognition of the demographic bump that will make seniors a greater and greater portion of the population, the government has announced that it will invest over five hundred million dollars in eldercare facilities over the next five years. Minister for Health Gan Kim Yong has also proposed a "3C" approach to aging in place, based on a model that he witnessed in Japan. This approach encompasses Comprehensive Care, including social support and medical care for elderly living at home, strengthening infrastructure capacity ahead of anticipated need, and providing more support to caregivers.

(2) Mental Health: According to the Singapore Mental Health Study 2010, one in ten individuals in Singapore will experience mental illness in his lifetime. Demographic change has led to increasing numbers of cognitively impaired patients and a growing need for more mental health services. In response, the government established many new facilities in the past year, including the Parkinson Centre in Bishan, a neighborhood in the central region of Singapore. The new Parkinson Centre provides services to address the cognitive impairment associated with the disease, in addition to the physical impairment. Additionally, earlier in 2013, the Ministry of Health announced an updated set of guidelines to help health professionals improve care for dementia patients.

4. Wellness for All

(1) A City for All Ages: Medical care alone does not guarantee an agreeable, fulfilling old age. Wellness is, at least in part, a function of a lifetime of factors including preventive health measures, nutrition, exercise, and lifestyle. Singapore has an active program designed to promote wellness and reduce the need for medical intervention. Ministry of Health started the City for All Ages initiative in 2011 to fund projects that made communities more senior friendly and encourage health and fitness in older adults. The People's Association – a statutory board that promotes social harmony and societal cohesion through educational, athletic, social, and cultural events – has rolled out the Wellness Program throughout Singapore to encourage seniors to stay physically active and have regular health screenings. The program aims to reach half a million seniors by 2015. As of late 2013, more than nine hundred volunteers were involved with the program and had reached more than one thousand seniors.

(2) Research in Support of Wellness: While the Singapore government is actively designing wellness programs that tailored specifically for the older population are now supplementing these wellness programs; at the same time, it also invests and promotes research initiatives in support of more effective wellness programs. For instance, in October 2013, the Agency for Science, Technology and Research (known as A*STAR) and the National University of Singapore Yong Loo Lin School of Medicine announced the establishment of the Singapore Centre for Nutritional Sciences, Metabolic Diseases, and Human Development. Research at the new center will focus on obesity and metabolic diseases, including diabetes.

(Ⅳ) Experience

There are several key reasons why Singapore has been able to make such great strides in this relatively short period of time. The main reason is long range planning. From the time the country earned independence, policymakers in Singapore established a firm policy of future planning. Policymakers analyzed future needs, decided where the system should be in five, ten, or fifteen years, and then developed a plan for how to get there. The policy is driven by the belief that the good health of the people of Singapore is a vital contributor to the social and economic wellbeing of the entire nation.

The leaders of Singapore generally implement their long range plans through small incremental steps that allow citizens to adapt to change gradually. The government acts to implement elements of the long range plans as opportunities arise and in response to political discourse. An early example is the slow, forty-year increase of the contributions to the Central Provident Fund (similar to a mandatory 401K retirement plan) commensurate with rising incomes. In effect, we find that the Singapore government continually makes small, incremental changes along a consistent trajectory, especially in healthcare.

(V) Challenges and Future

As Singapore moves to address the complex healthcare issues discussed, other concerns arise. Here, we note several issues:

Affordability of healthcare remains a constant concern. Opposition parties have been calling for more generous financial terms for patients and more government financial support for health, particularly for the elderly and those with low incomes. The government is responding with larger healthcare budgets, greater subsidies, and major enhancement of health insurance coverage. However, these measures raise the economic stakes. Broader coverage means rising premiums and higher costs. Then, how will Singapore be able to continue to keep premiums and general healthcare costs under control?

How do the programs describe above like the Chronic Disease Management Program addressing the need for better preventative measures to detect and treat chronic diseases before they lead to more serious illnesses? Other healthcare system needs to increase support services for the elderly, particularly extended office hours, and population based and patient centric health screening for cervical and breast cancer, diabetes and so on. More medical care providers should be located near the residences of the elderly. The government also needs to ensure that healthcare professionals are well trained, in adequate supply, and engaged in health promotion, thus, patients can navigate the healthcare system easily.

Increased waiting times at hospitals and polyclinics is an issue. Although the healthcare system of Singapore remains one of the best in the world, only through continued proactive planning and timely responses to rising costs, financial realities, and demographic change will world class quality be maintained. If any country is up to these challenges, we are confident it is Singapore.

Ⅲ Questions

1. What are the key factors that contributed to the success of Singapore health system?
2. What are the existing challenges faced by Singapore health system?
3. If you are a policymaker from the Ministry of Health in Singapore, what innovative solutions do you have to improve the health system in Singapore, in order to respond to its aging population?

(Chang Liu　Shuai Shao　Anna Zhu　William A. Haseltine)

第五节　Agency for Integrated Care-Integrating Healthcare in Singapore

Ⅰ　Case Introduction

An independent corporate entity under Singapore's Ministry of Health Holdings, Agency for Integrated Care (AIC hereinafter) is Singapore's national care integrator. Its mission is to create "a vibrant care community enabling people to live well and age gracefully".

With more than 20 initiatives on the ground currently, AIC has come a long way. It began in 1992 as the Care Liaison Services (CLS) under the Ministry of Health (MOH). Its sole purpose was to coordinate and facilitate the placement of sick seniors to nursing homes and chronic sick units. In 2001, as part of restructuring exercise of the Ministry of Health (MOH), CLS spun off to be jointly operated by the National Healthcare Group (NHG) and the Singapore Health Services (SHS), although CLS was physically residing in NHG.

Subsequently, CLS was renamed Integrated Care Services (ICS) and expanded to a greater role that included discharge planning and facilitating the transition of patients from hospitals to the community. In 2008, ICS was renamed AIC, and a year later, AIC was established as an independent entity that is "arm's length" away from both policymaking and service provision.

AIC plays a key role, working hand-in-hand with its community care partners, including social service organizations and other government agencies, in not only improving access to appropriate care and support for seniors and their caregivers, but also growing and developing the primary and community care sectors, and transforming the care community to support aging-in-place. All these initiatives are in line with the MOH's Action Plan for Successful Aging released in 2016, which is a blueprint on making Singapore the best home for seniors.

Besides being the "glue" for the integration of healthcare services, AIC is also tasked to implement a national care assessment framework, be a referral to intermediate and long-term care services, handle case management for complex cases, develop primary care and community care services, and improve the quality of long-term care services.

AIC also drives the development of professional capabilities within the primary and community care sectors so as to enable the acute hospitals to work collaboratively on an "even keel" with their partners, and to boost the skills and capabilities in the community care sector (which was formerly known as the intermediate and long-term care sector).

This case intends to unravel the success story of AIC by outlining the Agency's major initiatives as well as their impact on senior persons in need of integrated care. The case commences with an introduction of the necessity of care integration and the concept of transitional care. It proceeds with a summary of AIC's initiatives in five different areas. The main objective of this case report is to highlight AIC's innovative approaches to bring integrated care closer to both care providers and recipients.

II Case Analysis

(I) Background

1. The Need for Care Integration Most hospitals in Singapore are run by the government and long-term care facilities like nursing homes, home care and daycare centers are run by charities. The fact that hospitals and care facilities are run by separate entities has created deep care fragmentation because hospitals and community-based long-term care facilities were not always on the same page in terms of patient needs. Dr. Jason Cheah, CEO of AIC, shared in his talk at the Alexandra Health Forum: 'State of the Art Lecture 2 – Integrating Healthcare in Singapore' in 2014, "The nature of care has changed over the years with advances in technology and with everyone getting older. At the same time, our health system as a whole has not been able to cope with these changes fast enough." He added that there are also changes with expectations as well as changes in people's mindsets on how they want to live their lives.

Integrated care is one of the remedies to the issue of care fragmentation. Integrated care refers to the notion where care is coordinated across different sectors and the whole continuum of services, and that it should not end when a patient is discharged from a hospital or finishes the polyclinic or General Practitioner appointment. "Care has to be continuous throughout a patient's life so long as the illness is incurable such as cancer, heart disease, stroke, etc." Dr. Cheah contended.

An integrated care system will result in better care experiences and improved care outcomes delivered more cost-effectively, and yet it is by no means a one size fits all solution. Quoting from retired Professor Walter N Leutz from Brandeis University, from his "Five Laws of Integration", Dr. Cheah argued, "You can integrate some of the services for all of the people or all of the services for some of the people, but you can't integrate all the services for all the people".

Walking this thin line, since its inception, AIC has come up with a number of programs to help as many seniors as possible, including its initiative launched in 2016 called the Community Networks for Seniors. This program allows the government, its agencies and community-based stakeholders to leverage on each other's strengths and resources to jointly support seniors.

There are three objectives of these community networks. Firstly, the government wants to reach out to a bigger pool of seniors by coordinating and combining efforts with local social service organizations and grassroots. Secondly, the government hopes to serve seniors better by linking the programs and services across government agencies, social service organizations and grassroots. And lastly, the government wants to get more resident volunteers to step up to help their elderly neighbors, thereby building "a kampong for all ages".

2. The Concept of Transitional Care One of the things that AIC firmly believes in is "transitional care", a concept that has gained much traction in the U. S., Canada, Australia and some parts of Asia. "We think that patients who spend five, six, seven days in a hospital cannot possibly have their care entirely sorted out before they go home. … You need a continuing series of interventions for these patients in their homes to enable them to cope," said Dr. Cheah.

For instance, in 2015, AIC set up Aged Care Transition (ACTION) teams of care coordinators who are stationed at public hospitals to arrange appropriate community care services for patients and caregivers prior to discharge. This helps the patients transition smoothly from a hospital to a home setting. These transitional care services also help to minimize the occurrence of what is called "frequent fliers" or patients who are unnecessarily re-admitted to hospitals multiple times.

By learning from best practices internationally and local experimentation– "think globally, act locally" –AIC has continued to enhance its care coordination framework to better care for seniors in Singapore. An example of this is the Singapore Program for Integrated Care for the Elderly (SPICE), which is modeled after the U. S. -based Program for All-Inclusive Care of the Elderly (PACE) to support frail seniors. Evidence has shown that the community-based, integrated and comprehensive program decreases overall hospital re-admission, average length of stay in hospital and visits to the emergency department (ED), all the while decreasing caregiver stress and improving overall satisfaction with care arrangements.

Through SPICE Centers, a team of medical, nursing, allied health and ancillary professionals provides a suite of patient-centered services such as primary and preventative care, nursing care, rehabilitation services, personal care, and social and leisure activities. These services are delivered at the SPICE Center and/or at clients' homes, depending on their needs. In line with providing a seamless care system and the "many helping hands" approach, AIC has partnered with several social service organizations to operate SPICE centers in various regions of Singapore.

The Centers collaborate with government hospitals and nearby General Practitioners (GPs) to offer client-centered care. With other services and add-ons that already exist such as center-based nursing, enhanced dementia day care and community rehabilitation, this integrated approach allows patients as far as possible to stay in their communities and avoid being admitted into a nursing home. With AIC's other ranges of programs, which continue to widen, seniors can continue to age-in-place within their communities and to realize their aspirations.

(Ⅱ) Practices and Initiatives

1. Focus on Mental Health Mental wellness is an emerging area of need, given a fast aging population in Singapore. Coupled with the growing number of seniors and a shrinking old-age support ratio, there will be a growing number of seniors and their caregivers who will require support to enable seniors to age-in-place.

This has been on AIC's radar. The Agency has been collaborating closely with its Community Care partners to help create an integrated network to support those with mental health needs in the community, including those with mental disorders such as depression and schizophrenia, and those with cognitive impairment such as dementia.

The AIC integrated network includes:

- **Community Resources, Engagement and Support Team (CREST)**

These teams increase public awareness of mental health, and provide basic emotional support and linkage to mental health services.

- **Elder Sitter Program**

These teams engage seniors with early dementia in their homes with meaningful activities, educate their caregivers on how to better engage their loved ones and provide respite to them.

- **Community Intervention Team (COMIT)**

These community-based, allied health-led teams provide counseling, home-based assessment, interventions, case management and caregiver support to those with mental health conditions.

- **Assessment and Shared Care Team (ASCAT)**

Physician-led, multidisciplinary teams assess and treat those with mild to moderate mental health conditions.

- **Home Intervention (HI) Program**

These teams provide behavioral interventions to those living with dementia. They also offer support and caregiver education to their caregivers.

All these programs remain in tandem with the government's investment in more senior care centers, senior activity centers and its commitment to grow the home-based care sector such as home nursing, home medical and home personal care services. The government has expanded the home-based care capacity from 3,800 places in 2011 to 7,500 places today, and it is on target to provide 10,000 home care places by 2020.

In 2016, AIC also produced the "Knowing Dementia" Toolkit and "Mental Health Resource Kit" and introduced them during the launch of a dementia-friendly community in Hong Kah North to further bring awareness of mental health issues.

2. Financial Assistance for Care Recipients and Caregivers AIC offers various schemes to help care recipients and caregivers, including the Community Health Assist Scheme (CHAS), which helps Singaporeans from lower- to middle-income families and "pioneers" (those born before 1950 and became a Singapore citizen before 1987) receive healthcare subsidies.

Another example is the Seniors' Mobility and Enabling Fund (SMF) program, where seniors can tap on subsidies of up to 90 percent on assistive devices like wheelchairs and hearing aids; transport subsidies to help seniors travel between their homes and care centers like day care or dialysis centers; and subsidies on home-based healthcare services like catheters and wound dressings. AIC also launched in 2015 the Foreign Domestic Work (FDW) Training Pilot.

AIC administers several other schemes and grants including:

· **Pioneer Generation Disability Assistance Scheme (Pioneer DAS)**

This is a life-long monthly cash assistance program for pioneers.

· **FDW Grant**

This comes in the form of cash assistance per month for a family who hires a FDW to care for their loved ones.

· **FDW Levy Concession for persons with disabilities (PWDs)**

This is a monthly levy for a family who hires a FDW to care for a patient.

· **Interim Disability Assistance Program for the Elderly (IDAPE)**

This is a monthly cash assistance program for disabled seniors.

3. Making Information More Accessible Besides the need for financial assistance, many caregivers may not have sufficient information particularly in deciding what kind of care is required for their loved ones. According to Dr. Cheah, "This is where AIC and its partners are working together to better reach out to and educate our caregivers." One way AIC is doing this is making the information more accessible by introducing a number of touch-points:

· **Mobile app for iOS and Android devices**

Dubbed the Mobile E-care Locator (MEL), it enables users to search for health and social care services located near where they live. Users can learn more about the services offered by the service providers and are able to locate these service providers easily with directional maps and instructions. There is also an eldercare glossary and a listing of contact numbers and websites for caregivers and care recipients.

· **AICare Links**

These are resource centers where care consultants advise caregivers and their loved ones on getting a diverse range of services from finding care-at-home, center-based services, and caregiver support to assistance schemes and grants. There are currently seven centers, six of which are located in hospitals and the headquarter on Maxwell Road. These centers serve on average about 4,200 patients and caregivers each month.

· **AICare Link Mobile App**

There is also the AICare link mobile app where users can find a list of public financial subsidies and grants that they or their care recipients are eligible for. Users of the app include social workers, medical social workers, healthcare professionals, care consultants, as well as grassroots and community volunteers helping residents get access to financial support in the community.

· **Singapore Silver Pages**

This is a one-stop resource on eldercare and care giving for seniors and caregivers. Following a revamp in 2015, the online portal is fully mobile-integrated for those who need information on-the-go. The portal also publishes a number of brochures such as Caregiver Basics 101, Activities of Daily Living and A Caregiver's Guide to Avoid Burnout, which are made available on Silver Pages, with hard copies at community centers.

· **Primary Care Pages**

This is a resource hub that supports GPs in caring for their patients. Managed by AIC, it provides the GPs with up-to-date information on schemes and new primary care initiatives.

· **Carers SG**

This is an online community on Facebook that supports caregivers through the sharing of information, resources and experiences on providing care to their loved ones.

· **Singapore Silver Line**

This is a one-stop national toll-free helpline that provides help to seniors and their caregivers so they can navigate care services and schemes in the community. Since its launch in 2014, the call center has received more than 125,000 calls.

4. Skill and Capability Building In a speech at the Health Manpower Development Program-Intermediate and Long-Term Care (HMDP - ILTC) Awards Ceremony in 2010, Dr. Cheah said that the fast growing aging population will "mean that demand for intermediate and long-term care will grow significantly and rapidly". He then added, "We would therefore need a better trained, more highly skilled and professionalized workforce to meet the challenges ahead."

As such, AIC partners with its Community Care partners to recruit more locals to take up jobs in the sector. In 2015, AIC piloted four new manpower initiatives for one year to strengthen the attraction, training and retention of community support care workers. This was timely, as more manpower was needed to support the increased healthcare and social care services for Singapore's growing number of seniors to age-in-place. As such, senior care centers, nursing homes, community hospitals, home care as well as hospices are offering more jobs island-wide.

The initiatives also include a Community Care Discover Program (CCDP) that offers potential job-seekers an opportunity to experience the sector and gain a deeper understanding of the diverse roles of community support care workers, and regional Community Care job fairs to help Singaporeans find community care jobs near their homes.

AIC's Dr. Cheah said during the launch, "Manpower recruitment will remain a key priority for AIC and MOH. We will work closely with our service providers to accelerate the pace of hiring. We hope that the awareness-building efforts, as well as the targeted regional recruitment fairs and new training incentives will excite more Singaporeans to seriously consider pursuing a career in this sector."

A year later, Senior Minister of State for Health Dr. Amy Khor presented awards from five Community Care scholarships and study awards to over 100 awardees at the Intermediate and Long-Term Care (ILTC) Manpower Development Awards ceremony. These awards and scholarships enable the winners to upgrade their skills so they can provide better quality of care for seniors.

The awards given out included the Balaji Sadasivan Study Award, Social & Health Manpower Development Programme for the Intermediate and Long-Term Care (SHMDP - ILTC), ILTC-Upgrading Program (ILTC - UP), Mid-term Scholarship for Social Workers and the Community Care-GP Partnership Training Award (CC - GPPTA). As of 2016, these awards and scholarships have benefited more than 600 allied health professionals, nurses, social workers, students and administrators who are now serving the sector from community hospitals to eldercare centers. 2017 is the fourth year the annual awards ceremony has been organized.

In 2016, AIC also honored 200 individuals and teams for their clinical and service excellence at the ILTC Excellence Awards. "Quality care is important for our clients and seniors to age well at home and in the community. However, 'quality care' covers not only the clinical aspects of care. It also involves the personal touch in the form of service quality, and requires innovation on the part of all service partners to constantly improve and excel, " said Dr. Cheah.

Beyond the awards, AIC has also set up the AIC Learning Institute, which facilitates training programs and courses to equip the community care workforce with relevant skills. Courses may receive funding support of up to 90 percent of the fees for Singaporeans and permanent residents. And, to further encourage more people to join the Community Care sector, AIC has launched a one-stop portal with resources and opportunities called Care Careers SG.

There is also help for organizations. The Agency has developed a Quality Improvement (QI) Toolkit handbook, which serves as a guide to basic quality improvement methodology and quality tools that Community Care providers can adopt, such as the PDSA (Plan, Do, Study, Act) cycle and the Lean principles. The former provides a framework to pilot and assess changes made, while the latter helps users maximize resources systematically.

The Agency also manages a number of grants with MOH and the Health Promotion Board including the Community Silver Trust and the Tote Board Community Healthcare Fund.

5. Knowledge Sharing and Collaboration   On top of these initiatives, the Agency also holds a number of conferences over the years so that its community care partners can improve their capabilities. In 2016, AIC had an Intermediate and Long-Term Care (ILTC) Quality Festival focused on the "how" of quality improvement through talks by invited speakers. In 2015, it held the Community Care Forum on three themes to imagine, rethink and develop better care for seniors and their caregivers in the community and home, to support aging-in-place for the future.

The next conference AIC is holding is the Global Conference on Integrated Care 2018 and will among other topics address "future-proofing integrated healthcare delivery". A theme that continues to drive AIC as it helps build a more integrated, less fragmented healthcare system in Singapore for its seniors.

Ⅲ Discussion Questions

1. Please explain the concept and implication of integrated care. Also briefly explain the role of AIC in the care integration process.

2. Please explain the concept of transitional care. What has AIC done in terms of making transitional care more accessible to those in need?

3. Moving forward, what do you foresee are potential challenges that AIC's integrated care initiatives may face?

4. China has also been experimenting with various integrated care solutions (e.g. medical consortium, offline general practice clinics), be them government-led or business-led. What are aspects of AIC's model that can potentially be replicated in China, either by the government or other organizations?

5. If you were to consult AIC on improving existing initiatives or devising and implementing new ones, what would you suggest they do?

(Chang Liu Zeyu Zhao Shuai Shao)

第八章 全球健康合作和发展

第一节 从"中加西非心脏中心"探究援外医疗新模式

一、案例介绍

自 2014 年至 2016 年,由国家卫生和计划生育委员会出资,广东省人民医院心血管病研究所开展了"中加西非心脏中心"合作项目。该项目以加纳两所国家级教学医院,即克里布教学医院和库玛西教学医院为基地,开展以下项目:①来华人才培训。②当地示范手术学术交流。③与当地合作开展流行病学调查。④捐赠医疗物资等。该项目开展 3 年,在当地开展心血管示范手术 30 台,培养加纳心血管专业人才 13 人,完成 1110 人流行病学信息搜集,捐赠医疗物资共计 60 万美元。项目经历了以下 4 个过程。

一是项目酝酿阶段(2011~2013 年),林纯莹担任援加纳医疗队队长,在克里布教学医院工作。工作期间,林纯莹医生了解到心血管疾病已经成为加纳致死率第一的疾病,而加纳对于心血管疾病局限于药物治疗,国家没有医生可以开展冠状动脉介入手术(PCI),而 PCI 是治疗心绞痛、心肌梗死、冠心病等的关键技术。因此,林纯莹医生酝酿启动精英人才培养项目,为加纳培养出可以独立开展 PCI 手术的医生。

二是项目启动阶段(2014 年),广东省人民医院与加纳克里布教学医院及库玛西教学医院签署合作备忘录,确定来华人才培训和当地手术示范的双基础,以帮助加纳教学医院进行心血管专科建设。2014 年 12 月开始对第一名来自克里布教学医院的心脏病专科医生进行为期一年的培训。

三是项目实施阶段(2015 年),这一年继续培养 2 名专科医生,分别来自克里布教学医院和库玛西教学医院两所国家最大的教学医院,核心内容是心血管起搏器植入技术和 PCI。同时邀请 3 名加纳医生来华短期学术交流和访问。2015 年 11 月派出专家组团队,开展了为期 2 周的"爱心行"活动,完成了 10 台示范手术。

四是项目发展阶段(2016 年),除了继续培养 2 名加纳专科医生及提供短期学习和派短期专家组以外,还开展社区心血管疾病危险因素的流行病学调研,采集到 1100 人的血压、心电图、眼科、血样、心脏 B 超等心血管相关检查数据,收集和分析加纳人的健康水平和基因数据,所得调查结果将用于研究和防治当地人的心血管疾病,改善当地人的整体健康状况。

3 年来,中国援外医疗队不仅给加纳人民带去了医疗医药,也为加纳心血管医疗领域带去了先进的技术,更为加纳培养了一批心血管的专科人才,留下了一支带不走的医疗队。

二、案例分析

(一)背景知识

1. 援外医疗队不断探索派遣新模式 从 1963 年 1 月中国向阿尔及利亚派出第一支医疗队至今,时间已过去了半个多世纪;医疗队已经成为中国外交重要的组成部分。医疗队经历了 20

世纪60～70年代的蓬勃发展期和改革开放后平稳期和调整期。2006年11月考虑到援建医院的可持续问题及非洲大部分国家缺乏足够的人力运营新医院，时任中华人民共和国主席胡锦涛在中非合作论坛上宣布为非洲援建30所医院。另外伴随中国医疗事业的快速发展，"派遣难"和"管理难"的问题日益凸显，中国医疗队的布局策略逐步调整，由"优先边远和艰苦地区"向首都和大城市集中；医疗队由单纯提供医疗服务向发挥专家作用医、教、研、防、产综合功能转型。派遣时间也由2年（或3年）逐步缩短为1年（或1年半），一定程度缓解了医疗队派遣难的问题。同时，各省积极开展援外医疗创新项目以突破传统医疗队的局限性，提高医疗队的影响力。创新项目包括对口医院项目、光明行（爱心行）项目、中医标准化诊室建设、巡回义诊等。以对口医院项目为例，通过人才培训、手术示范和科研合作来建设学科，以技术服人，来体现医疗队专家身份，展示中国医疗卫生事业的发展水平。创新项目的成功关键在于将药械捐赠、短期专家组、来华人才培训和传统医疗队有机结合起来，使原来分散独立的援助方式形成一个整体发挥作用。

2. 中国医疗援助项目彼此独立 从援助模式而言，中国卫生发展援助以医疗援助项目为主。中国医疗援助项目主要包括4种方式，即援建医院、提供药品和医疗设备、培训医务人员、派遣医疗队。每一种援助方式的具体援助项目缺乏长期规划，各援助项目彼此独立，无法形成合力发挥作用。具体而言，①援建医院的项目目标是完成医院建设交付受援国。援建医院被定位为当地公立医院；但是，非洲国家卫生人力资源匮乏，本身没有足够的医务人员和管理能力运营医院，造成部分医院无人运营而闲置。②捐助的医疗设备没有英（或法、西）文说明书和相应语言的工作界面，当地也没有固定医技人员能够正确使用和维护设备，造成援外物资的闲置和浪费。③医务人员培训项目缺乏明确目标。如果以掌握临床技术为最终目标，需要的是相对长期、以临床实践为主、具有针对性的个体化培训项目；目前，1～3个月以理论为主的培训项目难以实现设定目标；另外，学员选拔完全由各使馆经商处负责，培训机构设计培训课程时无法掌握学员相关信息，导致培训内容缺乏针对性。④医疗队的派遣没有长期规划；医疗队队员分散在不同专科，各自独立工作，难以发挥专家团队作用。

可以看出，各援助项目各自为政，设计时没有清晰的目标，实施时没有建立围绕目标的监测评价体系，导致援助项目和资金难于形成合力发挥作用。"授人以渔"的援助理念需要将援建医院和药械捐赠等硬援助与医疗队派遣和来华培训项目等软援助有机结合。近年来，通过医疗队向援建医院集中，某种程度上促进了软硬援助的衔接，但由于中国卫生援外项目仍然分散管理，影响力有限。

（二）创新实践

如前所述，医疗队由单纯提供医疗服务向综合功能转型需要其他援助项目配合进行，包括培训项目及一般物资项目等；另外，硬援助项目需要配套"人"才能发挥作用。而以"中加西非心脏中心"合作项目为代表的援外医疗创新项目之所以可以"授人以鱼不如授人以渔"，提升当地医疗水平，是突破了已有医疗援助模式分散独立的现状，通过3年的项目设计将各种援助方式有机结合起来。具体而言，援外创新项目应该包含如下核心要素。

1. 通过传统医疗队进行需求调研，寻找项目的切入点 "中加西非心脏中心"合作项目负责人林纯莹是第二批援加纳医疗队队长。在加纳克里布教学医院工作期间，林纯莹发现该国没有能够开展PCI的医生，只有克里布教学医院能够做心血管起搏器植入手术；同时，加纳医生在欧美学习的经历对医生的手术实操能力提高非常有限。因此，项目设计之初通过对受援国需求的科学分析判断，找准切入点，明确项目目标。

2. 利用国内优势医疗资源，精准培养专科医生 "中加西非心脏中心"合作项目的核心要素之一是精准培养专科医生。不同于传统商务部援外培训项目，培训项目设计围绕3项核心技术，历时1年；培训学员的选拔由项目组考察面试，定位心脏病专科医生；培训课程包括理论学习和实操训练，同时针对学员不同，课程内容设置进行灵活调整。克里布教学医院有心脏胸科中心，学员课程包括冠状动脉介入、心脏超声诊断和重症监护；而库玛西医院技术能力相对弱，还不能开展心血管起搏器植入手术，相应的课程包括冠状动脉介入、心脏超声诊断和心血管起搏器，每位学员安排指导老师，尤其是手术操作课程采用的是"一对一"的教学方式以保证教学质量。

3. 调动各方资源，派出短期专家组，开展示范手术 "中加西非心脏中心"合作项目共开展3次爱心行活动，每次爱心行活动历时2周，约10个手术日，开展10台左右心脏复杂手术，手术需要体外循环，体现了医疗队的专家身份，展现了中国医疗事业发展的水平。实现这个目标，第一需要"人"，项目抽调医院内、外等科室骨干，组成10名左右的专家团队；这离不开广东省人民医院支持，同时部分医生走出去的意识也逐步增强。第二是"物"，即医疗设备和耗材。传统医疗队派遣配备一定额度的药械，但由于分散在各专科，主要以常用药品为主，鲜有大型设备。没有设备和耗材，再好的医生也是"巧妇难为无米之炊"。另外，如前所述，商务部捐助的医疗设备常常无人问津，造成援外物资的闲置和浪费。项目汲取上述教训，与院方协调利用美国捐助的、闲置的体外循环机，项目资金用来购买必需的手术器材和药械，将援助经费用到刀口上。值得强调的是，设备的捐助应该与人才的培养紧密结合，只有有人能够使用设备，捐助才有意义。在项目设计时，除了对医生进行培养，还对护士进行短期培训，为手术顺利开展提供基础。可以看出，项目的核心要素和主要活动是相互衔接，彼此呼应的。

4. 通过流行病学调查与当地开展科研合作，为政策制定和未来项目设计提供依据 "中加西非心脏中心"合作项目的一大亮点是针对心血管疾病危险因素的流行病学调查，持续时间6周，由加纳医生完成方案设计，全国选择8个调查点，共1110人，调查内容包括了身高体重、脂肪指数、BMI、生化、肝肾功能、血脂、尿蛋白、API、心电图、心脏彩超等。调查由加纳医生负责组织，中国负责提供技术指导和资金支持。与当地共同开展科研项目可以调动国内医生参加援外项目的积极性，同时也为未来深度合作、政策制定提供了基础。

（三）对策与建议

1. 建议整合现有援助项目，统筹设计以医疗队为核心的立体援助模式 新的国际形势下，传统交钥匙工程已无法满足中国负责任大国形象的需要；中国经验、中国标准的输出需要"活"的援助项目，而项目的生命力关键在于"人"；因此，建议未来援助项目以"人"，即"医疗队"为核心，整合资源，统筹设计。具体而言，一方面，通过医疗队将各种援外形式有机结合起来，重点解决援助项目可持续性和有效性问题。例如，设计对口医院合作项目，将援外医疗队、来华培训项目、医疗机构建设项目、设备和药品捐赠有机组合起来，实现当地医院的学科建设。另一方面，针对医疗队本身，设定明确目标，围绕目标确定专科组成；同时，适当增加医院管理、项目管理的专业人员。

2. 通过加强与受援国及其他援助国的合作，培养医疗队成为新时期中国卫生外交的人才储备库 援外医疗队已经走过了五十余年，但是，目前医疗队的工作内容以提供医疗服务为主，兼顾临床培训和带教工作，工作和生活环境相对封闭；因此，医疗队与当地的沟通有限，缺乏对当地卫生体系和社会生态环境的了解。一方面，医疗队的定位不再是局限于在医院提供医疗服务，需要走出医院和宿舍了解受援国，进行需求调查。另一方面，国际机构及传统援助国与受援国语言相同，文化相通，机制相似，对当地情况非常了解；同时，中国医疗队派遣时间为1~2年，相比传统援助国短期专家组项目有明显的时间优势；双方各具优势，合作是必然趋势可以形成附加价值。伴随"一带一路"倡议的提出，国际社会对于中国的期待越来越高，中国走出去的步伐也越来越快，应通过促进中国医疗队与各种援助方的合作，提高中国参与全球卫生治理的能力，为中国卫生外交和全球治理储备专业人才。

三、思 考 题

1. 谈谈你对中国援外医疗队功能定位的认识，以及医疗队在中国参与全球健康治理中发挥的作用。

2. 基于中加合作项目，分析该项目的成功经验和教训，谈谈你对援外医疗（队）模式创新的建议。

（金　楠　高摘星　王云屏）

第二节　江苏省援马耳他共和国与桑给巴尔医疗队的实践

一、案 例 介 绍

1964~2014年的50年间，江苏省先后向亚洲、非洲、南美洲及欧洲的马耳他等地派出医疗队52批，共892人次。从医院坐诊到下乡巡诊，从传播传统中医到捐赠现代医疗设备，从48年前"断手再植"手术成功到医学专科技术中心的建立，中国援外医疗队为受援国的医疗卫生事业的发展，做出了具有中国特色的贡献。江苏省援外医疗队在援外医疗中，累计诊治患者达800多万人次，开展各类手术30万例，抢救危重患者近6.7万人次，为当地引进400多项新技术、新项目。目前，江苏省依然承担向非洲的桑给巴尔、南美洲的圭亚那和欧洲的马耳他派遣医疗队的任务，每批人数分别为21人、15人和6人，在外工作时间均为2年。

曾为英国殖民地的马耳他，1964年正式宣布独立，现为欧盟成员和申根签证国。社会经济状况处于发达国家的中等水平，属医学科技发达、医疗保障体系健全的国家，医疗援助属于"锦上添花"。因此，援马耳他医疗队一直是与其他所有援外医疗队完全不同的模式，是单纯提供针灸推拿的医疗服务，双方以合作经营、非营利、免税收的方式运作，为政府机构提供服务获得经济补偿，为普通百姓提供针灸推拿等收取服务费用，而所获收入全部用于维持机构运营，双方工作人员并不从中获得薪酬。该项目实行董事会管理制度，中方担任首席执行官。2005年之前，国内仅提供援马耳他医疗队国外津贴和驻地网络使用付费，马耳他政府不提供任何经济支持，完全依靠自身的营运所得，全部用于药品器械购置、车辆更新维修、水电房租支付、队员往返机票费用和驻地装修改造等方面。2005年之后，鉴于运营所得难以维持机构运作，国内逐步增加了相关项目经费支持。2011年年底，由江苏省政府出资约400万人民币，对驻地进行了彻底装修改造、增添了医疗设备和基本生活设施。

同为英国殖民地的非洲的桑给巴尔，几乎与马耳他同时宣布独立（1965年）。当英方医生全部撤走后，桑给巴尔医疗卫生领域几乎成为真空。虽然该地实行全民免费医疗制度，但保障水平极其低下,缺医少药现象十分严重。恰在此时,江苏省首批援桑给巴尔医疗队到来,及时填补真空地带,共13名医护,涉及内、外、妇、儿科等10多个专业。援桑给巴尔医疗队是中国政府全额经费支持的队伍,中方医务人员不在医院担任行政职务,也不参与所在医院的运营管理,只是按照所在医院的要求行使医疗工作职责。江苏省通过改革援外医疗模式,在桑给巴尔建立了5个专科医疗中心,5个医疗中心均专注于救治当地的常见病,为推动受援国医疗事业发展发挥着积极作用。

二、案 例 分 析

(一) 背景知识

1. 马耳他 地处地中海中部,国土面积 $316km^2$,由 5 个岛屿组成,人口 42.5 万(2014 年)。马耳他自然资源贫乏,技术人员短缺,工业基础薄弱,粮食基本依赖进口。旅游业、造船和修船业是其传统产业,其中旅游业是外汇的重要来源。2014 年,国内生产总值 105.8 亿美元,法定最低工资收入为 8615 欧元/年。政府实行免费教育、免费医疗及退休保险制度。据世界卫生组织统计,人均寿命 81.9 岁(2013 年)。马耳他全国医疗总支出占 GDP 的 8.7%,按照购买力平价计算,人均医疗健康支出 2444 美元(2011 年)。2006~2013 年,平均每万人拥有医生 35 人、护理和助产人员 71 人、牙医 5 人、药师 12 人,拥有床位 48 张。马耳他属医学科技发达、医疗保障体系健全的国家,医疗援助既不属"济困解危",也不属于"雪中送炭"。2010 年,由含美国和欧盟等在内的全球 40 个发达国家组织的"应急医疗救治综合比赛"中,马耳他位居第 4,全球医疗水平排名第 4,可见其医疗技术水平处世界前列。由于得天独厚的地理位置,各种传染病极为罕见,甚至至今没有发现过狂犬病病例。

2. 桑给巴尔 是坦桑尼亚联合共和国的组成部分,面积为 $2654km^2$,由温古贾岛(又称桑给巴尔岛)、奔巴岛及 20 余个小岛组成,人口约 130 万,是联合国宣布的世界最不发达国家之一。经济以农业为主,粮食基本自给。工业生产技术低下,日常消费品需进口。经济结构单一、基础设施落后、发展资金和人力资源匮乏。2012 年,国内生产总值为 7.58 亿美元,人均 GDP 约为 617 美元。政府实行免费医疗,最大医院分别是位于温古贾的纳兹莫加和奔巴的阿布都拉·莫才医院(系中国 20 世纪 60 年代援建),至今不能满足医疗需求。2011 年,平均寿命为 60 岁,医生与人口比例为 1/6.4 万,远低于世界卫生组织建议的 1/万;成人艾滋病感染率为 5.6%,婴儿死亡率为 4.6%,属于严重缺医少药地区,医疗技术水平极其低下。

(二) 援外历史

1. 中国援外历史 中国的对外援助始于20世纪50年代。第一批援助的国家是越南和朝鲜。1955 年的万隆会议后,中国对外援助开始惠及其他发展中国家。1963 年我国向阿尔及利亚派出首支医疗队。1964 年"中国开展对外援助的基本方针"为中国对外经济技术援助奠定了理论基础。援外医疗队是我国政府开展最早、持续时间最长、涉及国家和地区最多、成效最为显著的合作项目,被誉为中国同广大发展中国家友好合作的典范。

1971 年中国恢复在联合国的合法地位后,与更多的发展中国家搭起了对外援助的桥梁。20世纪 90 年代后,中国的综合国力大大增强,援外工作也取得了跨越式的发展。1993 年,援外合资合作项目基金建立;1995 年,中国进出口银行开始为受援国家提供优惠贷款;2005 年,时任国家主席的胡锦涛同志在联合国首脑会议上宣布了中国政府加强对发展中国家援助的五项新举措；2010年，中国召开全国援外工作会议，从国家战略的高度对援外工作做出了高屋建瓴的部署。自此，中国援外事业发展进入了新的时期。

目前，中国对外援助主要涉及以下8个方面：成套项目、一般物资、技术合作、人力资源、援外医疗、人道主义援助、援外志愿者和债务减免。到2011年年底，我国已向69个国家派遣了援外医疗队，派出医务人员21 000人次，仍有60支医疗队约1300多名医务人员在57个受援国家工作。

2. 江苏省援外医疗的不同阶段与基本特点 中国（江苏）援外医疗队派遣应划分为三个阶段，这与中国对外援助发展经历的三个阶段相一致，分别为起始阶段（1964~1992年）、发展阶段（1993~2003年）和改革阶段（2004年至今）。

（1）起始阶段（1964~1992年）：为了建立和扩大与发展中国家的友好关系，中国通过各种手段和援助方式开展外交活动，其中最重要的方式是向众多不发达或欠发达国家和地区派遣援外医疗队，解决"济困解危"的问题。这是基于：医疗援助作为技术援助的方式之一，不附带任何条件和特权，具有"投资少、见效快、受益面广、宜持久"的特点。同时，在综合国力尚未增强的情况下，医疗援助是解除受援国人民疾病的最有效方式，对资金、设备和场地的要求相对较低，对医生的医德和技术要求很高。

当时，江苏主要承担援助桑给巴尔的医疗任务，由省委省政府主抓，把援外医疗作为一项极其重要的政治任务，根据国家的需求，选派省内医德高尚、医疗技术顶尖的医务人员，立足解决国家元首、高官的疑难杂症、复杂疾病和医疗保健问题。例如，中国著名泌尿外科专家、南京鼓楼医院院长周志耀教授，曾两次参加援桑给巴尔医疗队，在近6年的时间内，在当地成功开展了输尿管移植术，填补了桑给巴尔医学史上的空白。他根据非洲东部地区外科疾病的特点，主编了近30万字的《非洲外科学》。1984年江苏省人民医院陈巩荪教授作为针灸专家受邀到马耳他国立圣·路克斯医院，并创建南欧第一个国家医院的针灸科，并担任多姆·明托夫总理的私人保健医生。

这一时期，由于国内卫生机构未广泛对外开放，信息相对封闭，援外医疗工作就成为医疗卫生领域接触外部世界的重要通道。医疗队的工作模式为高层医疗、驻点医疗、巡回医疗、援建少数小型医疗项目。单个医生或医疗队自身基本维持费用由国内全额提供，受援国提供工作和基本生活条件，队员薪酬待遇基本是按照国内工资标准的双倍，援外作为"崇高而严肃的政治活动"，政治荣誉感远远超越了一切。在白求恩精神的感召下，能够成为援外医疗队员，成为无产阶级国际主义战士，几乎是每个医务工作者的终极向往和最高追求。

（2）发展阶段（1993~2003年）：随着中国改革开放的快速发展，医疗卫生领域对外交流日趋广泛，医疗援助的国家数量和需求也随之增加，援外医疗队规模不断扩大；由过去的单个医生、一支医疗队，发展到几支医疗队和医疗分队，任务也发生了相应的变化。由以往的单个医生和医疗队主要服务对象为国家元首、高官和社会名流，转变为广大普通群众"雪中送炭、解危济难"，医疗队的人数也随之扩增、服务范围扩大。1993年7月，江苏省首期援圭亚那医疗队8人赴圭亚那，同时，援马耳他医疗队受命前往南欧参与筹备工作，1994年4月，中国与马耳他政府正式签署"中医领域合作的协议"，同时，地中海地区中医中心正式揭牌开业。

这一时期，由于中国社会与经济迅速发展，国内医疗条件大大改善，对医疗技术和专业人才的渴望与要求进一步提高，援外医务人员以国内普通医务人员为主。此时，医疗队除自身维持费用由国内提供外，国内还开始提供小型医疗设备和部分急需药品。队员整体收入并不比在国内工作高。最根本的是，意识形态和社会理念发生了根本变化，由过去的"战争与革命"转变为"和平与发展"。

（3）改革阶段（2004年至今）：进入新世纪，卫生部援外办公室被撤销，援外医疗队管理工作交由卫生部国际交流与合作中心。顶层管理机构发生了根本变化，派出单位和医疗队员的国家利益、国家观念都发生了变化。由于不了解援外医疗与国家外交的密切关系与重大意义，甚至有个别人视援外医疗为劳务输出，派出单位给援外工作的政治荣誉不如援疆援藏所带来的政治荣誉。

这一时期，国际形势对卫生援助提出了更高的要求，而国内政治追求被经济利益取代，医疗领域完全进入了商业化运营，公立医院逐利机制更加明显与公开化，由此援外医疗队"选拔难、派遣难、管理难"的问题变得更为突出。医疗队员的基本素质和业务水平较前明显下降，社区医生被派出的情况并不鲜见。就江苏省而言，为解决医疗技术水平的短板，一方面增加援外医疗队员数量；另一方面向受援国提供大型医疗设备、援建专科医疗中心、增加药物品种与数量等手段，弥补技术上的不足，在桑给巴尔，中国医疗队建立了眼科中心、微创外科中心、微笑中心、消化内镜中心和创伤中心。同时，江苏省政府拨出专款，为队员提供更多人文关怀，进一步提高国外补贴，为队员回国休假和家属探亲提供经济补偿，以及向援外医疗队提供大批供应生活类物资等，以维持内部稳定和弥补经济上的诉求。另外，通过"双向管理"方式，即援外医疗队和派出单位确定专门联系人，加强内部监管和组织纪律约束。值得阐述的是，2004年年底，在第六期援马耳他医疗队的不懈努力下，经马耳他国会审议批准，获准在即将竣工的南欧规模最大、最现代化的国立圣母医院设立中医科，并于2008年4月顺利开诊，实现了中医进入欧洲主流医学领域的目标。

（三）问题与挑战

与经济技术对外援助一样，随着中国对外医疗卫生援助工作的不断深入，必然对政策、机制和理论依据提出新的更高要求。根据新形势、新要求，如何将援助置于一个有效的法律构架、如何使医疗卫生援助更有助于受援国摆脱缺医少药的困扰、如何使医疗队在国际卫生发展援助中发挥更加积极的作用、如何加强国际合作、如何通过医疗卫生对外援助促进双方关系的不断深入和发展等，都是值得探讨的问题。随着经济水平的发展和世界政治环境的变化，援外工作也面临巨大挑战。

1. 缺乏相应的法律法规　中国随着综合国力的不断提升，需要充分发挥一个负责任大国的作用，扩大对外援助的领域与规模，也需要通过对外援助更加有效地开展外交，因此对医疗卫生援外的要求也越来越高。但到目前为止，中国对外援助尚无统一的立法，现有对外援助制度主要以部门规章为主体，包括一系列规范性的文件和内部规则。对外援助作为中国外交政策的重要组成部分，除了应该有一系列原则、法则和措施外，还应及时制订与之配套的相关法律、法规，从而使中国的对外援助做到有章可循、有法可依，更加具有科学性、规范性及可持续性。

2. 缺乏医疗卫生援助宏观规划　援外医疗队一直是以单纯的临床医疗为主，考虑受援国公共卫生和生产生活环境问题不多，特别是针对重大传染病、新发传染病和地方病的专项援助少见。目前，有的援建医院、治疗中心和疾病控制中心等仅属于"交钥匙"阶段，不参与医院的经营管理，对所在医院的总体发展、内部配置、学科建设和人才培养等方面无参与和决策权。以2年为一个轮转的周期，援外医疗队员们根本无法培育和建立学科优势、技术优势和管理优势。同时，由于在设备操作与维护等方面的专业化指导不足，受援医院人员的能力与水平很难得到有效提高，不少医疗设备也因当地基础设施较差、人员使用不当或缺乏维护频出故障而被闲置，使用效果大打折扣，造成人才和资金较大浪费。另外，非洲普遍缺乏有水平的医院管理人员，往往出现硬件设施一流，而软件管理跟不上的情况。

3. 缺乏顶层组织领导机构的执行力和公信力 2001年，卫生部在机构改革中，撤销了"援外办公室"，改由国际合作司亚非处负责医疗队新派复派、两国政府议定书签订等政策性内容的协调，援外医疗队的日常管理工作下放到下属的"国际交流与合作中心"援外医疗队事务部负责。从十多年实践来看，原有援外医疗队选拔难、派出难的问题始终没有有效解决，科学管理和持续发展的新问题亟须解决。

4. 缺乏任务目标和综合效益评价体系 医疗援外工作直接影响到国家外交、国家形象和国际影响，援外医疗队在国外开展工作是否实现了预定的任务目标，医疗服务质量与绩效如何，与当地政府、医院和百姓的合作如何，都会对两国关系产生重大影响。援外医疗队在国外工作2年，个人素质和技术水平参差不齐，管理起来有一定的难度，需要对每支医疗队的整体和每个队员个人进行绩效评价。同时，要根据受援国的国情，按照项目管理的具体要求，制订援外医疗任务目标和考核指标，建立成本效益分析与评价体系，用科学的、客观的和实事求是的方法去有效管理和综合评价。

（四）对策与建议

根据对2支援外医疗队的比较，可以清楚地发现，受援国之间存在着差异，甚至不断扩大。随着中国自身国家实力的增强、国际地位的提升和在未来的进一步持续稳定发展，与硬实力的持续增长相比，软实力有待提升，对外医疗卫生援助就是软实力的充分体现。本案例通过对马耳他和桑给巴尔2支援外医疗队的基本情况进行对比分析，分析问题并提出对策建议如下所示。

1. 缺乏相应的法律法规 经济合作与发展组织发展援助委员会国家都有自己的援助法律法规，中国可以借鉴其中部分合理的条款，制订出科学务实的对外援助法律和法规。

2. 缺乏医疗卫生援助宏观规划 调整医疗外援方向，由单纯的临床医疗转为主要针对受援国的公共卫生，特别是针对重大传染病、新发传染病和地方病的专项援助。中国援外医疗队应积极参与医院的经营管理；同时要注重培养当地的医务工作者和医院管理人员。

3. 缺乏任务目标和综合效益评价体系 参照国内医院管理的方式方法，对每支医疗队的整体和每个队员个人进行绩效评价。同时，要根据受援国的国情，充分尊重当地民族的历史文化、宗教信仰，按照项目管理的具体要求，制订援外医疗任务目标和考核指标，形成标准操作程序（SOP）。

4. 建立医疗卫生援外技术标准 包括卫生信息、医疗机构管理、医疗服务、中医特色优势诊疗服务和"治未病"预防保健服务、临床检验等领域的标准。提高基本医疗卫生服务的公平性、可及性和质量水平。

5. 积极与国际组织或其他国家合作 主动参与由世界卫生组织等国际组织主导的、面向不发达国家的国际医疗卫生合作项目。

6. 大力推广中医药与中医文化 由于中医药在提高人类健康水平、预防疾病和延长寿命方面的杰出作用，广泛推广中医文化和养生理念，通过颐养生命、增强体质、预防疾病，达到推广中医文化的目的。

三、思 考 题

1. 基于江苏省的援外实践,你认为中国援外医疗队应该如何在不同国家开展精准援助?
2. 为什么卫生援外要技术标准先行?
3. 基于江苏省援马耳他与桑给巴尔医疗队实践,讨论援外医疗队在中国对外卫生发展援助中的意义,以及对未来援外工作的思考。

(李 波 巴璐戎或 朱立国)

第三节 "一带一路"卫生合作典范
——以中国-东盟公共卫生人才培养百人计划项目为例

一、案例介绍

卫生人力资源一直是国际卫生合作的重要内容。2014年9月,第五届中国-东盟卫生部长会议上,各方在共同推进全民健康覆盖和人力资源培养的务实合作方面达成一致意见。同年11月3日,中国国务院总理李克强在第十七次中国-东盟(10+1)领导人会议上提出实施"中国-东盟公共卫生人才培养百人计划"倡议,为卫生人力资源培养的合作方向指出具体行动路径。2015年6月,第一届中国-东盟公共卫生高级行政管理人员培训班在北京举办,来自泰国、越南、缅甸、柬埔寨、老挝、印度尼西亚、马来西亚和新加坡等8个东盟国家共16名卫生高级行政管理人员参加了培训,拉开了中国-东盟公共卫生人才培养项目的序幕。同月中旬,首届中国-东盟流行病学专业人才培训班开班,成为促进中国-东盟卫生人才交流的又一次具体行动。

2015年10月14日,国家卫生和计划生育委员会发布《关于推进"一带一路"卫生交流合作三年实施方案(2015—2017)》,将中国-东盟公共卫生人才培养百人计划(2015—2017)作为重点合作项目之一。该项目的目标为在3年时间内为东盟国家培养100名公共卫生行政管理人才和专业技术人才。此后,由中国外交部和国家卫生和计划生育委员会牵头,国家卫生和计划生育委员会国际合作司、卫生和计划生育委员会国际交流与合作中心、卫生和计划生育委员会人才交流服务中心、中国疾病预防控制中心等协作,经过精心的准备与安排,陆续成功开展了多届公共卫生高级行政管理人员、流行病学专业人才培训班。为保证培训质量与效果,每届培训班保持15名学员左右,采用小规模教学的形式。培训内容丰富,涉及全球卫生与区域卫生合作、医药卫生体制改革、疾病防控形势及公共卫生管理体系、妇幼卫生事业发展、传统医药及健康城市等专业知识及热点话题,且培训形式多样,多机构的实地调研也成为培训特色之一,引发了学员浓厚的兴趣。

据统计,通过中国-东盟公共卫生人才培养百人计划项目的实施,中国合计为10个东盟国家培训了64名公共卫生专业人才。同时,实地调研活动的开展也进一步深化了国家间卫生体系、文化与人才交流。中国-东盟公共卫生人才交流合作保持了持续化发展的良好势头,并受到充分肯定与高度评价,取得了丰硕成果,是中国与"一带一路"沿线国家等重点合作伙伴从国家、区域等不同层面在卫生领域开展务实合作的重要体现。

二、案例分析

（一）案例背景

东南亚国家联盟（Association of Southeast Asian Nations，ASEAN，东盟）成员有马来西亚、印度尼西亚、泰国、菲律宾、新加坡、文莱、越南、老挝、缅甸和柬埔寨等10个国家。1967年8月8日，《曼谷宣言》（《东南亚国家联盟成立宣言》）的发表标志着东盟的正式成立，印度尼西亚、马来西亚、菲律宾、新加坡和泰国为5个创始成员。20世纪80年代后，文莱（1984年）、越南（1995年）、老挝（1997年）、缅甸（1997年）和柬埔寨（1999年）5国先后加入东盟，至此东盟组织涵盖整个东南亚地区。

中国-东盟的关系以1991年为分水岭，过去主要是与东盟各国建立双边关系，且历经了从对抗怀疑到对话合作的过程。1991年后中国与东盟关系取得突破性进展，建立了双边对话关系。双边关系大致经历了三个阶段：一是建立全面对话框架阶段（1991~1996年）；二是确立睦邻互信伙伴关系阶段（1997~2002年）；三是确立战略伙伴关系阶段（2003年至今）。双边合作领域广泛，涉及政治、安全、商贸、科技、交通、能源、文教、卫生等，优先合作领域包括农业、信息产业、湄公河开发、人力资源等，并取得巨大成果。近年来，"一带一路"等重大倡议的提出，建立中国-东盟命运共同体、"2+7"合作框架的实施等，均体现了双方合作将朝着宽领域、深层次、高水平方向发展。

卫生领域是中国-东盟合作中的重要部分。自2003年严重急性呼吸综合征（俗称"非典"SARS）的防控合作至今，双方卫生合作经历了从无到有的逐步发展，从机制化到可持续发展的过程。近年来，中国与东盟建立了长期卫生部长会议和高官会议机制，在传染病防控、突发公共卫生事件应急机制、慢性非传染性疾病防控、传统医学、口腔医学、卫生人力资源和卫生管理等领域取得了丰硕的合作成果，在公共卫生领域构建了重要的合作伙伴关系。例如，2014年，第十七次中国-东盟（10+1）领导人会议在缅甸内比都召开。会议对中国-东盟关系取得的进展给予了积极评价，并对进一步推进各领域务实合作做出规划，希望根据《中国-东盟卫生合作谅解备忘录》进一步加强卫生领域合作。中国国务院总理李克强在会上提出将打造更为紧密的中国-东盟命运共同体，由此提出实施"中国-东盟公共卫生人才培养百人计划"。

2015年3月28日，中国国家发展和改革委员会、外交部、商务部联合发布了《推动共建丝绸之路经济带和21世纪海上丝绸之路的愿景与行动》文件。该文件提出了共建"一带一路"的顶层设计框架，标志着"一带一路"倡议从概念议题进入到有具体指导的初始行动的新阶段。

2015年10月，国家卫生和计划生育委员会制订并发布了《"一带一路"卫生交流合作三年实施方案（2015—2017）》。该方案将能力建设与人才培养作为重点合作领域，并将中国—东盟卫生人才培养百人计划纳入重点合作项目同时提出具体落实路径，将"中国-东盟公共卫生人才培养百人计划（2015—2017）"提上实质性合作议程。该项目借助广西与东盟国家陆海相邻的优势，开展中国-东盟护理人才及保健人员培训项目，并且以广西医科大学、广西医科大学第一附属医院等单位为依托，与东盟国家的医学院校开展多种形式的教学和培训活动，其目标为培养一批具有较强实践能力的高素质卫生专业技术人员。

2016年10月26~29日，首届中国-东盟卫生合作论坛在南宁市举办，会议通过《中国-东盟卫生合作与发展南宁宣言》，国家卫生和计划生育委员会、国家中医药管理局及广西壮族自治区人民政府等多方在进一步加强卫生领域的合作方面达成一致意见。人才培养作为重点合作领域之一，《中国-东盟卫生合作与发展南宁宣言》指出在以往良好合作的基础上，各方将以更加开放的态度,本着交流互鉴、互利共赢的原则,加强人力资源交流与合作,将积极开展互派卫生和医学专家、举办各类卫生专业技术培训班和研修班、加强经验交流和人才培训工作等。

(二)项目实施

1. 项目基本信息 项目目的:中国-东盟公共卫生人才培养百人计划的主要目的是搭建一个供东盟各国公共卫生高级人员交流学习的平台,同时分享中国在公共卫生领域的成功经验,并加强中国-东盟国家的人才交流与合作。

资金来源:中国-东盟合作基金。

主办单位:由中国外交部和国家卫生和计划生育委员会牵头,联合卫生和计划生育委员会国际交流与合作中心、卫生和计划生育委员会人才交流服务中心、中国疾病预防控制中心及各省疾控中心、中国现场流行病学培训项目(CFETP)和部分医疗机构等多个卫生相关机构。

目标人群:来自马来西亚、印度尼西亚、泰国、菲律宾、新加坡、文莱、越南、老挝、缅甸和柬埔寨等东盟国家的高级卫生人员,包括政府官员、卫生机构技术人员、行政管理人员等卫生相关人员。

2. 项目实施进展情况 截至目前,中国-东盟公共卫生人才培养培训班开展情况如表8-1所示。

表8-1 中国-东盟公卫卫生人才培训班历年开展情况

时间	名称	国家	人数	人员类型	时长
2015年6月1日	第一届中国-东盟公共卫生高级行政管理人员培训班	柬埔寨、印度尼西亚、老挝、马来西亚、缅甸、新加坡、泰国和越南8个国家	16名	卫生高级行政管理人员	5日
2015年6月15日	第一届中国-东盟流行病学专业人才培训班	柬埔寨、老挝、缅甸、菲律宾、泰国和越南6个国家	11名	流行病学专业人员	2周
2016年5月16日	第二届中国-东盟流行病学专业人才培训班	文莱、柬埔寨、老挝、马来西亚、印度尼西亚、菲律宾、泰国和越南等8个国家	11名	流行病学专业人员	2周
2016年9月5日	第二届中国-东盟公共卫生高级行政管理人员培训班	柬埔寨、老挝、马来西亚、缅甸、泰国和越南等6个国家	16名	公共卫生高级行政管理人员	5日
2017年5月24日	第三届中国-东盟流行病学专业人才培训班	马来西亚、老挝、菲律宾、泰国和越南等5个国家	10名	流行病学专业人员	2周

3. 具体内容及实施路径——以第三届中国-东盟流行病学专业人才培训班为例

(1)前期准备:为了提高培训班的质量,中国做了精心的前期准备工作。在招生阶段,国家卫生和计划生育委员会国际合作司通过东盟秘书处等机构广泛发放邀请函及招生简介。CFETP将招生简章和通知发送给东盟国家现场流行病学网络(FETN)协调办公室,请其代为传播招生信息,推荐学员并提供帮助。在培训开始前,筹备组多次召开会议,讨论培训班的课程内容和授课方法、教师的安排及参观访问等内容。同时,协调中国疾病预防控制中心等安排参观学习活动和邀请资深有经验的专家给学员上课。

(2)培训形式:形式多样,主要以授课、实地调研等为主,结合案例分析、学员讨论等讲解与互动方式。

(3)培训内容:共分为三个模块,具体如下所示。

第一模块为现场流行病学方法与实践,包括现场流行病学技术与方法、暴发现场调查步骤、疾病防控策略与措施等,并应用大量 CFETP 实践、现场调查案例,以及中国应对与援助埃博拉和黄热病防控实践等,以启发和提升学员理论联系实际的能力。

第二模块为中国重要公共卫生实践,介绍和展示中国的国际卫生发展援助、艾滋病、结核病、免疫规划、控烟和伤害等领域的防控经验与进展,使学员们了解了中国公共卫生的实践与经验。

第三模块为现场考察与交流。参观走访中国疾病预防控制中心卫生应急中心、传染病预防控制所、病毒病预防控制所国家流感中心、公共卫生监测与信息服务中心等机构和部门,了解机构设置、工作流程和实验室管理等内容,并听取了专家对相关内容的介绍。例如,组织学员赴浙江省疾病预防控制中心实地参观和交流,以了解中国基层疾病控制工作现状。访问期间,安排了授课和交流,向学员详细介绍了浙江省公共卫生、卫生应急、水痘暴发、麻疹、人感染 H7N9 禽流感和艾滋病等疾病防控及现场流行病学人才培养等基本情况。此外,组织学员参观杭州市滨江区妇幼保健院及长河街道社区卫生服务中心,观看和了解中医康复病区、发热门诊、预防接种门诊的设置和运行,体验免费血压测定仪、检验自助打印机、计生用具免费自取机等便民电子设备的使用。

以上只是多届培训班的一个缩影,不同的培训班培训内容各有侧重,教学方式的设计和实施形式多样,内容丰富。中国专家根据不同的培训对象,结合东盟国家的现况,因材施教,旨在引起学员的学习兴趣和参与热情,让学员了解中国卫生领域的成功经验,为其本国的卫生事业添砖加瓦。

(三) 项目影响与评价

1. 培训计划顺利开展,取得丰硕成果 2015~2017 年,在公共卫生行政管理领域,中国举办了 2 期"中国-东盟公共卫生高级行政管理人员培训"项目;在传染病防控领域,已连续 3 次成功举办了"中国-东盟流行病学专业人才培训"项目,合计为 10 个东盟国家培训了 64 名公共卫生专业人才。

2. 学员对培训内容满意,给予高度评价 在培训结业式上,学员对培训班整体课程设置、安排和工作给予了充分肯定和高度评价,建议延长培训班时间,增加讨论内容和实例,继续举办类似培训班。例如,来自马来西亚的穆罕默德作为学员代表发言,表达了对项目组织方和实施方的感谢,他希望未来还有机会参加更加全面、内容更加深入的培训。此外,每个参加培训的学员介绍自己国家的疾病监测系统和传染病防控,分享经验,并表示愿意将所学知识和内容带回本国,为当地民众服务。

3. 建起中国-东盟友谊之桥,促进共同发展 随着经济全球化,中国及东盟各国所面临的健康威胁不断增加,各国逐渐意识到需要加强多边联系共同面对全球化带来的挑战,卫生合作需求也越发强烈。多届培训班项目的开展积累了跨国卫生培训合作的经验,同时也拓展了卫生人才的交流网络,加深了中国人民与各发展中国家的人民之间的友谊,并将有助于与各国同行不断拓展合作领域、促进共同发展,为未来在疾病控制领域开展合作打下了良好基础。

2017 年 5 月 10 日,中国发表《共建"一带一路":理念、实践与中国的贡献》,表达了中国期望通过共建"一带一路"来推动传染病防控、卫生体制和政策、卫生能力建设与人才合作及传统医药等领域的合作,并肯定了中国-东盟公共卫生人才培养百人计划项目在卫生合作中的贡献。

（四）其他卫生人力资源交流与合作

中国-东盟公共卫生人才培养，除了百人计划项目，还包括了其他许多卫生人力资源的交流和合作。

1. 建立人才培训基地　2010 年，中国卫生部人才中心"东盟卫生人才培训基地"在广西医科大学正式挂牌成立，培训基地的建立目的是建设东盟卫生人力资源培训基地，促进中国与东盟国家在医（药）学教育、科学研究、学术交流、技术合作等方面的互动与合作，并为进一步建立长效的卫生人才培养合作机制提供平台。

2014 年，国家中医药管理局"中国-东盟传统医药交流合作中心人才培养基地"在广西中医药大学成立。该基地旨在为东盟国家留学生短期中医培训、中国-东盟传统医药教学中心现代化实验室、境外教学点及多媒体网络教学等工作的开展提供平台，并已为来自马来西亚、老挝、缅甸等国的传统医药人才开展了多期中医药短期培训。

2. 签署卫生合作协议　2013 年 7 月，广西壮族自治区卫生厅与泰国卫生部疾控司签署了《中国广西卫生厅与泰国卫生部疾病控制司技术交流项目协议》，在进一步加强现场流行病学人才培养、疾病防控方面的合作达成共识。广西疾病预防控制中心先后派遣了多批人才赴泰国学习交流，包括到泰国的大学攻读博士学位等，中泰公共卫生人才交流逐步深入和步入正轨。

2016 年 12 月，中国国家卫生和计划生育委员会主任李斌与柬埔寨卫生部部长曼·本亨在金边签署了《中柬卫生合作协议》和《中柬妇幼健康工程合作协议》。广西医科大学副校长周诺教授与柬埔寨卫生科学大学校长萨枫·翁坦纳克签署了《中柬口腔医疗合作中心谅解备忘录》。双方承诺共同成立中柬口腔医疗合作中心，进一步加强在口腔医疗技术人员培训、临床技术、学术交流、科研合作等方面的交流与合作。

3. 举办卫生领域相关研讨及培训　2013 年 11 月 13~16 日，中国疾病预防控制中心病毒病所国家流感中心主办了东盟及中国周边国家 H7N9 禽流感实验室检测技术培训班，泰国、越南、老挝、菲律宾、马来西亚、印度尼西亚等国均有代表参加此次培训。通过国家流感中心教学人员和各国学员的互动，为日后区域卫生合作奠定了基础，积累了经验。

2017 年 7 月 29 日，中国-东盟传统医药及民族创新与发展论坛暨中国-东盟青年高级卫生人才传统医药项目培训班正式在贵阳开班，该论坛和培训班旨在促进东盟及"一带一路"沿线各国的传统医药、民族医药的合作交流及传统医学人才培训。

4. 联合开展技术支持与交流　2017 年，老挝友谊医院与广西医科大学第一附属医院携手成立首家"中国东盟国际医疗技术合作医院"，并建立了远程会诊中心，同时在病理诊断、临床研究与治疗等方面开展合作；此外，通过学术交流、科教合作等方式加强了传染病防治、传统医药等方面的交流与合作，达到了取长补短，资源共享的良好效果。

（五）经验总结

1. 人才培养基于需求与优势　随着全球化进程的加快，全球气候变化、传染性疾病、非传染性疾病、老龄化，以及人类活动造成的其他全球性灾难事件，成为威胁人类健康的重要因素。构建人类健康命运共同体，"共商、共建、共享"逐步受到各国共识并指导合作与发展。

以中国-东盟公共卫生人才培养百人计划项目作分析，单纯从传染病防控领域合作来讲，西非埃博拉、中东呼吸综合征及寨卡病毒病等疫情一次次引起全球关注，新发和再发传染病的肆虐已成为东盟各国所面临的潜在重大公共安全问题，随之，公共卫生人力资源包括公共卫生行政管理人才和专业技术人才等的互动交流及培训也成为重要合作内容。中国在公共卫服务体系建设、公共卫生国际援助（如援助西非应对埃博拉中开展公共卫生培训和社区防控、援助安哥拉应对黄热病流行）、结核病、免疫规划等领域的经验和教训，恰好可与东盟国家开展交流，起到互鉴的作用。

在中国-东盟卫生人才培养百人计划项目中，合作的开展基于需求外，也基于优势。广西医科大学长期以广西和东盟国家的高发病、地方病作为科研的主攻方向，与东盟国家在防治"非典"和禽流感方面已开展过有效的合作，且与东盟国家医学院校具有良好的交流合作，此外，广西医科大学附属第一医院是广西规模最大的省级综合性医院，专科配备全、医疗设备先进、技术力量强。广西医科大学通过中国东盟国际医疗保健合作中心项目与东盟国家建立了良好的交流与联系，在实践过程中，促进医院建成辐射东盟的国家区域性医疗中心，这些以往的研究基础和合作基础为其进一步合作提供了独特优势。以上特点为中国-东盟卫生合作的开展，尤其是学术交流、人才培养等奠定了良好的基础。

2. 人才培养基于多部门协作　中国-东盟公共卫生人才培养百人计划项目由国家卫生和计划生育委员会内部机构、直属事业单位、医疗机构、科研高校等多个机构联合开展。目标人群面向东盟成员，且针对高级卫生行政及计划人员，包括政府官员、卫生机构技术人员、行政管理人员等，是该类培训班不同于普通培训的特别之处，同时也使得培训对象的确定成为难点。在招生阶段，国家卫生和计划生育委员会国际司给予了大力协助，联系东盟秘书处、FETN 协调办公室等机构发放邀请函及招生简介，从上级机关手有力推动了项目的实施，并体现了国际交流的重视程度。课程内容、授课方法、教师安排、语言等内容均需多方沟通、协调及支持，参观调研的地点选择亦如此。跨国、跨省、跨单位足以体现该项目的难度系数，但同时也反映出每届培训班背后多部门良好的协作，以及做了大量准备工作。

3. 人才培养基于合理的课程设置　培训的课程结构和内容涵盖现场流行病学方法与实践、中国重要公共卫生实践等多方面，并通过案例分析介绍成功经验，与学员进行热点问题研讨。理论与实践以多种形式传递，使得学员对中国公共卫生管理体系、疾病防控机制等建立初步的了解，各国学员之间结合本国实际就全球健康治理共同探讨，起到类似"头脑风暴"的作用。现场考察与交流也是特色之一，涉及国家级、省级、市级公共卫生机构，多层级的调研及体验对加深认识起到加分作用。

（六）思考与建议

1. 确定合适培养对象　培训内容切合需求，培训对象符合目标是影响培训质量与效果的重要因素。目前招生方式主要以推荐为主，且有些符合目标的人员难于有充裕时间全程参加类似的培训班。故希望驻外使馆相关机构能够积极推进招生，严格把关，招收足够数量符合规定的学员，实现精准交流，保证培训质量与效果。

2. 采用长短期结合的培养方式　目前公共卫生高级行政管理人员培训班培训时长为 5 日，流行病学专业人才培训班为 2 周，有学员建议延长培训时间，可更充分全面学习了解。故建议可根据不同培训内容及性质，开展长短期培训交流。

3. 建立跟踪和评价机制　项目评价机制尚未成文构建。可与接受培训人员保持长期联系，了解其回国后的主要工作内容,对培训内容是否对其工作有帮助及是否促进他国公共卫生发展进行评价,建立更深入的交流及评价机制,对培训项目的优化具有借鉴意义。

4. 创新培养模式 为使培训内容更加切合他国需求,除目前常规培训内容外,建议可增加专题交流模块,提前收集他国当前紧迫的卫生问题或者由他方提出想要学习了解的内容,进行专题探讨,实现聚焦化。若经费允许,可进行他国调研或者前往他国开展培训交流,建立更加紧密的联系,知己知彼,促进双方更加深入的合作交流。

(七)展望

在经济全球化和区域一体化深入发展的今天,中国和东盟国家已成为命运共同体。加强双方睦邻友好关系,开展互利合作,符合和平发展、合作共赢的时代要求,也是双方共同的战略选择。"健康中国"建设与"2015年后东盟卫生发展日程"的理念高度契合。在《落实中国—东盟面向和平与繁荣的战略伙伴关系联合宣言的行动计划(2016—2020)》的报告中,将公共卫生列为社会人文合作的第一项,并提到将继续在培训卫生行政和专业人员方面开展合作。中国将携手东盟共同应对新发再发传染病、跨国境的突发公共卫生事件及慢性非传染性疾病等健康挑战。希望通过公共卫生人才培训,今后进一步加深交流互鉴,互利共赢,共同应对地区公共安全挑战,为全球健康的人才培养做出贡献。

三、思 考 题

1. 中国-东盟公共卫生人才培养百人计划项目对于"一带一路"卫生合作有什么样的影响和作用?
2. 该项目对中国与其他国家开展卫生人才培训有什么借鉴意义?
3. 你认为公共卫生人才培养最重要的核心领域可能有哪些?公共卫生人才培养对全球健康的意义是什么?

(他福慧 陆 姗 梁晓晖 毛宗福)

第四节 中国参与世界卫生组织全球健康治理的历史与展望

一、案 例 介 绍

1946年世界卫生组织(World Health Organization,WHO)的成立标志着多边卫生合作机制的建立和全球健康治理机制的深化。中国自1978年开始积极参与世界卫生组织全球健康治理的实践。1978年中国与世界卫生组织签署了双方卫生技术合作谅解备忘录,奠定了中国与世界卫生组织合作的基础。1979年建立了中国/世界卫生组织联席协调会议制度,1981年世界卫生组织在北京设立驻华代表处行使周例会制度,从此,拉开了中国与世界卫生组织互动合作的序幕。2004年,中国卫生部与世界卫生组织签署加强卫生合作与交流的谅解备忘录,并在此基础上制订了《中国-世界卫生组织国家合作战略(2004—2008)》,此后2008年、2013年和2016年中国国家卫生和计划生育委员会(原卫生部)和世界卫生组织相继签署了《中国-世界卫生组织国家合作战略(2008—2013)》、《中国-世界卫生组织国家合作战略(2013—2015)》和《中国-世界卫生组织国家合作战略(2016—2020)》以适应中国国情的迅速变化,应对新发问题。中国与世界卫生组织的合作内容不断更新和丰富、领域不断增加,中国经历了从被动接受援助到主动参与世界卫生组织事务的过程,会员国的利益和价值取向、领导人的价值取向、全球政治经济环境的转变、卫生的发展与挑战、援助和伙伴关系的建立及资金支持都影响中国与世界卫生组织合作策略的制订。

在此后将近 40 年的互动过程中,中国不断完善本国卫生体系,把人民健康放在优先发展的战略地位,将健康促进的理念融入公共政策制定实施的全过程,全面提升卫生能力,同时为世界卫生组织控制传染病、应对慢性非传染病、制订药物标准、推动人人享有健康全民健康覆盖、全球健康治理等各领域提供智慧、经验、技术等支持。

本案例引入了国际规范内化理论作为国际合作、全球健康治理分析的理论基础,采用了历史回顾、情景内容分析等方法对中国与世界卫生组织全球健康治理的互动关系进行描述,梳理中国与世界卫生组织全球健康治理的各阶段,将策略重置于当时的发展背景,理解当时政治选择将对未来的合作与发展提供思路;通过趋势预测、专家咨询等方法提取借助国际规范力量相互提升健康治理能力、中国卫生系统具备可引领全球健康系统建设的经验与优势、拥有共同创新与进步的空间和非国家行为体、多边机制的支持为中国及世界卫生组织加强健康治理提供了重要保障三方面互动经验并提出思考,并在深刻理解以"推进健康中国建设是积极参与全球健康治理、履行 2030 年可持续发展议程国际承诺的重大举措"的重要论断下,提出中国未来参与世界卫生组织全球健康治理实践的展望。

二、案例分析

(一)背景知识

全球健康是致力于改善全人类的健康水平,实现全球人人公平享有健康的一个兼具研究和实践的新兴交叉学科。其关注的是具有全球意义的健康问题,健康的社会决定因素,健康问题解决方案和全球治理,需要在国家、地区和全球层面超越国界和政府,动员并协调各方力量采取有效行动予以应对。全球健康融合预防医学和临床医学,运用卫生领域各学科的理论与方法,以及卫生领域学科之外的政治、外交、社会、经济等多学科的研究方法与实践经验,并倡导跨学科参与和合作。

(二)历史沿革

1. 中国与世界卫生组织全球健康治理互动关系进行的主要阶段 自 1978 年以来,从国际政治经济背景、世界卫生组织所处地位及工作重点,以及中国主要健康问题和健康政策 3 个方面分析,中国与世界卫生组织的全球健康治理合作可分为 2 个阶段:第一阶段(1978~2002年)与世界卫生组织合作逐步启动并日益多样化,协调会议、合作项目、技术合作、会议、合作中心等多种合作方式逐渐形成;第二阶段(2003 年至今)在延续原有的项目、会议、合作中心等方式外,合作方式已经进入国家战略合作层面。中国在世界卫生组织的发展中起到了更加重要的作用。

(1)第一阶段(1978~2002 年):世界多极格局形成,区域经济集团化发展,全球性贫困、发展、生态平衡和人口控制等问题得到充分关注,世界卫生组织提出初级卫生保健倡议,千年发展目标设定。

中国实施全面的经济体制改革,从计划经济走向社会主义市场经济,城乡经济结构发生深刻的变化,对卫生服务的供给和需求带来了深远的影响。原有的卫生体系和医疗保险制度越来越不适应新形势的要求。1978年起，中国正式实行对外开放的政策，与世界卫生组织的合作也逐步启动并日益多样化，中国以参与协调会议、合作项目、技术合作、会议、合作中心等多种合作方式，1979年起建立了中国/世界卫生组织联席协调会议制度，对促进合作的不断发展起了积极作用。1981年世界卫生组织在北京设立驻华代表处行使周例会制度拉开了互动合作的序幕。

（2）第二阶段（2003年至今）：世界格局多极化巩固，新兴经济体崛起，世界卫生组织将卫生置于更广阔的视角，建立全球健康治理新机制。

这一阶段中国经历和继续着两轮医药卫生体制改革，同一时期，世界卫生组织归纳全球主要关注的健康问题集中在6个方面：传染病、慢性非传染性疾病控制、加强卫生体系、卫生预警和应急、生命全程健康和健康的社会决定因素。

中国积极开展国际卫生合作，一起应对SARS、禽流感、艾滋病等传染病及汶川地震等重大突发事件。为推动艾滋病防治工作，在世界卫生组织协调下，中国与全球基金建立良好伙伴关系，在2003~2008年，中国获得基金9788万美元的资助，在中国7个省份开展艾滋病预防、治疗和关怀活动。2007年，中国卫生部与世界卫生组织联合举办了中国农村初级卫生保健发展国际研讨会，发表《北京倡议》；国家食品药品监督管理局与世界卫生组织共同组织召开国家基本药物政策报告会。2008年，启动中国与世界卫生组织2008~2009年度合作项目，重点合作领域包括卫生体制改革、农村卫生建设、传染病防治、慢性非传染性疾病防治、妇幼卫生、中医药发展、食品药品安全、卫生人力资源建设等。2009年，中国主动向世界卫生组织征求关于医药卫生体制改革的建议，在医药卫生体制改革方案公布实施后，通过世界卫生组织的协调引入资金、技术和管理理念，参与世界卫生组织和全球卫生研究论坛等国际会议，学习借鉴发达国家的卫生服务体制、社区卫生、医院管理、食品安全和职业卫生等方面的知识和经验，探索合作项目。该阶段，中国结合国内卫生工作重点争取国际合作项目，共同支持推动中国卫生事业改革与发展。2002年，世界卫生组织引入"以国家为重点的政策"，明确世界卫生组织要以国家级和国家框架为基础，提出以《国家合作战略》为世界卫生组织在国家级提供援助的重要工具。2004年，中国卫生部与世界卫生组织签署加强卫生合作与交流的谅解备忘录，并在此基础上制订了《中国—世界卫生组织国家合作战略（2004—2008）》，随后2008年、2013年和2016年中国国家卫生和计划生育委员会和世界卫生组织签署了《中国-世界卫生组织国家合作战略（2008—2013）》、中国-世界卫生组织《国家合作战略（2013—2015）》和《中国-世界卫生组织国家合作战略（2016—2020）》以适应中国国情的迅速变化，应对新发问题。

2. 全球健康治理互动关系的主要策略

（1）内容逐渐丰富：1979年起，中国与世界卫生组织联系建立协调会议制度；1981年，世界卫生组织驻华处在北京开设并行使周例会制度，中国多次主办了卫生方面的重要国际技术论坛，涉及初级卫生保健、传染病、食品安全及健康的社会决定因素等，参与和举办会议的次数呈现上升趋势。1978年，签订《卫生技术合作谅解备忘录》，合作谅解备忘录成为中国与世界卫生组织合作的纲领性文件；1982年，中国卫生部与世界卫生组织签订基本协定，确定合作领域、派遣专家等；1983年，中国卫生部与世界卫生组织签订技术合作备忘录。2004年，中国与世界卫生组织签订了《中国卫生部与世界卫生组织关于加强卫生合作与交流的谅解备忘录》，也标志着双方合作进入了新的阶段。随着全球健康概念的出现，世界卫生组织在全球健康事务中发挥的作用进一步明确，中国先后签订了国家合作战略，与世界卫生组织的整体规划和中国卫生工作重点吻合。此外，世界卫生组织的双年度合作项目遴选和管理也日益规范。世界卫生组织合作中心的人员任命和续任更加契合世界卫生组织工作重点。

（2）互动领域不断扩大：中国与世界卫生组织的合作领域既考虑到中国国情也兼顾世界卫生组织自身的重点领域，涉及卫生工作的大部分领域，包括消除贫困及其影响因素、增加卫生可支付能力；妇女和儿童的卫生问题及生存状况；抗击艾滋病、结核和疟疾3种疾病；传染性疾病、卫生体制改革等。中国的科研机构通过申请世界卫生组织双年度规划预算项目开展多领域研究，符合世界卫生组织战略发展需要。

（3）互动方式经历转变：中国与世界卫生组织的合作方式经历了从受援到援助、从被动到主动的转变，体现了从技术合作到全面合作的发展趋势，主要有实施规划项目和建立技术合作中心、提供奖学金进行人才培养、派出临时顾问、资助国内开展活动费用、购买仪器设备、短期访问和技术考察等。尤其是近年来中国宏观卫生体制、卫生改革工作被国际社会广泛关注，世界卫生组织参与的政策咨询和研究工作越来越多，人才培养的对象也从技术人员扩展到能够影响政策制定的官员。

（三）经验

1. 借助国际规范力量相互提升健康治理能力　国际规范作为国际正式制度具有一定的法律约束力，较其他形式易于内化，获得国内认同，并在国内形成规范及法律依据。《世界卫生组织烟草控制框架公约》（*World Health Organization Framework Convention on Tobacco Control*，WHO FCTC），是全球性公共卫生条约，在2003年5月21日经世界卫生大会批准获得通过，标志着全球烟草控制合法化。中国作为 WHO FCTC 的第77个签署国，从中央到地方政府部门上下联动，通过颁布一系列制度、政策促进了烟草控制事业发展。此外，非政府组织，如中国控制吸烟协会，以其广泛性、灵活性拉近社会层面的积极参与，从非官方角度探索和研究相关问题，逐渐起到推动协调、监督作用；媒体则通过加大宣传力度，深入群众，提高公众对 WHO FCTC 的认知水平，推动社会对 WHO FCTC 的深层次了解。此外，专业机构，如1986年获得任命的世界卫生组织烟草与健康合作中心（WHO Collaborating Centre for Tobacco or Health）和2015年获得任命的世界卫生组织烟草控制与经济政策合作中心（WHO Collaborating Centre on Tobacco and Economics）分别依托北京朝阳医院/北京呼吸疾病研究所和对外经济贸易大学国际经济贸易学院开展一系列政策研究、效果评估、培训宣传等具体活动，推动控烟事业发展。

2. 中国卫生系统具备可引领全球卫生系统建设的经验与优势，拥有共同创新与进步的空间　与西方国家相比，中国具有以下4方面的突出优势。一是中国政府重视加强卫生系统建设的国际合作。中国在全球健康治理平台、双边合作协议及政府宣言中，承诺重视和支持中国参与全球加强卫生系统的行动。二是对外援助的理念及政策连续、经验丰富、基础良好。在平等相待、互利共赢、尊重受援国主权的理念下，开展长期合作，赢得了受援国民众广泛认可；同时在利用外方援助服务丰富了本国卫生系统发展方面的实践经验。三是在发展中国家卫生系统建设方面积累了丰富实践经验。计划经济时期，中国创新塑造了由农村三级医疗卫生网、合作医疗制度和赤脚医生组成的中国农村医疗卫生服务体系，被世界誉为"以最小投入获得了最大健康收益"的"中国模式"；改革开放以来，中国在基本医疗保障制度、医疗卫生服务体系、基本药物制度等卫生体系重点领域的改革取得了明显进展，积累了大量实践经验。四是继承和发扬了中（民族）医药的传统优势。中国注重促进中（民族）医药与现代科技结合，发展了一些既适应现代社会需求，又质优价廉的中（民族）医药治疗技术和药物。

3. 非国家行为体、多边机制的支持为中国及世界卫生组织加强健康治理提供重要保障 非国家行为体的支持为中国加强本国并支持他国卫生系统建设提供保障。政府间国际组织在制订规范与标准、科学指导及循证决策、统计数据等方面发挥作用，并提供参与全球卫生治理的平台；多边机构提供充足资金和药品、技术等公共产品的全球推广渠道；私人基金和私营企业等发挥"风险资本"作用，为中国非政府组织、研究机构、政府间组织等研究、开发工作提供支持。

世界卫生组织在改革的进程中巩固建立多部门参与的内部合作机制，强化不同部门间协同性，鼓励民间组织参与，提供国别援助方案；利用国际组织规范标准、技术指导、循证决策的权威性及多边机制中的筹资能力，整合多边合作渠道、探索多边国际合作机制；搭建信息交流平台，以多种形式开展更为广泛的合作。

（四）思考与展望

随着中国经济水平的不断发展，中国参与国际社会合作和国际事务中的角色也已发生了根本的改变。世界卫生组织希望中国在禽流感、艾滋病、结核和疟疾等传染病防控，以及慢性非传染性疾病防治、控烟和环境卫生等方面树立全球典范。国际非政府组织在全球卫生治理中的作用也不断显现。近年来，非政府组织和企业积极参与中国卫生和社会事业，在资金和技术资源的支持上起到不可忽视的作用。例如，美国盖茨基金会、福特基金会、克林顿基金会和默克基金会等积极支持并推动中国艾滋病防治工作。如何平衡中国与其他政府、国际组织，非政府组织和企业之间的关系是我们面临的挑战之一。为了中国更好地参与到世界卫生组织的全球健康治理当中，需要了解和分析世界卫生大会日程所列议题，它在一定程度上可以反映当前全球健康重点及各会员国关注要点。除此之外，以下领域也需要开展长期跟踪和深入研究。

1. 研习理解国际规范内化理论内核及相关知识并以此指导实践 与世界卫生组织的合作，接触到更多的不断发展的国际标准、研究成果和最佳实践经验，在此基础上带动了一系列优化疾病防控、改善卫生系统手段的推广。在项目层面上借鉴与世界卫生组织合作项目的经验，提高了国家到地方各级政府部门及相关机构开展相关工作规划管理的能力，如引入标准的项目管理和财务管理方法，以及项目意向书、建议书、执行计划、财务报告等系列指南规范；运行管理能力得到加强，同时也获得重要的办公设备和采购供应支持。世界卫生组织也在调整自身职能，改革并适应不断变化的国际卫生环境，继续保持在4个核心领域发挥领导作用，即制订技术标准、分析健康影响因素、促成全球健康讨论和提供人道主义救援。

自2005年世界卫生组织提出全民健康覆盖以来，它持续成为全球卫生的关注热点。全民健康覆盖与"人人享有卫生保健"的卫生战略目标，以及"初级卫生保健"实施策略一脉相承，中国对"全民健康覆盖"理念的内化也可追溯到"初级卫生保健"的实施初期。从1978年世界卫生组织的《阿拉木图宣言》提出"初级卫生保健是实现人人享有卫生保健目标的途径"至今，中国的医疗卫生服务体系经历了多次改革与变化，可概括为3个阶段，即以增加服务供给为主要改革措施的阶段（1978~1992年）、市场经济环境下的卫生改革阶段（1993~2008年）及全面实施新一轮深化医药卫生体制改革阶段（2009年至今）。为建设促进全民健康覆盖的医疗卫生服务体系，中国在每一阶段都开展了大量实践，并取得积极进展，进行了大量研究分析各阶段医疗服务可及性、公平性、质量、效率方面的成效与问题，归纳总结中国的实践经验。据统计，中国5岁以下儿童死亡率由1991年的6.1%降至2013年的1.2%，孕产妇死亡率由1990年的88.8/10万下降到2013年的23.2/10万，且城乡间差异也不断缩小。全民健康覆盖的实现与全体会员国紧密相关,中国可与世界卫生组织开展更加深入的合作,一方面从上至下在全社会范围内加深对全民健康覆盖相关问题的普及;另一方面参与发布可持续发展目标监测进展和主要指标的更新信息,推广我们的经验,并借鉴其他国家的经验。

2. 利用自上而下全社会关心的议题,融合中国与世界卫生组织在某些领域与理念上的认知,获得更加具体深入的合作 全球城市化给人类健康不断带来挑战,世界卫生组织倡导"健康城市"行动战略,强调以人的健康为中心的理念应贯穿城市规划、建设和管理等各方面,实现人群健康、环境健康和社会健康的和谐统一。中国卫生城市的创建与世界健康城市的创建步伐同步,且内涵相近,截至2014年,已累计命名178个国家卫生城市(区);国家卫生城市标准(2014版)的印发也体现了中国政府对健康城市建设的支持。2013年3月,全球第一个世界卫生组织健康城市合作网络在上海启动,网络成员包括沪、杭、苏等地的46家单位。从认知、制度、立法和政策层面宣传世界卫生组织健康城市的理念,并结合国内现有政策完善相关制度,是成员需要进一步开展的工作。

2016年11月,第九届全球健康促进大会在上海召开,会上发布的《上海共识》指出,健康与城市可持续发展是联合国2030发展议程和可持续发展目标的核心,两者相辅相成;《上海共识》承诺要实现良好的健康治理,在发展健康城市的进程中优先考虑健康相关政策。此外,健康城市试点工作也将逐步开展,38个全国健康城市试点名单也在大会上被再次强调。这些都为中国开展健康促进相关工作提供了重要契机,为健康中国目标的实现奠定了良好基础。

3. 利用国际社会反响强烈、受到关注较多的经验,继续拓宽中国与世界卫生组织已有合作领域的深度和广度 进一步深化卫生政策和系统研究方面的合作,特别是在卫生筹资、医疗保险支付方式改革、医疗机构改革、公私合作等卫生政策研究领域。将中国经验作为公共产品向全球,特别是发展中国家推广。以国际合作宣传为主要方式,将中国建设农村医疗卫生服务体系、基本医疗保险制度、公共卫生体系,扩大国家免疫规划等的实践经验作为公共产品向全球推广;以双边合作为主、多边合作为补充,利用中国经验,优先解决非洲、东盟及南南合作国家等受援国的主要卫生问题,涵盖卫生体系建设(基础设施)、人力与药品资源、人口健康信息化等多领域。

发挥中(民族)医药优势,促进中国药品在全球推广。研修并根据不同国家不同药品管理制度,推动成熟的中药产品走出去,特别是在"一带一路"沿线国家尝试形成可信赖的药品供应产业链,创出品牌,让中(民族)医药的质优、价廉惠及更多地国家;增加通过世界卫生组织预认证的中国药品生产企业数量,以国际组织采购为渠道,向全球提供抗艾滋病病毒、抗疟疾、抗结核等仿制药,缓解这些药品供应紧张的局面。

三、思 考 题

1. 回顾中国与世界卫生组织合作的几十年,有哪些经验和教训?哪些经验值得总结推广?建议拓展实例佐证。建议运用PEST分析总结经验实施的特定条件和环境。

2. 新时期、新形势的背景下如何加强中国与世界卫生组织的互动,促进全球健康?举例说明在"一带一路"倡议下中国对全球健康的贡献可以体现在哪些方面?世界卫生组织对全球健康的推动具体体现在哪些领域?

3. 分析全球健康治理的发展方向,探讨全球健康治理的体制和机制,讨论谁来治理、治理什么和如何治理等问题。

(马琳 郑英)

第五节 从马达加斯加鼠疫防控看世界卫生组织的筹资途径

一、案例介绍

2017年8月,马达加斯加暴发了肺鼠疫和腺鼠疫的疫情。短短4个月时间里就确诊了1947例鼠疫症患者,造成了两百多人死亡。在首都安塔那利佛报告的一个病例显示:某40岁女性,被怀疑在东部图阿马西纳省旅行期间感染鼠疫,于2017年9月10日住院后因呼吸疾病死亡。其4名同住家人因出现同样症状死亡,都被诊断为肺鼠疫疑似病例。为了扼制鼠疫疫情的蔓延,马达加斯加政府采取诸如大学停课、禁止公众集会、暂停探监等一系列措施。世界卫生组织迅速为马达加斯加及其邻国发放应急资金,运送药物和医用品,分享病例管理和安全埋葬指南,支持监测和实验室检测,以及在港口和机场强化公共卫生措施。在这次疫情危机的处理过程中,世界卫生组织的筹资机制起到了非常重要的作用,否则后果不堪设想。为迅速应对鼠疫,世界卫生组织向马达加斯加提供了150万美元的紧急资金,派发了120万剂抗生素,培训了4400多名专业服务人员,为确诊的鼠疫患者及7300多名接触者提供了免费治疗,有效阻止疫情的蔓延。但为迅速应对可能新出现的鼠疫,还需要400万美元左右的补充资金。可见,世界卫生组织的筹资机制,在疾病和疫情防控、监测及治疗中都起到了不可估量的作用,但还存在一定缺陷。

一般而言,疾病的资金构成主要由国民自费、国际援助、国家财政资助三部分构成。在一般国家的预算中,因国家经济水平的限制,个人自付仍是资金的主要来源,在极度贫困地区缓解疾病负担在很大程度上仍依赖国际社会的援助。因此,世界卫生组织要求各成员尽量做到卫生服务的全面覆盖,保障并促使人民尽可能获得高水平的健康。而各成员实现这一目标的关键障碍在于没有足够的资金去提供卫生服务,以及建立覆盖大多数人的社会保障制度去减轻个人因病而导致经济困难的压力。这种因疾病、伤残及早逝对生命健康和整个社会经济的压力、影响等构成了世界各国的疾病负担,而这一疾病负担在较贫困的地区,尤其是广大非洲地区尤为严重。尽管近年来世界各国保持了经济的持续增长,并对卫生事业投入了极大的关注,然而大部分国家特别是非洲一些地区及国家在结核、疟疾、非传染性疾病方面的疾病负担仍然非常严峻。为缓解这一系列的疾病负担,大多数国家都极大地需要来自国家外部尤其是世界卫生组织的援助。世界卫生组织作为联合国的下设机构,其经费主要来自各成员会费及联合国儿童基金会、控制药品滥用基金、救灾署、世界银行等提供的专款,这种单向性的、无强制性的资金来源很容易引发资金不足、来源不稳等诸多弊端。为此,世界卫生组织有必要扩大筹资路径来缓解世界公共卫生危机。30多年前《阿拉木图宣言》就明确指出,人人享有卫生保健不仅有利于提高生活质量,同时也有利于世界和平与安全。通过世界卫生组织的筹融资途径,奠定世界和平与安全的卫生基础,是必须重视的现实问题。

二、案例分析

(一)相关的基本概念

1. 疾病负担 是指由于疾病、伤残及早逝对生命健康、社会经济方面的损失,包括流行病学负担和经济负担两个方面,如医疗、保健直接支付的费用,病伤给社会经济产生的损失等。健康和疾病是人类社会普遍关注的问题,就疾病给人的影响而言,一方面,它使患者承受生理和心理上极大的痛苦;另一方面,因疾病的后续影响,如治疗时间、治疗费用、身体功能等改变而带来的诸如个人生活、工作和经济收入等各方面的变化。为此,研究疾病负担有以下两个重要意义。

一是在疾病负担上,通过了解各种疾病的发生、发展、转归和结局,掌握疾病的发生规律,从而对资金、技术等有限的卫生资源进行公平、合理的分配。

二是在经济负担上,医治疾病需要经济的支持,准确地掌握各项疾病的经济负担,有利于政府从宏观上进行资金的规划与调配,从而实现资源的最大化利用。此外,疾病会带来经济下行的压力,缓解疾病负担对促进社会经济发展也有着重大意义。

2. 疾病负担指标 以健康为基础而逐步形成、发展的疾病负担,在负担指标上因多维的健康结局而使患者产生不同的指标需求,包括疾病指标、公共卫生指标和经济指标三大类。具体如下所示。

一是以疾病描述为重点的传统卫生指标。该指标是主要以某种疾病特征作为研究对象而建立起来的指标体系,如以发病、病因、病况、表现、治疗药物、病史、死亡、残疾等疾病性状作为测量对象而建立起来的相应指标等,能够直接揭示某种疾病的发生现状,是最基本、最常见的医疗指标。

二是以社会健康为重点的公共卫生指标。该类指标是为适应社会学的需求,便于社会研究、卫生决策利用而发展起来的一类指标,如潜在寿命损失年、健康寿命年、质量调整寿命年等指标。从预期寿命、损失年龄、贴现率等方面对疾病结果进行分析,可以满足从宏观层面对疾病影响人类健康等的研究需求。

三是以疾病防治为重点的经济指标。该类指标主要从经济层面对疾病防治的经济成本进行研究,如个人费用支出、国家资源支出、人均卫生支出、国家卫生支出所占国内生产总值的比例、国家医疗保险覆盖率等数据,以明确医疗覆盖的经济基础。

上述微观和宏观的卫生和经济指标的统计研究是国际社会特别是主权国家进行医疗卫生工作部署安排的前提;同时,它也是国家资金调配、绩效评价及对外进行卫生合作的客观基础。

(二)非洲相关疾病负担情况

与马达加斯加鼠疫防控的资金需求一样,由于受有限的医药资源、人口膨胀、经济落后及医疗健康体制不完善等多种因素的影响,使非洲的许多国家面临着沉重的疾病负担,无法获得必要的医疗卫生条件,阻碍世界卫生组织全球医疗覆盖目标的实现。最新数据表明,非洲的疾病负担主要源于疟疾、艾滋病等恶性传染病。2015年撒哈拉以南的非洲地区,疟疾的发病率和死亡率就分别高达90%、92%。占世界15%的非洲人口,承担了全球25%的疾病负担,但卫生资源的消耗不到全球总水平的1%。近年来,随着非洲生活水平的持续提高,部分慢性非传染性疾病的发病率也在不断增加。预计到2020年,高血压、冠心病、糖尿病等非传染性疾病的负担预计将增加到非洲总疾病负担的60%,医药市场的销售额预计将达到400亿~650亿美元。

尽管疾病负担是世界各国面临的难题,然而在广大的非洲国家中,这一压力尤为严峻。首先,在公共卫生指标上,从死亡率看,非洲国家中普遍大于20%。从男/女出生的期望寿命这一社会学卫生指标看,在非洲国家,其期望寿命低于60岁或在60岁左右,其中安哥拉仅为51岁。

非洲大多数国家经济落后,很多人看不起病,这也解释了非洲国家人均寿命较低、死亡率高的重要原因,即经济贫困而难以提供较高质量的卫生服务,且即便提供了卫生服务也存在看不起病或因病致贫的压力。这些压力,仅依靠非洲国家自身的力量,短期内是很难走出困境的。需世界卫生组织及国际社会通过援助和经济合作,以投融资手段来解决非洲医疗卫生资金匮乏问题。

(三)世界卫生组织的筹资机制

世界卫生组织作为联合国下属专门性的医疗卫生机构,其主要功能包括公共卫生危机的处理、流行病和地方病的防治、提高和改进公共卫生状况、疾病医疗的教学与训练等职能,以实现其为全世界人民提供尽可能高的医疗健康水平的宗旨。不论是处理马达加斯加鼠疫暴发的公共卫生危机,还是非洲具体疾病的负担问题,这些功能的实施都需要强大的资金支持才可能实现。因此,对于世界卫生组织来说,仅仅关注医疗卫生领域的技术问题是不够的;有必要为医疗卫生领域技术的应用获得必要的资金,关注其筹融资问题。

1. 世界卫生组织的规划预算程序　世界卫生组织的所有规划活动都需要资金支持,其一般先批准规划预算;然后根据全球的卫生情况和双年度的卫生重点进行预算分配;最后根据预算情况和成员的经济状况,确定评定会费和自愿捐赠的配额进行筹资。以 2014~2015 年双年度预算为例,其流程如下所示。

(1)批准 2014~2015 年财务期的所有资金来源,确定 39.77 亿美元的款项来源。

(2)对预算总额在相关领域进行分配,传染病 8.41 亿美元、非传染性疾病 3.18 亿美元、卫生系统 5.31 亿美元、突发事件 9.38 亿美元等。

(3)决定预算的供资渠道,根据会员评定的收入情况,进行款项的安排。将费用调整为会员国净摊额度为 9.29 亿美元,自愿捐款额度为 30.48 亿美元。

2. 世界卫生组织的评定会费与自愿捐款　世界卫生组织的规划预算主要由评定会费和自愿捐款构成,具体情况如下所示。

(1)评定会费:是世界卫生组织各成员作为本组织的会员国所缴纳的费用。在缴纳数额上,由成员按照本国的财富和人口状况计算。同时,世界贸易组织鼓励并接受会员国自愿补充评定会费捐款,可以通过其向汇款单所列的银行账户汇款时注明"自愿补充评定会费"。随着捐赠费用的增多,近年来评定会费所占规划预算的百分比明显减少,所占比例还不到资金总额的 1/4。然而,由于评定会费能提供一定程度的可预测性,有助于降低对捐助方的依赖,实现资源与规划预算的一致性,所以,评定会费一直是世界卫生组织最重要的资金来源之一。

(2)自愿捐款:是对于成员缴付评定会费后的剩余预算,由成员方、非政府组织、私人企业等合作伙伴所捐赠的费用。近年来,自愿捐款已经占到世界卫生组织筹资总额的 3/4 以上。自愿捐款在范围上从灵活资金到高度专款资金不等。其核心自愿捐款是向世界卫生组织提供的用于规划预算的完全灵活资金或在工作类别上高度灵活的资金,它有助于向供资不足的活动提供更多资源,缓解在缺乏直接资金时面临的实施困境,因此,它是世界卫生组织筹资模式的重要内容,增强资金灵活性也是世界卫生组织筹资对话的一项重要原则。但在 2014~2015 年双年度的自愿捐款总额中,只有 7% 是捐给核心自愿捐款账户的。

3. 世界卫生组织筹资机制存在的主要问题　从近几十年世界卫生组织筹资机制的历史发展来看,资金结构已经发生了重大变化。一方面,世界卫生组织的规划预算越来越多,如从 1998~1999 年双年度的 16.47 亿美元增加到 2014~2015 年的 39.77 亿美元,且总干事建议在

2016～2017年再增加2.366亿美元，额度有大幅度提升。另一方面，资金来源也越来越广泛，由最初完全来自评定会费，增加到现在国家和非国家实体的自愿捐款。而随着自愿捐赠的增多，评定会费所占的比例也逐渐发生变化，从在1998～1999年双年度总预算中占49%，到目前在2014～2015年双年度总预算中仅占23%，这一变化容易带来以下问题。

（1）资金缺乏灵活性：如上所述，向世界卫生组织的自愿捐款中大部分都是有高度限定用途的专款，专门用于某一具体规划的开展与实施，如2010～2011年双年度收到的自愿捐款中，90%都有特定限制。加之自愿捐款在规划预算中所占比例越来越大，这极大地限制了世界卫生组织的灵活性，制约了其对新出现的公共卫生问题和突发事件中及时调节资源的能力，在一定程度上也使得世界卫生组织理事机构难以做出新决议或决议难以落实。此外，这也一定程度上恶化了现有资源与规划不匹配的现象，造成某些规划资金充裕而其他规划资金不足的后果。

（2）资金缺乏可预测性：对具体活动的限定程度不一，自愿捐款的捐赠期限、确定与否及目的有所不同，这使得世界卫生组织的资金缺乏可预测性。一方面，大量限定用途的自愿捐款资金造成了预期实际规划项目之间缺乏稳定性；另一方面，由于世界卫生组织的规范性职能和与国家的技术合作都是依赖某些专门职员的特长，而世界卫生组织收入缺乏可预测性会影响到对职员工作合同的管理。

（3）可用资金与规划预算不匹配：由于世界卫生组织的资金高度依赖自愿捐款，这一现状使得受捐助方青睐的规划容易筹集资金，而其他规划资金匮乏。规划预算与可用资源的不匹配的资金失衡现象，会造成世界卫生组织在关键领域缺乏资金的结果。例如，降低儿童死亡率及改进产妇健康的工作对于实现千年发展目标十分重要，但在2010～2011年间，这方面的资金短缺幅度达到23%，规划预算与可用资源的不匹配严重影响了降低儿童死亡率及改进产妇健康的工作的开展，需要进一步拓展妥善分配资源的能力。

（4）资金状况导致世界卫生组织的脆弱性：实际上，无论是评定会费还是自愿捐款，世界卫生组织的资金主要来自于少数国家和非政府实体的承诺。例如，在2016～2017年双年度评定会费的规划中，美国（22%）、英国（5.17%）、日本（10.83%）、中国（5.15%）、意大利（4.45%）、德国（7.14%）、法国（5.59%）七国所占比例就超过了60%。而其捐赠费用除了国家外主要来自世界银行、联合国儿童基金会、泛美卫生组织、控制药品滥用基金、救灾署等实体。这表明，只要其中一个捐赠国家的经济状况发生危机或降低捐款就会对其资金数量产生严重影响，故而，主要会费国和捐赠方数目的有限性增加了世界卫生组织的资金风险，加剧其收入波动。

（四）完善世界卫生组织筹资机制的建议

世界卫生组织的核心缺陷在于自愿捐款的比例偏高，加之自愿捐款缺乏可预测性和灵活性，最终带来预算规划与实际可用资金不匹配、世界卫生组织脆弱的隐患，无法为马达加斯加暴发的鼠疫疫情等类似突发性卫生事件或疾病防治实现融资，获得充足的资金来源。为此，应该主要从改进现有的筹资方式和扩增新的融资途径出发，进行完善，有如下建议。

1. 改善现有筹资方式 为了改善世界卫生组织的资金状况，基本目标是确保经批准的规划预算能够获得充分资金，保障项目的资金需要，顺利实现既定目标。具体建议包括以下3个方面。

（1）扩增评定会费：世界卫生组织所需的资金是高度灵活的、确定的、具有可预测性的高质量的资源，而在目前的筹资来源中，评定会费最接近上述特点。因此，一方面，世界卫生组织可以与经济相对发达的成员进行协商，探讨在压力相对较小的中、短期规划中提高其会费的数额；另一方面，为短期内难以提升会费水平的国家制订逐步加大分摊会费的数额，从长远角度寻求增加评定会费水平的可能性。

（2）进行程序改革，由世界卫生大会批准规划预算计划：基于现实的可操作性，目前只有成员评定会费的预算由世界卫生组织的大会来批准决定，这使得会员的法定供资义务仅限定在评定会费的范围上。规划预算是世界卫生组织发挥作用的资金保障，而按照成员商定的重点和预期制订的、由世界卫生大会审查与批准的规划预算在实践中更容易筹集，因为基于大会的约束性和参与成员的普遍合意，其制订并批准的预算在执行力和透明度上显著优于其他的预算。为此，有必要寻求将自愿捐款纳入世界卫生大会批准的可行性，力求将规划预算与实际产出挂钩，将由会员国或其他非政府实体制订并批准的自愿捐款数额转为由世界卫生大会来决定。在世界卫生大会批准整个规划预算后，由现有的或潜在的捐款方直接针对大会的预算分配来提供资金。这很大程度上避免了各项规划实际产出资金失衡的现象出现，确保在每个规划上都能筹集充足的资金，并保障各项人事经费的发放，来合理开展世界卫生组织的规划性工作和行政辅助工作。

（3）开展筹资对话，提高资金的可预测性：筹资对话是指由会员国、联合国机构和各类非政府合作伙伴实体亲临或通过网络方式参与的，讨论关于世界卫生组织规划预算的非正式会议。在该会议上，一方面，可由世界卫生组织通报关于规划预算的确定规划、预算和筹资方面的信息；另一方面，与会者也可以阐明向世界卫生组织提供的资金类型、方式及按照世界卫生组织重点工作来保证可预测筹资所面临的机遇与挑战。此外，需要注意的是，每双年度的筹资对话都限于一次简单的会议，它应该由多次会谈组成，对预算筹资进行全面的商谈。筹资对话的最终目的是通过商谈提升世界卫生组织的工作质量和效益，确保规划资金的可预测性和透明度，使得最终的产出资金和规划预算保持一致。

2. 灵活运用传统的融资方式 从融资方式看，国际金融活动中典型的融资方式有三类，即借贷、证券与融资租赁。结合世界卫生组织的特性，其可行性分析如下所示。

（1）国际借贷：是最传统的国际融资方式。根据贷款主体，可以分为两大类：一是国际商业借贷。这种融资方式属于民间借贷，是指一国或多国的商业银行向另一国借款人提供贷款的行为。二是官方借贷，包括政府贷款和国际金融机构贷款。其中政府贷款是一国政府或政府机构向融资方提供贷款的行为；国际金融机构贷款是指由国际货币基金组织、世界银行集团和各类地区性开发银行向其成员、政府机构或公司企业提供贷款的融资活动。此外，还存在一种介于商业贷款和官方贷款中间的形式——国际联合贷款，即由商行和金融机构联合提供贷款。

从目前的机制来看，国际贷款似乎不适合世界卫生组织。因为从各类贷款的对象看，商业贷款主要存在于私主体之间，而世界卫生组织是政府间组织，具有官方性；政府贷款是主权国家政府间的贷款，世界卫生组织显然不符合；国际金融机构的贷款对象为成员国或政府及公司企业，世界卫生组织尚不属于其范围。从贷款的价值基础看，无论是商业贷款还是官方贷款，其都以借款方存在还款能力为前提，即贷款不是捐赠，即使存在免除还款义务的情形，但出借的对象都是有还款能力的主体。而属于联合国下设机构的世界卫生组织尚无生产能力，其资金主要来自于各国的缴纳和捐赠。但是世界卫生组织是基于全人类共同的健康需求而建立的全球性卫生机构，具有法定的国际法主体地位。应该通过国际条约的效力途径，为世界卫生组织实现人道主义目标提供法律支持，使其能够运用合法的国际法主体地位开拓资金来源的途径，以满足其处理紧急性国际公共卫生危机事件或国际流行病防治的需要。

（2）国际证券：国际证券融资大体上可以分为两大类：一是股票，是代表具有财产价值的股东权益的有价证券，即由股份有限公司发给股东，表明其入股股份并据以行使权利的凭证；二是债券，是指发行人为筹集资金而依法发行的，其持有者可以在发行人承诺规定的日期，请求按规定利率还本付息的一种债的书面凭证。从经济行为的风险来看，国际证券也不适合世界卫生组织。世界卫生组织是提供全球性的卫生服务的非营利国际组织，无论其本身还是其从事的活动都不存在营利的可能性，故而也不享有发行证券的基础。但是，在当前分享经济发展非常迅猛的背景下，世界卫生组织可否充分发挥不同国家的市场资源优势，通过分配股权、发展医疗消费经济、医疗卫生股权分配、数字货币、资助开发医疗卫生领域的知识产权等方式，弥补单纯货币资金的不足，是值得进一步探索的方向。

（3）国际融资租赁：融资租赁是存在于三方当事人之间的金融活动，它指出租人按照承租人的指示，购买承租人所需的设备，出租给承租人使用，并按照约定收取租金的经济活动。融资租赁对世界卫生组织有一定的适用空间。与借贷和证券相比，融资租赁彼此之间存在多个法律关系，这为世界卫生组织留下参与的余地。诚然，因世界卫生组织无实体经济基础，上述典型的融资租赁方式对其并不适合，但可以在基础的融资租赁关系中进行改良，如基于世界卫生组织的信誉保障及其活动目的的公益性，供货方可允许世界卫生组织采用"赊账"的方式先行购买，待世界卫生组织获得收益后再进行偿还。或世界卫生组织作为附属当事人加入其法律关系，如以其公益形象而能为产品推广所产生的价值作为资本，免费加入出租方或投资方阵营，推动全球医疗全覆盖目标的实现。

3. 探索新型的融资方式　充足的资金是缓解、应对紧急性的公共卫生危机事件的保障。为此，世界卫生组织在上述情况下，还需要进一步探索新的途径来增加融资，提供援助。在上述世界卫生组织传统的融资方式基础上，与时俱进探索新的有效途径非常必要。

（1）PPP 融资模式：又称为公私合作伙伴关系（public-private-partnership，PPP），是指政府、企业之间基于某个项目而形成的相互合作关系的形式。通过 PPP 的形式，政府与企业共同承担项目的权益、责任和融资风险。从当前的实践来看，作为一种优化的项目融资实施模式，PPP 能最大化地实现参与者的双赢或多赢。其典型的流程图见图 8-1。

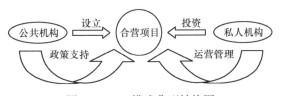

图 8-1　PPP 模式典型结构图

从图 8-1 可看出，与传统的商业生产模式比，PPP 无论在融资途径还是项目实施过程中都由纯私人生产销售变为政府、私人共同参与。它原用于投入大但盈利低的公共项目领域，如铁路、医院等基础设施等项目，借以解决私人主体因驱动力低而不愿投入生产、政府财政资源紧缺、投资公共产品不足等问题。就 PPP 的融资模式看，较之单纯的企业投入，PPP 采用的是公私合作融资模式，即除了企业的参与，其资金在很大比例上还来自于公共主体。以抗疟药风险联盟的新药研发为例，它的资金主要来自于私营慈善基金会、国际组织、政府基金、非政府组织、商业部门。这种融资模式在很大程度上降低了企业的金融风险，同时也促使更多的公共问题得以解决。

PPP作为一种新型的经营合作模式，在一定程度上能为世界卫生组织的规划融资方式提供参考。一方面，世界卫生组织作为全球专业性的公共卫生组织，可以借鉴PPP合作模式，缓解在某些重点规划项目上的资金不足问题。就具体实施而言，世界卫生组织改变单纯的向项目申请人提供资金援助的旧方式，通过积极主动的参与合资经营，既能改变某些项目因风险大、回报低且市场驱动力不足、无人问津的现状，又能降低企业的投入风险，带动投资的积极性。此外，世界卫生组织还可以借助自身形象，为该生产项目免费代言，发挥品牌效应，据此从项目中抽取红利用来作为自身的固有基金。即由单纯划拨资金转为积极合作经营，其参与生产的过程既缓解了项目的融资困境又可获取固定资金作为融资来源。另外，世界卫生组织可以吸收广大投资者、各基金会、国际组织的参与，用从其处获得的捐赠资金建立基金，将高、中、低利润项目群实行"捆绑销售"，在一定程度上缓解中低利润项目的融资困境，通过设计产业链，降低部分单个项目的风险，提高项目包整体的收益，促成世界卫生组织既定目标的实现。

（1）知识产权融资模式：指的是企业或个人以经过评估后合法拥有的专利权、商标权、著作权等法定知识产权作为质押物，向银行申请融资或进行投资的融资行为。一般地说，知识产权包括工业产权和著作权；而工业产权又可以细分为专利权、商标权及实用新型等权利形式。由于知识产权的特殊性，目前获得银行提供的融资便利还没有普遍，一般还需由企业法人代表加保。尽管如此，这种融资方式对于那些拥有自主知识产权的优秀企业，仍然不失为一种可能获得资金的有效方式。知识产权融资是一种较新的融资方式，可以为高科技企业的发展提供外部长期资金的来源。如果世界卫生组织针对全球医疗卫生发展的知识产权进行有效扶植，对符合条件企业的知识产权实行融资评价，根据其技术的先进性和产品市场的评价结果发放贷款，既可以降低金融信贷风险，又可以加快医疗卫生科技成果的转化，发挥技术的外溢效应，在医疗卫生与金融业之间承担起担保的职能，使企业获得长期资金供给的必要补充，将对高科技医疗卫生企业的发展起到明显的推动作用。

（五）展望

作为公共卫生领域最大的政府间国际组织，世界卫生组织的宗旨在于保障并促使人类普遍获得高质量的健康，最大化地缓解世界各国，尤其是不发达国家和地区的疾病负担，实现医疗卫生领域的公平。世界卫生组织发挥功能的前提是有充足的资金去实施对全球的规划，但其目前又面临着资金不足、缺乏灵活性和预期性等困境。基于诸如马达加斯加鼠疫式的公共卫生危机、非洲疾病负担等世界卫生现实需要的严峻现况，世界卫生组织为实现自己宏伟的人道主义目标，可以进一步创新传统与新型的筹资方式及途径，服务于世界卫生组织履行法定职能存在的资金匮乏难题。

三、思 考 题

1. 世界卫生组织的筹资现况如何？为什么需要改革？
2. 面对公共卫生危机和全球疾病负担的压力，世界卫生组织可能的筹资方式有哪些？各有什么利弊？
3. 如果你被邀请参加模拟世界卫生组织的大会，你对于改善世界卫生组织的筹资有什么建议？

（梁小尹　马春雪　李　艳　任晓萌）

第六节 从疫情防范创新联盟探讨全球健康中的公私合作模式

一、案例介绍

新发传染病的不断暴发严重威胁到人们的健康及社会的发展。疫情在全球各地都有暴发,但是集中影响低收入国家,而这些国家恰恰缺乏必要应对手段。因为人员物资的大量快速流动,全球大型城市是另一个受到疫情威胁的潜在地区。近期埃博拉与寨卡病毒已造成上千人死亡,数十亿美元损失,这不仅仅影响疫情暴发的国家和地区,也严重威胁全球安全,这些暴露了世界在应对疫情时的致命缺陷。而面临新发传染病威胁的低收入国家却缺乏必要的财政收入来应对挑战,同时这些低收入国家也普遍缺乏应对疫情的经验及技术。

在2017年瑞士达沃斯召开的世界经济论坛年会上,德国、日本、挪威与盖茨基金会,惠康基金会共同发起成立了一个新的疫苗研发联盟——流行病防范创新联盟(Coalition for Epidemic Preparedness Innovations,CEPI),来应对近年来新发烈性传染病的不断涌现。CEPI联盟使命是在疫情大面积流行暴发前就通过研发安全有效的疫苗来控制疫情,尤其是通过缩短疫苗研发周期来达到目的。现阶段,CEPI联盟将集中于MERS冠状病毒、拉沙热病毒和尼帕病毒这3种具有潜在大面积流行暴发的病毒。计划在大面积流行暴发前,即针对每种病毒研发2种疫苗,以便一旦疫情暴发即可立即批量生产。

目前为止各国政府及国际组织响应积极,并承诺在未来5年分阶段投入资金,挪威政府计划投入1.2亿美元,支持第一阶段5年的运营;日本政府计划未来5年每年投入2500万美元,共1.25亿美元;德国政府先期每年投入1.06亿美元,并将在5年内增加投入。挪威与盖茨基金会、惠康基金会每年各投入1亿美元;此外,印度政府、欧盟委员会正在协商资金投入。截至2017年2月4日,CEPI联盟已筹集到一期5年所需项目资金10亿美元/年的一半。此外CEPI联盟还获得了世界卫生组织、默沙东、GSK、默克、强生、赛诺菲、辉瑞等国际组织与制造企业的支持。

挪威首相评论,仅仅在一年前,193个国家政府首脑通过了可持续发展目标,这是大家共同展望的人类发展新目标。但是不断涌现的疫情是一个很大的挑战,因为疫情造成的损失丝毫不亚于一场战争或者自然灾害。疫情对于所有国家的威胁都是对等的,不论贫富,而且保护弱者就是保护我们自己。因此必须共同协作来应对挑战。比尔·盖茨称,如果没有大量投资于疫苗研发,我们将失去面对未来挑战的武器,CEPI联盟将弥补这个漏洞,投资促进疫苗研发的创新。公私合作下的CEPI联盟是一个集政府、国际组织、企业、科研院所、非政府组织于一体的多国家、多部门、多学科的联盟,在疫苗领域开辟了一个促进全球卫生公平的新型融资模式,相信这种有益尝试对于全球在共同融资协调应对新发传染病方面将起到令人瞩目的作用。

二、案例分析

(一)背景知识

类似CEPI融资模式的医疗卫生创新型融资模式近年来不断涌现。新型融资模式弥补了发展融资的巨大缺口,较传统发展融资方式更公开、更透明,并以结果为导向。近3年来这些新型创新型融资模式已成为世界银行年度会议及联合国可持续发展目标大会的焦点。其他类似的创新性融资模式有预先购买承诺机制（advanced market commitment）、国际疫苗融资机构（IFFIm）、全球免疫疫苗联盟（Gavi）及国际药品采购机制（UNITAID）。这些成功的创新性融资机构具有独立自主性，并获得了广泛的政府支持。自主融资模式保障了该类组织运营项目的可持续性，进而获得可持续的影响力来促进全球卫生公平。最广泛的政府支持保障了项目可以在发达国家获得资金、技术、管理经验支持，在发展中国家运营时获得政府、民间、企业的支持。

（二）措施

公共卫生能力建设与全球卫生体系改革是增强世界疫情抵抗能力的必要措施。疫苗显然是待选措施中最重要的工具。疫苗研发的风险与成本导致在传染病领域很难获得疫苗。传染病具有来去迅速的特点，并且主要影响低收入国家。另外，药品研发从基础科研到临床实验，最终到获得审批，耗时漫长，且失败率极高。即便研发成功，潜在市场非常有限。此外传染性疾病的疫苗不同国家市场准入监管法规的不同也给制药公司带来成本。但是，2014年埃博拉疫情暴发后，各国制药企业迅速研发疫苗并且进行了人体试验，证明疫苗快速研发是可行的。一般3~5年的临床实验在几个月内就进行完毕。除了各国制药企业与监管部门在危机来临时的快速反应外，最重要的原因是制药企业在疫情暴发前就准备好了候选疫苗，时刻可以进行临床实验。但是即便如此，从疫情暴发到三期临床实验完成，各制药企业平均耗时1年以上。

此次埃博拉疫苗的研发可以说取得了不少成就，各制药企业、各国监管机构、国际组织和慈善机构通力合作，给未来共同应对下一轮疫情挑战很多启示。目前努力的方向很清晰，即在疫情暴发前就将候选疫苗准备好。CEPI将致力于解决疫苗研发的瓶颈，努力在疫情暴发早期就向疫区供应安全有效价优的疫苗。

（三）实践

埃博拉疫情暴露了国际社会在运用现代诊断、预防和治疗等医疗技术应对传染病流行的短板。默克尔总理2015年在德国召开的G7峰会上首先指出这一短板，后在4次埃博拉应对的高层论坛上得到一致认可，在国际组织、各国政府、制药企业、科研学术机构、慈善组织进行了广泛的讨论，并在2016年瑞士达沃斯世界经济论坛上达成共同应对的共识，在2017年世界经济论坛上CEPI联盟正式成立。

CEPI联盟将建立一个创新系统来促进安全有效价优的疫苗研发。CEPI联盟将通过各方努力来激励疫苗投资，尤其是在市场失灵下被忽视的流行病疫苗。CEPI联盟在第一阶段将集中于3个流行病：MERS冠状病毒、拉沙热病毒和尼帕病毒。选择标准包括公共卫生影响力和疫情大流行暴发风险。具体策略聚焦前瞻性与实时性。

前瞻性：在疫情暴发前，将候选疫苗从前临床研究推向人体试验，完成安全性临床一期研究，这样在疫情暴发早期就可以立即进行临床二期研究，同时可以将现有安全的初期疫苗用作紧急应对疫苗。

实时性：建立科研平台与提升机构研发能力，以便在疫情暴发时快速反应。

2016年6月挪威公共卫生研究所的约翰·阿恩被任命为CEPI联盟过渡期首席运营官。过渡委员会由来自资助方、制药企业、政府及非政府组织的代表组成，由印度生物科技部秘书长维贾伊拉哈万担任委员会主席，伦敦热带疾病研究所所长皮欧特担任副主席（CEPI，2016）。届时，一个由政府、国际组织、科研机构企业等多方力量联合组建的防范传染病的创新联盟正式运行，这是公私合作模式的实践，以推进全球健康的发展。

（四）挑战

CEPI 联盟从前瞻性与实时性这两点出发，在具体实践中必须克服 3 大挑战来完成它的使命。第一，新发传染病疫苗市场太小，生产线稀少，对企业吸引力不足。第二，现阶段政府资助疫苗研发与生产的努力大多是单方面，协调机制不完善，政府承诺不足导致资助不可持续。第三，各国临床药品监管体制并不能很好的快速应对新发传染病。

（五）影响与展望

在疫苗领域的国际组织，如国际疫苗融资机构（IFFIm），全球免疫疫苗联盟（Gavi）及国际药品采购机制（UNITAID）过去几年中在疫苗采购领域获得了巨大的成功，向发展中国家提供了质优价廉的疫苗，使数千万儿童免于死亡，为世界各国达成联合国千年发展目标做出了巨大贡献。而在疫苗研发领域却没有类似的新型融资机构来应对不断产生的烈性传染病疫情，因此 CEPI 聚集政府、国际组织、企业、科研院所、非政府组织，成立联盟来开辟了一个在疫苗研发与生产环节促进全球卫生公平的新型融资模式。CEPI 的诞生对于世界在共同融资协调应对新发传染病具有举足轻重的地位。由于新发传染病集中于低收入国家，因此 CEPI 还可以帮助这些国家快速获得低价的烈性传染病疫苗。

三、思 考 题

1. 为什么世界需要一个新的疫苗研发融资机构？
2. 为什么私营企业不能完全自主资助针对新发传染病疫苗研发？
3. 列举 CEPI 联盟这种公私合作新型模式的优势和不足，除了疫苗研发领域，还可将这种模式应用到全球健康的哪些领域？

（哈拿提·海拉提）

第七节　非政府组织在全球治理中的作用
——以绿色和平组织为例

一、案 例 介 绍

18 世纪中期，英伦三岛首先进入工业革命，标志着世界进入工业文明。随着工业革命的迅速发展，人类的生产力得到极大飞跃，然而，爆炸的人口、迅猛的城市化发展及人类对自然资源的滥用改变了全球环境的构成，对地球环境造成了前所未有的巨大压力和破坏。环境问题是全球健康的一个重要的组成部分，是可持续发展的基础，环境问题成为关系人类前途命运的重大挑战。

在全球环境治理中，非政府组织扮演着一个极其重要的角色。绿色和平作为全球最大的环境保护非政府组织之一，在全球环境治理中的定位是环境问题的揭露者和先锋，它主要直接揭露环境问题，引起公众的关注和参与，从而更好地推动环境治理的发展和进步。绿色和平成立于1971年，最初的成员们是为了抗议美国政府进行核试验，他们租下了一艘长24m的"菲利斯·科马克"号渔船向阿拉斯加以西近岸的阿姆奇特卡岛前行，船上有工程师、医生、音乐家、科学家和木匠等不同背景的12人，他们希望这次行动能让更多人认识到核试验对环境的危害，绿色和平成员通过新闻媒体多次进行报道。此时，美国政府宣布核试验暂缓，这给绿色和平此次航行埋下不确定因素。冬天临近与天气恶化等诸多因素导致船长约翰·科马克最后宣布放弃抗议。尽管这次航行最终失败，但通过绿色和平的出航，激起了民众对阿姆奇特卡岛核试验的反对浪潮，尼克松总统在第二年被迫宣布取消计划，阿姆奇特卡岛最终回归宁静。自此之后，阿姆奇特卡岛抗议行动确立了绿色和平日后的行动模式，即通过公众舆论的影响力，来打赢环境保护战役，这种应用舆论影响力来保护环境的独特运动方式由此孕育而生。

在此后的几十年里，绿色和平逐渐发展成为全球最有影响力的环境保护组织之一。在1979年，绿色和平的国际总部设在荷兰阿姆斯特丹，当时仅有5个国外分支机构，1992年发展到在24个国家设立办事处，2003年在41个国家设立办事处，到2014年已在全球超过50个国家和地区设有分部。这些地区的分部根据各国不同的国情，在各地区发展与当地需要相符的项目及筹款工作，支持项目的发展，并积极推动政府、企业和公众共同寻求环境问题的解决方案。绿色和平作为一个全球性环境保护的非政府组织，其宗旨是致力于以实际行动保护地球环境与推进世界和平。

二、案例分析

（一）背景知识

1. 非政府组织、国际非政府组织和国际环境非政府组织　非政府组织是全球治理机制中的重要参与主体和新兴力量。非政府组织的起源可以追溯到19世纪。不过，直到20世纪后期，随着国际非政府组织的大量涌现，人们才真切地感受到它对国际社会的影响力。根据1968年联合国经社理事会的1296号决议的定义：任何不是根据政府间协议建立的国际组织，都可以归入非政府组织的范围；非政府组织可以在联合国体系内其他机构中获得咨询地位。此后，非政府组织的概念本身在不断地发生变化，其内涵和外延都在不断深入和扩充。

非政府组织在国际社会的影响力也不断扩大，进入90年代以后，非政府组织更是在国际事务的各个领域内发挥了不可低估的作用。在全球治理中，国际非政府组织（International Non-Governmental Organizations，INGOs）更是扮演着极其重要的角色。根据国际协会年鉴的统计，在20世纪初的时候，仅仅有37个政府间组织和176个国际非政府组织，但到了2001年，全球范围内就有了15 781个国际非政府组织，大大超过同时期政府间国际组织的数量。值得注意的是这些国际非政府组织的数量还以每年1200个的速度持续增长。国际非政府组织具备以下基本属性：组织性、私有性、非营利性、独立性、公益性、非政治性、合法性和国际性。其主要特点：国际非政府组织不代表国际利益，而是"世界的良心"，因此它不受主权国家的指使，也不受自我利益驱动，而是基于社会道义和良知，以及公平、公正、民主等价值取向去致力于某个特定的全球性问题的解决，如全球环境保护。

国际非政府组织种类繁多，以不同的标准可划分为不同的类型。按照活动领域划分，可分为：人权国际非政府组织，如大赦国际、国际人权联盟等；国际环境非政府组织，如绿色和平、地球之友、世界野生动物基金会等；人道主义救援组织，如美国普救合作组织、牛津救济委员会等；妇女国际政府组织，如国际妇女理事会、妇女国际联盟等。按照代际和战略使命划分，则是科藤的"四代非政府组织"说，把非政府组织的发展分为救济与福利、地方的自力更生、可持续的系统发展和"人人参与"的制度环境。

关于国际环境非政府组织（International Environment Non-Governmental Organizations，IENGOs），学界并无明确统一的定义。挪威弗里德约夫·南森研究所编写的《绿色全球年鉴 2000—2001》认为国际环境非政府组织是"跨国家的，拥有组织成员、国家分支机构或办事处；它们的活动已持续一段时间，它们的绝大部分活动是在环境与发展领域；它们合理地独立于政府之外（世界自然保护联盟除外）"。而对国际环境非政府组织更广义的定义是由《环境组织世界名录》中提出的"凡是与环境和资源保护有关的国际非政府组织都是国际环境非政府组织。"从组织宗旨和活动领域看，可分为综合性国际环境非政府组织和专门性国际环境非政府组织。例如，绿色和平国际（Green peace International，GPI）属于综合性国际环境非政府组织。而专门性国际环境非政府组织则主要在某一特定的环境领域活动，如气候行动网络（Climate Action Network，CAN）专注于防止气候变暖，巴塞尔行动网络（Basel Action Network，BAN）主要关心有害产品和废物的越境转移问题。

2. 非政府组织的理论依据

（1）全球治理理论：英语中的"治理"（governance）从词源上可以追溯到古拉丁语中的"操舵"一词，原意是指控制、指导或操纵。长期以来，governance 一词专用于与"国家公务"相关法律的执行问题。1989 年，世界银行在《南撒哈拉非洲：从危机走向可持续增长》中提出了与"治理"有关的观点，并将其作为分析和解释南撒哈拉地区中的一些国家经济发展良好的核心原因。1992 年，世界银行的《治理与发展》报告中更加系统地阐释了关于"治理"的看法，并赋予"治理"一个基本的定义：治理就是各种各样的政府和非政府组织、私人企业及社会运动为了发展而在一个国家的经济与社会资源的管理中运用权力的方式。

在国际政治学界，美国学者罗西瑙也是对"治理"加以定义的学者之一。在《没有政府的治理》一书中，罗西瑙将"治理"定义为"某个活动领域里的一套机制，他们虽未得到正式授权，却能有效地发挥作用"。在学界上，关于全球治理都提出不同的定义和理解。到目前为止，最具权威和被普遍认可的全球治理的定义是由全球治理委员会所给出的定义。该委员会在 1995 年发表的《我们的全球善邻关系》的研究报告中定义治理：治理是各种公共的或私人的个人及机构管理其共同事物的诸多方式的总和。它是一个使相互冲突的或不同的利益得以调和并采取合作行动的持续过程。它既包括那些有权迫使人们服从的正式机构与机制，也包括那些人们和机构已经同意的或认为将符合其利益的各种非正式的安排。该治理定义中，提到了个人及机构参与治理。全球治理则是治理在全球层面的体现。

（2）全球公民社会理论：20 世纪 90 年代后，全球公民社会的概念才出现。所谓全球公民社会是指公民为了个人或集体的目的或目标，在国家和市场活动范围之外进行的跨国结社或活动的社会领域，它包括国际非政府组织和非政府组织联盟、全球公民网络、跨国社会运动、全球公共领域等。其中，国际非政府组织或非政府组织联盟是全球公民社会理论 4 个基本要素中最为活跃的要素。在中国，公民社会也被称为市民社会或者民间社会，它建立在国家-市场-公民社会"三分法"基础上，因此公民社会又被称为"第三部门"。

（3）全球环境治理理论：20 世纪 60 年代末，瑞典科学家发现大气污染所形成的酸雨对瑞典湖泊和森林造成破坏，并开始呼吁加强国际合作以共同应对跨国环境问题。这也是 1972

年联合国人类环境会议的最早的原因，从那时起，环境问题的跨国性和全球性开始引起全球的关注。随着科学技术的发展，环境问题也呈现明显的全球化。环境问题的全球化的概念具有多重含义：①环境问题的发生范围是全球性的；②环境问题的影响和后果是全球性的；③环境问题的解决是全球性的。由此可见，解决全球环境问题只有通过全球行动才有可能实现。

环境问题被公认为当今世界所面临的最重大的全球性挑战之一，应对全球性的环境挑战必须全球响应。但这一进展中存在一个令人深思的现象。一方面，自 20 世纪 70 年代以来，全球环境治理不断加强，如国际环境条约、政府间国际组织、条约的缔约国、国际环境非政府组织和建立环保部门的国家越来越多。另一个方面，全球环境却每年持续恶化。在 2002 年的《全球环境报告 3》的序言中，时任联合国环境规划署执行主任的克劳斯·特普费尔明确指出："在面临的环境挑战中越来越多的证据表明环境依然在不断地退化。"2005 年 3 月，联合国发布了由 95 个国家的 1300 多名专家合作完成的一份极其重要的环境报告，即《千年生态系统评估》。该报告指出地球生态系统目前面临的三大问题：①在过去 50 年中，人类为对生态系统进行改变，在规模和速度上超过历史上任何时期，造成了生物多样性的锐减，而且大部分的环境破坏是不可逆的。②人类对生态系统的改变正在加大生态系统发生非线性变化的可能性（包括变化加速、突变以及潜在的不可逆变化）。③生态系统退化的有害影响正在危害贫困人口，加大贫富悬殊，导致社会冲突。在今后 50 年内，环境恶化可能将进一步加剧。因此，环境治理是全球各国和各个利益攸关方都必须面对的问题。

（二）绿色和平组织在全球环境治理中的作用

全球环境治理是国际非政府组织表现最为活跃的并且发挥作用最明显的领域之一。绿色和平作为一个全球性非政府环境保护组织，一直致力于保护地球环境与世界和平，绿色和平组织进行全球环境治理的领域主要包括以下几个方面。

1. 气候变化与能源 全球气候从北极到赤道都发生改变，极端天气、冰川消融、海平面上升……，人类和其他生物已经受到全球气候变化的影响。绿色和平关注全球每年不断上升的平均温度、温室气体排放量及海平面上升等严重后果，并通过三种主要路径减缓气候变化的严重影响，这三种途径分别是减少化石能源的消费、提高更多可再生能源的利用和提高清洁能源使用效率。

2. 污染防治 2012 年联合国明确提出全球化学品污染对可持续发展和人类生存构成严重威胁，尤其是长期接触某种单一或者混合起来的低浓度或亚致死浓度的化学品。更为严重的是，某些有毒有害物质不仅仅存在于生产过程之中，也存在于工业活动和消费的过程之中，对水体、空气、土壤等生态系统造成严重污染，因此，预防并治理有毒有害物质的危害与污染刻不容缓。

3. 保护森林 在非法砍伐和农业种植扩张的影响下，全球原始森林资源正遭受着威胁。世界上只剩下 20% 的原始森林未遭工业活动的破坏而得以保持原状。大量砍伐森林不仅仅威胁生态环境，更加剧了气候危机。因此，绿色和平组织一直在通过各种各样的努力保护着世界各地的森林免遭破坏。

4. 食品与农业 食物原本是人与环境最亲密的纽带，人们生产食物、消费食物、处理食物残余，每一个环节都对环境产生着不可估量的影响。但是，当前食品安全面临危机，如转基因食物、农药和化肥污染、土壤重金属污染等对环境、健康和食品安全造成了极大威胁。因此，农业发展模式必须尽快转变。故此，绿色和平推出了生态农业，即让消费者吃得健康安全，让环境得到永久的保护和让农民有尊严地生活。

5. 保卫海洋 海洋覆盖超过 3/4 的地球表面，孕育着 80% 的地球生物。而渔业更是直接关系到人类的生存和粮食安全。人类活动让海洋陷入空前危机。过度的商业捕捞和非法捕捞、气候变化、工业污染等，使海洋生态系统不堪重负，众多海洋生物濒临灭绝。因此，保护海洋，发展可持续渔业也是绿色和平重点关注目标之一。

6. 核能领域 核能和无核化是绿色和平在创立之初最早关注的领域，并一直在与核扩散及核试验进行激烈的斗争。核扩散无论对环境和人类都是巨大的威胁，因此，绿色和平一直致力于核试验的终止及核工厂的废弃工作，并一直推动着消灭核武器的进程，以实现世界和平的愿望。

（三）绿色和平组织在全球环境治理中的定位及角色分析

1. 环境治理中的先锋者 全球环境治理中的非政府组织可按行为模式划分为先锋者和维持者。先锋者指的是行动范围在环境问题的前端——属于问题的发现者和揭露者，并致力于推动环境机制的建立及治理机制及手段的改革创新。而维持者处于环境问题的后端，它们扮演着后卫的角色，致力于环境问题的解决和环境的维护，修护已经破坏的环境，不直接参与问题的揭露及与其他部门及组织的对抗。绿色和平属于全球环境治理中的先锋者，其活动和项目大多集中在调研和揭露环境问题，引起政府、相关部门和民众的关注，从而推动问题的解决。

2. 呼吁公众参与的引导者 绿色和平之所以成为全球最大的环境非政府组织之一，是因为其拥有积极强大的调研能力、行动能力和发动公众参与的能力。这些能力使绿色和平成为非政府组织参与环境治理中的重要一员，并成为重要的引导者。如今，非政府组织的发展已经进入"人人参与改变"的时代，因此，公众的力量和舆论的力量成为全球环境治理中非常重要的一环，绿色和平利用其分布在全球的治理网络、合作伙伴和媒体资源充分地调动了公众们的直接参与，积极地推动了环境的改变，也同时把环保意识深深传播到每一个参与改变的人，让更多的人参与到环境治理中。

3. 专业技术支持的提供者 由于绿色和平强大的调研能力和影响能力，它经常协助其他非政府组织和政府机构进行环境调研。在这样的合作模式中，绿色和平提供专业支持，但不强加署名，反映的是绿色和平一贯的价值观和活动宗旨，即绿色和平的行动驱动力是环境问题的解决而不是使自身获得直接利益，它行为的受益方是全球环境和人类共同体。

因此，绿色和平已经参与到环境改变和保护的方方面面，这样以非政府组织的协作者和合作者的身份使它更有效地推动了世界环境问题的解决和改善。

（四）绿色和平组织的治理模式

1. 直接行动暴露问题 绿色和平直接参与到所在国当地环境问题的最前端，通过调查存在的问题，直接向公众和媒体揭露，以引起社会各界的关注，让问题暴露在公众的监督下。这是绿色和平最主要的治理模式，其他的治理模式均是服务于此。绿色和平希望通过暴露问题，造成行业的改变，并最终影响政府，促进政策和法律法规的制订和改变。目前，绿色和平提出的很多问题和解决方案对所在国家的相关领域的法律法规的建立起到了推动作用。

2. 与当地其他非政府组织合作 绿色和平与分支机构所在地的当地环境非政府组织就各

个环保领域的问题展开合作。在中国，2007年12月20日，绿色和平、自然之友、乐施会、行动援助、世界自然基金会、地球村、绿家园志愿者和公众与环境研究中心8家民间组织共同发布了《变暖的中国：公民社会的思与行》报告，该报告首次呈现了中国公民社会应对气候变化的立场与实际行动，呼吁发达国家和发展中国家共同探索全球的低碳生活的可持续发展，旨在立足本国，对气候变化问题进行回应，并对未来的行动策略达成共识。类似的合作还有很多，绿色和平已经融入到了中国的公民社会中，并通过合作的方式进行行动。

3. 与当地的专家学者合作 绿色和平的很多项目都会通过与分支机构所在国的专家合作，共同检测、撰写和发布报告。因为只有本国的专家和学者最了解其当地的情况和提出适当的解决方案，这就是"全球思维，本土行动"。例如，与各国知名大学的学者及专家合作，由专家提供专业建议，在当地认可的标准和范围内开展行动和项目。除了与专家合作发表报告外，绿色和平还会独立撰写和发布报告，其一切调查都是建立在科学和专业的基础上，世界各地的绿色和平办公室在经过调查取样后，会向绿色和平的全球调研中心提交调研报告，由国际专业的科学家进行分析和审查，并对整个取样过程进行规范化指导，从而形成专业的调查报告。

4. 改变公众意识，引起公众参与 是绿色和平进行的所有行动中最希望达成的一个目的。这一目标的达成需要媒体的参与。除了传统的纸媒和网络媒体外，绿色和平还拥有新媒体渠道，如微信、微博和网络直播等方式。通过各个媒体的共同作用，把绿色和平希望传达的信息传递到每一个受众，改变他们的环境意识，发动公众参与环境改变的进程。同时，为了让信息传播的更加广泛并更容易让大多数人接受，绿色和平会在传递问题的过程中进行创新，如绿色和平会利用具有公众影响力的行为艺术或行为方式进行环境保护的宣传。

总结来说，绿色和平通过揭露问题、分析问题，从而引起社会和公众对环境问题的关注，同时引起问题制造者和政策制定者的重视，从而推动问题的解决。

（五）绿色和平面临的问题和挑战

1. 缺乏对已揭露问题的跟踪和回访 绿色和平的行动模式一般是揭露问题，让公众认识到环境存在的问题，并以此推动社会各界对此的关注和治理。但是在问题揭露后，绿色和平很少会有相关的配套行动，进一步跟进这些问题的解决情况和后续治理现状，导致一些环境问题被揭露、公众舆论和关注过去后，真正的问题并没有得到来自政府或相关责任方的解决，仅仅成为一个话题，没有被落到实处。绿色和平应该回顾过去做过的项目，重新回到问题的发现地，如排污口、问题企业等地方，跟进问题的后续解决情况。

2. 人员组成专业化程度不足 目前为止，绿色和平的员工组成较为年轻化，在很多项目领域并没有达到相关领域的专家水平，导致很多的调研和报告不能得到广泛大众的认可，使很多项目和活动不能达到预期的效果。当绿色和平的员工在寻求国内专家帮助时，他们与国内专家进行合作时处于信息不对等的状态，会由于资历或专业背景的缺乏而丧失合作的主导权或主动性，对问题的解决和项目的落地造成一定阻碍。

总之，从绿色和平的发展和角色来看，国际非政府组织已经成为全球治理领域的一个重要参与者。全球非政府组织的数量还不断呈上升趋势，作为一个特殊的国际关系行为体，非政府组织在国际舞台上的作用将对全球的健康环境产生深远的影响。

三、思 考 题

1. 什么是非政府组织？说说你所知道的非政府组织有哪些？它们的主要作用和充当的主要角色是什么？在全球健康治理中的非政府组织有什么特殊的作用？
2. 以绿色和平为例，讨论非政府组织对全球环境和健康的影响。

（顾思琪　梁晓晖）

主要参考文献

陈敏章，1994. 世界卫生组织合作指南[M]. 北京：人民卫生出版社.
陈颖健，2013. 我国突发公共卫生事件应急管理模式变革——《美国州卫生应急授权示范法》的借鉴与启示[J]. 中国卫生政策研究，6（12）：58-64.
陈竺，2014. 中国卫生改革发展与健康国家战略[J]. 中华医学杂志，94（27）：2081-2085.
丁李路，孙维帅，李越，等，2015. 农村儿童家长抗生素认知态度与使用行为分析[J]. 中国公共卫生，31（9）：1109-1112.
冯晶晶，王小万，靖瑞锋，2014. 控制抗生素滥用的国际经验及启示[J]. 中国抗生素杂志，39（1）：14-18.
冯毅，朱波，2016. 关于中国仿制药质量一致性评价的研究及建议[J]. 中国新药杂志，2016（1）：19-26.
高海女，姚航平，杨仕贵，等，2015. 从SARS到MERS：证据与展望[J]. 中华临床感染病杂志，8（4）：292-298.
何艳梅，2007. 国际水资源利用和保护领域的法律理论与实践[M]. 北京：法律出版社，18：142.
赫敏，2015. 药品专利强制许可制度在发展中国家的应用——从"抗癌药代购第一人"陆勇事件谈起[J]. 知识产权，（8）：95-101.
洪延青，何延哲，2016. 英国健康医疗大数据平台Care.Data为何停摆？[J]. 中国经济周刊，2016（29）：77-79.
胡燕，白继庚，胡先明，等，2013. 中国抗生素滥用现状、原因及对策探讨[J].中国社会医学杂志，（2）：128-130.
胡泽卿，刘协和，曹莉萍，1997. 抑郁症的自杀未遂及其危险因素分析[J].中华精神科杂志，30（2）：70-73.
黄锡生，2004. 论国际水域利用和保护的原则及对中国的启示——兼论新《水法》立法原则的完善[J]. 科技与法律，（1）：96-99.
黄源，刘国恩，刘跃华，等，2014. 精神分裂症的疾病经济负担：基于广州医保数据的分析[J].中国卫生经济，（5）：62-65.
霍军生，2013. 中国疾病预防控制中心营养与食品安全所，婴幼儿辅食营养补充品技术指南[M]. 北京：中国标准出版社，中国质检出版社.
李成叶，2009. 中国乡村学生群体营养不良流行状况20年动态分析[J]. 中国儿童保健杂志，（1）：11-14.
李安山，2009. 中国援外医疗队的历史、规模及其影响[J]. 当代中国史研究，1：25-45.
李仁真，2004. 国际金融法学[M]. 上海：复旦大学出版社.
林曦，刘克佳，张永贵，等，2015. "4·25"尼泊尔8.1级地震跨国医疗救援总结分析[J].中华急诊医学杂志，24（10）：1091-1095.
陆建人，2007. 中国—东盟建立对话伙伴关系15年回顾与展望[J]. 广西大学学报，2（29）：1-6.
闵宝权，周爱红，梁丰，等，2013. 病人健康问卷抑郁自评量表（PHQ-9）的临床应用[J].神经疾病与精神卫生，（6）：569-572.
世界卫生组织，1978. 消灭天花规则：总干事报告. [EB/OL]. http：//apps.who.int/iris/handle/10665/187429.[2017-12-12].
世界卫生组织，2014. 感染、毒品和吸烟公共卫生案例实录[M]. 平浩，译. 北京：人民卫生出版社.
孙贺阳，2015.跨国水体保护法律制度的思考——以松花江水污染事件为例证[D]. 兰州：甘肃政法学院.
汤胜蓝，Ehiri J，龙倩，2013. 慢性非传染性疾病：中国卫生领域被忽视的最大挑战[J].中国卫生政策研究，（10）：6-11.
王杰，张海滨，张志洲，2004. 全球治理中国际非政府组织[M]. 北京：北京大学出版社.
王钊，1997. 中国丝虫病防治[M]. 北京：人民卫生出版社.
肖乐，2016. 魏则西事件背后的仿制药尴尬：印度药未获进口许可[EB/OL].http：//news.sohu.com/20160504/n447507570.shtml. 2016-5-4 [2017-12-26].
徐彤武，2016. 全球卫生：国家实力、现实挑战与中国发展战略[J]. 国际政治研究，（3）：9-40.
许铭，2013. 对非医疗合作与援助：挑战及建议[J]. 国际经济合作，（11）：4-7.
许秀华，2016. 全球疫苗免疫联盟帮助中国儿童摆脱乙肝[EB/OL]. http：//news.sohu.com/20060726/n244454196.shtml [2017-09-05].
杨雪冬，2002. 全球化：西方理论前沿[M]. 社会科学文献出版社.
曾光，2016. 2015年中东呼吸综合征与埃博拉病毒病的国际防控. 国际流行病学传染病学杂志，43（1）：1-3.
张朝阳，孙磊，2014. 全民健康覆盖的内涵界定与测量框架[J]. 中国卫生政策研究，1：19-22.
张勇，白雅敏，邵月琴，等，2016. 新千年发展目标框架下的全球慢性非传染性疾病防控政策的回顾与建议[J]. 中国慢性病预防与控制，（8）：629-632.
中国医学科学院《中国医改发展报告》编撰委员会，2015. 中国医改发展报告：2009-2014[M]. 北京：中国协和医科大学出版社.
朱永官，欧阳纬莹，吴楠，等，2015. 抗生素耐药性的来源与控制对策[J]. 中国科学院院刊，（4）：509-516.
Adenowo A F, Oyinloye BE, Ogunyinka B I, et al, 2015. Impact of human schistosomiasis in sub-Saharan Africa[J]. Brazilian Journal of Infectious Diseases, 19（2）：196-205.
Agency for Integrated Care. 2017. For Seniors and Caregivers. [EB/OL]. https：//www.aic.sg（2017-12-06）.
Azzopardi M N, Calleja N, Calleja A, et al, 2014. Malta：health system review[J]. Health Systems in Transition, 16（1）：1-97.
Baize S, PannetierD, OestereichL, et al, 2014. Emergence of Zaire Ebola virus disease in Guinea-Preliminary report[J]. N Engl J Med, 371：1418-1425.

Beratarrechea A, Lee AG, Willner JM, et al. 2014. The impact of mobile health interventions on chronic disease outcomes in developing countries: a systematic review[J]. Telemed J E-health: Offic J Am TelemedAssoc, 20(1): 75-82.

Bhutta ZA, Das JK, Rahl R, et al, 2014. Can available interventions end preventable deaths in mothers, newborn babies, and stillbirths, and at what cost?[J].Lancet, 384(9940): 347-370.

Bhutta ZA, Salam RA, Das JK, 2013. Meeting the challenges of micronutrient malnutrition in the developing world[J]. British Medical Bulletin, 106(1): 7-17.

Cao J, Sturrock HJ, Cotter C, et al, 2014. Communicating and monitoring surveillance and response activities for malaria elimination: China's "1-3-7" strategy[J]. PLoS medicine. 11(5): e1001642.

Catania JA, Dolcini MM, Harper GW, et al, 2015. Bridging barriers to clinic-based HIV testing with new technology: translating self-implemented testing for African American youth[J]. Translational Behavioral Medicine, 5(4): 372-383.

Conselho Nacional de Combateao HIV e SIDA (CNCS). 2014. Global AIDS response progress report: country progress report, Mozambique. [EB/OL].http: //www.unaids.org/sites/default/files/country/documents/MOZ_narrative_report_2014.pdf[2017-12-26].

Cotter C, Sturrock HJ, Hsiang MS, et al, 2013. The changing epidemiology of malaria elimination: new strategies for new challenges[J]. Lancet. 382(9895): 900-911.

Fenner F, Henderson D A, Arita I, et al, 1988. Smallpox and its eradication continued [J]. Smallpox & Its Eradication, 10(4): 459-459.

Gulland A, 2016. WHO urges countries in dengue belt to look out for Zika[J]. BMJ, 352: i595.

Hirschman J, Chriqui J F, 2013. School food and nutrition policy, monitoring and evaluation in the USA[J]. Public Health Nutr, 16(6): 982-988.

Hopkins A, 2016. Neglected tropical diseases in Africa: a new paradigm[J]. International Health, 8(1): 28-33.

Jean B N, Ali A Y, Abayneh T D, et al, 2013. Antimicrobial resistance in the Africa Region: issues, challenges and action proposed [EB/OL]. http: //www.aho.afro.who.int/en/ahm/issue/16/report/antimicrobial-resistance-african-region-issues-challenges-and-actions- proposed/ [2017-03-24].

Kassebaum NJ, Bertozzi-Villa A, Coggeshall MS, et al, 2014. Global, regional, and national levels and causes of maternal mortality during 1990-2013: a systematic analysis for the global burden of disease study 2013[J]. Lancet, 384(9947): 980-1004.

Leopard S J, van Leth F, Tarekegn H, et al, 2014. Antimicrobial drug resistance among clinically relevant bacterial isolates in Sub-Saharan Africa: a systematic review[J]. Journal of Antimicrobial Chemotherapy, 69(9): 2337-2353.

Lim KH, Sumarni MG, Amal NM, et al, 2009. Tobacco use, knowledge and attitude among Malaysians age 18 and above[J].Tropical Biomedicine, 26(1): 92-99.

Lolekha R, Boonsuk S, Plipat T, et al, 2016. Elimination of mother-to-child transmission of HIV - thailand[J]. Morbidity and Mortality Weekly Report, 65(22): 562-566.

Mavedzenge SN, Baggaley R, Corbett EL, 2013. A review of self-testing for HIV: research and policy priorities in a New Era of HIV Prevention[J]. Clinical Infectious Diseases, 57(1): 126-138.

Mayo-Wilson E, Imdad A, Herzer K, et al. 2011. Vitamin A supplements for preventing mortality, illness, and blindness in children aged under 5: systematic review and meta-analysis[J]. BMJ, 343: d5094.

Ministry of Finance. 2014. Budget speech: A fair and equitable society. [EB/OL]. http: //www.singaporebudget. gov. sg/budget_ 2014/pd.aspx#s2[2017-12-16].

Okamoto E, 2014. Linkage rate between data from health checks and health insurance claims in the Japan National Database[J]. Epidemiol, 24(1): 77-83.

Phanuphak N, Phanuphak P, 2016. History of the prevention of mother-to-child transmission of HIV in Thailand[J]. Journal of Virus Eradication, Mediscript, 2(2): 107.

Rebollo MP. Bockarie MJ, 2017. Can lymphatic filariasis be eliminated by 2020? [J].Trends in Parasitology, 33(2): 86-92.

Sageman A, 2015. Antibiotic resistance mechanisms, problems and solutions. [EB/OL]. http: //scholarworks.gvsu.edu/honorsprojects/ 416[2017-03-18].

Solomon F, 2017. Bill Gates Is Helping to Launch a Global Coalition to "Outsmart Epidemics." [EB/OL].http: //fortune. com/ 2017/01/19/epidemics-bill-gates-ebola-davos-cepi/[2017-12-8].

Souza JP, Gülmezoglu AM, Vogel J, et al. 2013. Moving beyond essential interventions for reduction of maternal mortality (the WHO Multicountry Survey on Matrnal and Newborn Health): a cross-sectional study[J]. Lancet, 381(9879): 1747-1755.

Takahashi Y, Nishida Y, Asai S, 2012. Utilization of health care databases for pharmacoepidemiology[J]. EurJ ClinPharmacol, 68: 123-129.

The WHO MERS-CoV ResearchGroup, 2013. State of knowledge and data gaps o fMiddle east respiratory syndrome coronavirus (MERS-CoV) in Humans[J].PLoS Currents Outbreaks, 11(12): 5.

WHO, 2014. The African Regional health report: the health of the people. World Health Organization. [2017-12-18].
WHO, 2017. WHO Fact sheets – Neglected Tropical Diseases. Geneva: World Health Organization. [2017-12-18].
WHO, 2001. Global Strategy for Containment of Antimicrobial Resistance. [EB/OL]. http://www.who.int/drugresistance/WHO_Global_Strategy_English.pdf[2017-12-05].
WHO. UNICEF, 2014. Every newborn: an action plan to end preventable deaths. Geneva: World Health Organization.
Wu XH, Chen MG, Zheng J, 2005. Surveillance of schistosomiasis in five provinces of China which have reached the national criteria for elimination of the disease[J]. Acta Trop, 96 (2-3): 276-281.
Yan LL, Fang W, Delong E, et al, 2014. Population impact of a high cardiovascular risk management program delivered by village doctors in rural China: design and rationale of a large, cluster-randomized controlled trial[J]. BMC Public Health, 14: 345.
Yang WZ, Liang XF, Cui FQ, et al, 2013. Key outcomes and addressing remaining challenges—Perspectives from a finalevaluation of the China GAVI project[J]. Vaccine, 31 (30): 73-78.